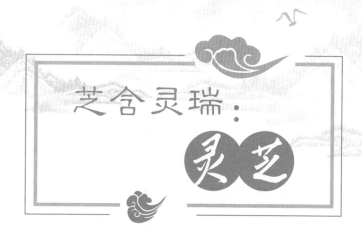

芝含灵瑞：灵芝

主编　何清湖　李明焱

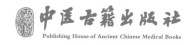

中医古籍出版社

Publishing House of Ancient Chinese Medical Books

图书在版编目（CIP）数据

芝含灵瑞：灵芝 / 何清湖，李明焱主编 . —北京：
中医古籍出版社，2021.1（2023.12 重印）
ISBN 978-7-5152-2042-0

Ⅰ . ①芝… Ⅱ . ①何… ②李… Ⅲ . ①灵芝 Ⅳ .
① R282.71

中国版本图书馆 CIP 数据核字（2020）第 054015 号

芝含灵瑞：灵芝

何清湖　李明焱　主编

责任编辑　杜杰慧　张雅娣
出版发行　中医古籍出版社
社　　址　北京市东城区东直门内南小街 16 号（100700）
电　　话　010-64089446（总编室）　010-64002949（发行部）
网　　址　www.zhongyiguji.com.cn
印　　刷　廊坊市靓彩印刷有限公司
开　　本　710mm×1000mm　1/16
印　　张　17.75
字　　数　300 千字
版　　次　2021 年 1 月第 1 版　2023 年 12 月第 2 次印刷
书　　号　ISBN 978-7-5152-2042-0
定　　价　98.00 元

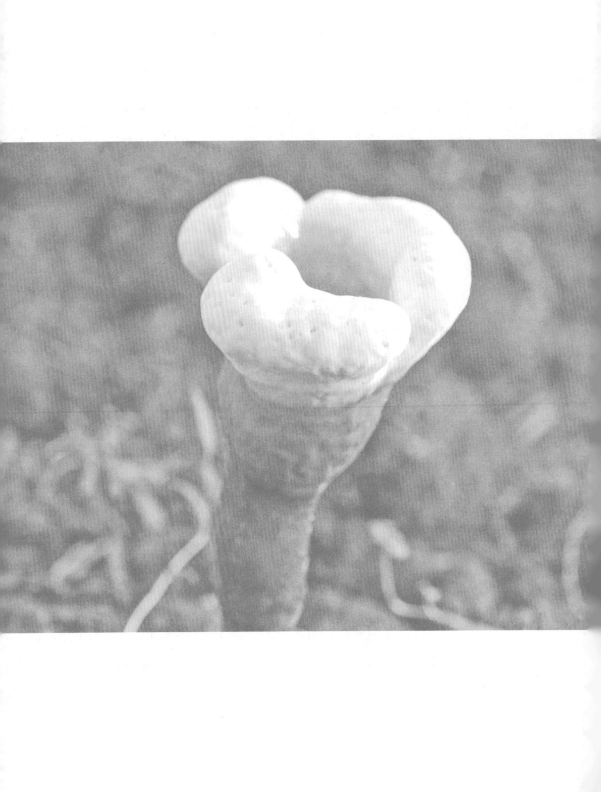

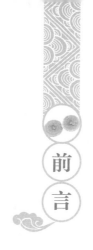

前言

随着新时代的到来，人们对健康的理解愈发深入，对健康的要求也越来越高。中医由于重视天人合一、以运用天然药物和非药物手段促进健康等特点也越发得到重视和发扬，由此而兴起了一股"中医热"和"养生热"。这股"中医热"和"养生热"中灵芝以及灵芝孢子粉产品占有重要地位，灵芝（孢子粉）产品在给人们养生带来福祉的同时，也产生了一些过度宣传和夸大疗效的"乱象"。

人们都熟知的灵芝是我国古代文化的重要意象，历代均有诗人、词人甚至帝王将相歌咏灵芝的文作，对灵芝不乏赞美。各地也相传许多灵芝的神话故事，这些神话故事中多表现为主人公服用灵芝后由于灵芝所具有的特殊作用而产生非凡功用：如吕洞宾服食灵芝羽化成仙、嫦娥吞食灵芝飘然赴月、白娘子为救许仙险峰盗草均属此类，可见在古人心中灵芝有非凡之力。在这些神奇的传说之外，对人们影响较深的是中医对灵芝的运用和总结。我国现存最早本草学专著《神农本草经》中就已经记载了灵芝，该书根据灵芝不同品种的形态、颜色将其划分为六种，此六种芝均列入上品，为"养命以应天"的良药，如其记载赤芝具有"益心气，补中，增智慧，不忘"等功效。后世历代本草学专著中多有灵芝的记载，灵芝也被列为是临床宁心安神的常用中药。人们在临床使用和研究灵芝的过程中逐渐发现，灵芝所含的精华，灵芝的种子（即灵芝孢

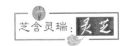

子粉）其功效较灵芝本身更为突出，这从现代医学对灵芝孢子粉的药理研究和临床研究也得以证实。

总而言之，灵芝本身有丰富的文化内涵，这些文化内涵中不乏"神仙家"之语，对灵芝功效有夸大之嫌，但我们不能因古人的"不经之语"而否定灵芝，灵芝（孢子粉）自身确有疗效是信而有征的。为更好地总结灵芝（孢子粉）的文化与学术内涵，使读者对灵芝有系统、全面的了解，在使用灵芝产品进行养生保健时有据可循，我们编写了《芝含灵瑞：灵芝》。整体而言，本书具有以下几个特点：

1. 系统性：古代对灵芝的记载颇为散乱，许多记载其属文化的传说内容与属医学的功效应用相混杂。近现代的药理研究、临床研究较多且目前已有多部灵芝著作总结其研究内容，但整体而言都缺乏系统性。本书从灵芝的文化内涵、古代文献记载、含灵芝方剂、灵芝（孢子粉）现代研究、灵芝食疗方、灵芝（孢子粉）的临床运用、临床研究等多方面进行了系统的梳理总结。

2. 科学性：本书较为全面列出了历代中医对灵芝的认识，并进行了评析，梳理总结了灵芝（孢子粉）的现代研究和灵芝（孢子粉）功效的研究，对灵芝的文化内涵部分也以科学求真的态度进行了分析。

3. 可读性：本书意在使读者了解灵芝文化，了解中医对灵芝的认识与运用，并通过部分内容的学习，可以自行制作适合自身体质或调节亚健康状态的灵芝食疗药膳等，因此全书尽量做到文字简洁，图文并茂，通俗易懂，并讲究实用性。

由于资料有限，时间仓促，本书还存在诸多不足，恳请广大读者提出宝贵的批评意见和建议，以便再版时更正。

何清湖　李明焱
2019 年 12 月 28 日

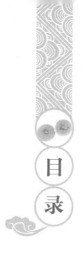

目 录

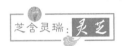

第六章　灵芝古方集萃　119

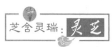

第八章　灵芝现代临床研究 ·· 191

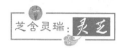

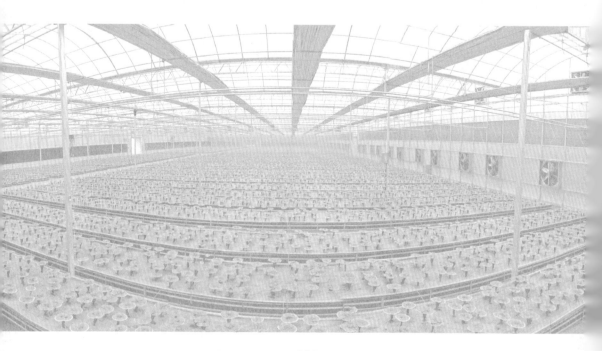

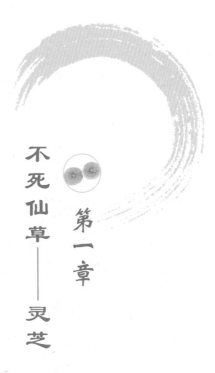

第一章

不死仙草——灵芝

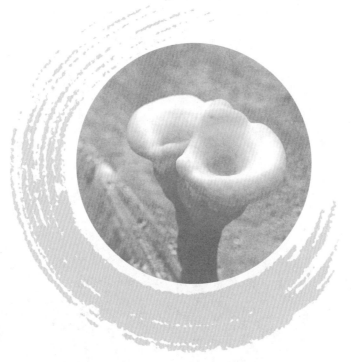

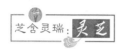
一、炎帝之女，精魂化草——灵芝生成的美丽神话

灵芝在中国数千年的历史长河中熠熠生辉，围绕它的神奇传说源远流长、绵延不绝。上古时期灵芝被称为"瑶草"，屈原《楚辞·九歌·山鬼》中咏之为"三秀"，《尔雅》中称之为"瑞草"，《神农本草经》奉为上品之药"神芝"，秦始皇时代灵芝被称作"还阳草"，东汉张衡则在《西京赋》中赞其"灵草"。深山灵芝与霍山石斛、天山雪莲、三两人参、百二十年首乌、花甲茯苓、海底珍珠、冬虫夏草、肉苁蓉被我国传统道教经籍的总集《道藏》誉为"中华九大仙草"。

被神秘色彩环绕的灵芝，其生成也有一段旖旎美丽的传说。相传，灵芝乃炎帝的季女瑶姬的精魂所化，其传说最早见于《山海经·卷五·中山经》："又东二百里，曰姑媱之山，帝女死焉，其名曰女尸，化为瑶草，其叶胥成，其华黄，其实如菟丘，服之媚于人。"此"帝"即炎帝，《淮南子·时则训》："南方之极，自北户孙之外，贯颛顼之国，南至委火炎风之野。赤帝、祝融

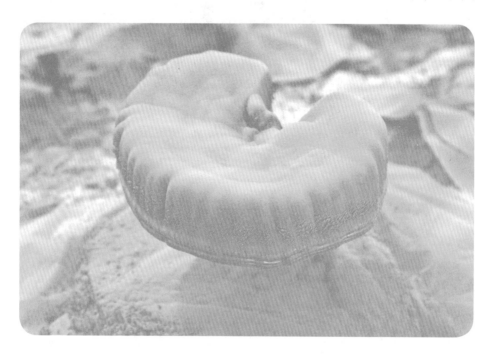

之所司者，万二千里。"高诱注云："赤帝、炎帝少典之子，号为神农，南方火德之帝也。""女尸"是"巫儿""神妓"之意。因此这段传说可以解释为往东两百里，有一座名为姑媱的山，炎帝的女儿死后，其精魂飘至此后，化为瑶草。

楚国辞赋家宋玉在《高唐赋》中将这一传说赋予了楚怀王与巫山神女梦中邂逅的优美瑰丽情节。

昔者楚襄王与宋玉游于云梦之台，望高唐之观，其上独有云气，崒兮直上，忽兮改容，须臾之间，变化无穷。王问玉曰："此何气也？"玉对曰："所谓朝云者也。"王曰："何谓朝云？"玉曰："昔者先王（楚怀王）尝游高唐，怠而昼寝，梦见一妇人，曰：'妾，巫山之女也，为高唐之客，闻君游高唐，愿荐枕席。'王因幸之。去而辞曰：'妾在巫山之阳，高丘之阻，旦为朝云，暮为行雨。朝朝暮暮，阳台之下。'旦朝视之，如言。故为立庙，号曰'朝云'。"

北魏著名地理学家郦道元在其著作《水经注·江水二》中描述巫山神女瑶姬的精魂化为了神草灵芝。

丹山西即巫山者也，又帝女居焉。宋玉所谓天帝之季女，名曰瑶姬，未行而亡，封于巫山之台。精魂为草，实为灵芝，所谓巫山之女，高唐之姬。旦为行云，暮为行雨，朝朝暮暮，阳台之下。旦早视之，果如其言，故为立庙，号朝云焉。

后至唐朝时余知古在《渚宫旧事》中将灵芝生成的美丽传说以及楚怀王与巫山之女邂逅的情节进行了更详细的述说。

襄王与宋玉游于云梦之台，望朝云之馆，上有云气，变化无穷。王曰："何气也？"玉曰："昔者先王游于高唐，怠而昼寝，梦见一妇人，暧乎若云，皎乎若星，将行未止，如浮忽停，详而观之，西施之形。王悦而问之。曰：'我夏帝之季女也，名曰瑶姬，未行而亡，封乎巫山之台。精魂为草，摘而为芝，媚而服焉，则与梦期，所谓巫山之女，高唐之姬。闻君游于高唐，愿荐寝席。'王因幸之。既而言之曰：'妾处之瑜，尚莫可言之，今遇君之灵，幸妾之寨。将抚君苗裔，藩乎江汉之间。'王谢之。辞去，曰：'妾在巫山之阳，高邱之岨，旦为朝云，暮为行雨，朝朝暮暮，阳台之下。'王朝视之，如言，乃为立馆，号曰朝云。"

灵芝由"炎帝之女，精魂化草"的美丽传说至此形象更为丰满。炎帝的

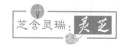
小女儿名为瑶姬，生得花颜月貌、聪明伶俐，甚得炎帝的喜爱。可惜瑶姬刚到出嫁之年，却不幸夭折，上天怜悯将其封为巫山云雨之神。瑶姬的精魂化为仙草灵芝，禀受"山川云雨四时阴阳之精"，服食之后能与所思念之人在梦中幽会。

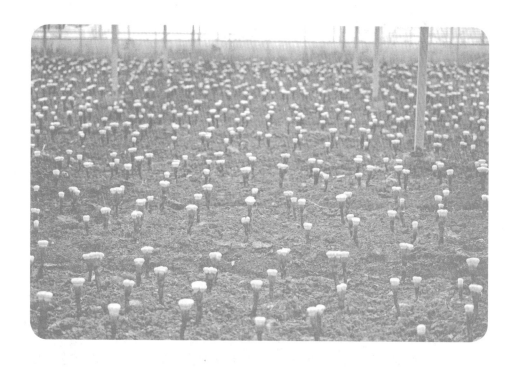

灵芝形状多像祥云，且长在深山雾气之中，远远望去如云如雾，正似瑶姬"且为朝云"的姿容，灵芝在雨后生长尤为旺盛，正所谓"得雨之后，精气怒生"是也，也如瑶姬"暮为行雨"的形象。瑶姬身为巫山云雨之神，其化身的灵芝又"媚而服焉，则与梦期"，自此瑶姬成为了传说中的爱神。宋玉之后，关于瑶姬的诗作屡见不鲜。唐代元稹的著名诗句"曾经沧海难为水，除却巫山不是云"，诗仙李白的"瑶姬天帝女，精彩化朝云。宛转入霄梦，无心向楚君"都赋予了瑶姬仙姿绰约、梦幻宛转的美丽风度，也使灵芝在民间有了更多服食可仙、轻身不老的动人传说。

二、仙中上品，起死回生——传说中的灵芝妙用

灵芝诸多神奇色彩浓郁的称谓不仅与其"炎帝之女，精魂化草"的美丽传说相关，更与其具有长生不老、羽化登仙、起死回生的神奇功效的传说故事密切相关。如《缘识》言："异草灵芝发瑞光，不浇滋润自然芳。何劳更问延龄药，必可同天地久长。"

（一）彭祖茹芝饮瀑

相传彭祖姓篯名铿，为帝颛顼的孙子，陆终氏的第 3 个儿子，因进奉野鸡汤给尧被封，封地在彭城，故称彭祖，这在《史记·楚世家》与《列仙传》可以得到印证。《史记·楚世家》言："楚之先祖出自帝颛顼高阳，高阳者黄帝之孙，昌意之子也。高阳生称，称生卷章，卷章生重黎。共工氏作乱，帝喾使重黎诛之而不尽，帝乃以庚寅日诛重黎，而以其弟吴回为重黎后，复居火正，为祝融。吴回生陆终，陆终生子六人。一曰昆吾，二曰参胡，三曰彭祖，四曰会人，五曰曹姓，六曰季连，芈姓，楚其后也。彭祖氏，殷之时尝为侯伯。"刘向在《列仙传》言："彭祖者，殷大夫也。姓篯名铿，帝颛顼之孙，陆终氏之中子，历夏至殷末，八百余岁。常食桂芝，善导引行气。历阳有彭祖仙室，前世祷风请雨，莫不辄应，常有两虎在祠左右，祠讫，地即有虎迹去，云后升仙而去。"

从葛洪的《神仙传》可知，至殷商末期时，彭祖已有 767 岁，但仍貌似童颜，不见衰老，其清静安闲、淡泊名利，从不喜参与世俗之事，更不喜经营自己的名誉，只做养生治身之事。商纣王听说他如此长寿却还能不见衰老，故官拜其为大夫，但他常常称病不理政事。彭祖，喜周游，更常常是一人独行，世人不知其养生的秘诀。有人侍奉他左右时，他仍可以消失不见。他有车马不乘，常出游不带钱财与粮食，游历世间数十日至数百日不等，归来时服饰和饮食与常人无异。其游历山川之时，常常是生吃山间灵芝，生饮山间瀑布之水，世人将其称为"茹芝饮瀑"，可见常食灵芝与其高寿关系颇

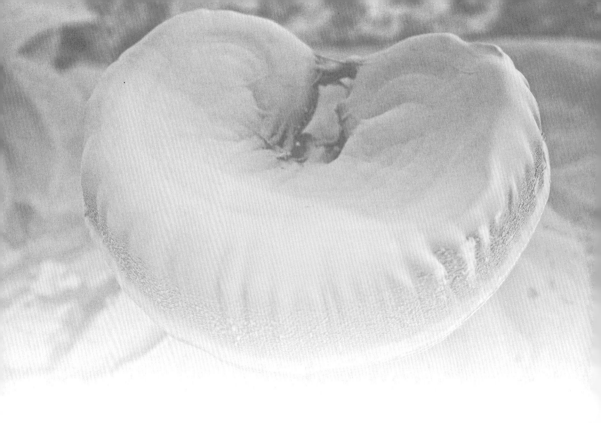

深。商纣王亲自向他讨寻养生的秘诀，他断然拒绝，但将纣王留下的数万珍宝悉数分给穷人，自己一点也不留。纣王后又派懂养性之方但不懂养生之道的采女前去彭祖处问道，彭祖向其传授了养生之道。采女回去后将养生之道的诸多要点告之于纣王，纣王亲自试验后非常有效果。为了独占彭祖的养生秘诀，纣王下令诛杀研习彭祖养生之道之人，并欲杀彭祖以绝其道。彭祖知道后离开了，《神仙传》中没有说其去了何处归隐。

相传彭祖离开后，来到了武夷山（原名荆南山），隐居在幔亭峰下，在此生下了两个儿子，长子取名为彭武，次子取名为彭夷，自此三人在此茹芝饮瀑，遁迹养生，此山以其两个儿子的名字命名，故称武夷山。南宋白玉蟾在《止止庵记》言："武夷之为山，考《列仙传》，篯铿于此炼丹焉。铿进雉羹于尧，尧封彭城，故谓之彭祖。年七百七十七岁，茹芝饮瀑，能乘风御气，岂非仙也耶！有子二人，长曰武，次曰夷，因此遂名武夷山。"董天工在《武夷山志》中亦言彭祖为"商贤大夫，即所谓老彭，隐居是山，善养生术，寿七百七十岁。子二，曰武，曰夷，同居于此，或曰：山因是得名"。二者让彭祖离开后，来到了武夷山隐居，过上了"茹芝饮瀑，遁迹养生"的生活。

（二）吕洞宾羽化成仙

吕洞宾，姓吕名岩，字洞宾，号纯阳子。唐代京兆人或河中府人，生于唐德宗贞元十四年（798年），卒年不详。会昌年间两次举进士均不第，游荡于长安酒肆之间，后遇钟离权得道。此后浪迹江湖，周游天下，踪迹或隐或现。因其神秘莫测，又屡屡度化世人，被人尊为"吕祖"。曾隐居终南山修道，自称"回道人"，又自称为"一山五口道人""一山五口"就是吕喦的意思，喦即岩之古字也。

相传吕洞宾得道之后，来到了峨眉山的第二峰绥山，住在临江河南岸半山腰的猪肝洞里。这溶洞高约12m，宽约23m，深约4m，洞内离地面约7m处有一高约1.5m，宽约2m的淡紫色钟乳石，因其形状像猪肝，故名猪肝洞。吕洞宾觉得其不像猪肝，而像一朵紫色的灵芝，故大笔一挥将其改称为紫芝洞。清代《峨眉县志》中载："吕岩亦居峨眉紫芝洞。明督学王敕经行罗目（今峨眉山市罗目镇），知地下有异物，掘之，得石碑书'紫芝洞'三字，字画飞动，如翔鸾舞凤，非人间笔也。旁注'一山五口道人书'，盖姓名隐语耳。"为这一传说增添了一些证明。相传吕洞宾隐逸洞中，不食人间烟火，仅靠啜饮这"紫芝"上滴沥下来的清泉，进而长生不老，羽化登仙。吕洞宾认为灵芝乃神灵之物，不仅将状若猪肝之钟乳石认为是淡紫色灵芝，而且不食人间烟火，仅仅啜饮这"紫芝"上滴下来的清

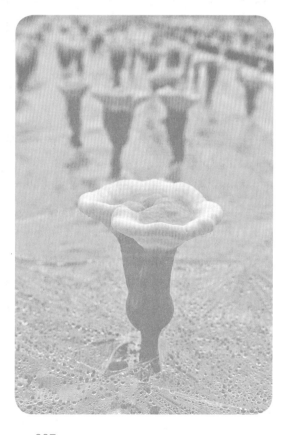

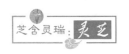
泉，就能羽化登仙。在其撰写的《七言》中吕洞宾一再强调灵芝的神性："灵芝无种亦无根，解饮能餐自返魂。但得烟霞供岁月，任他乌兔走乾坤。""紫极宫中我自知，亲磨神剑剑还飞。先差玉子开南殿，后遣青龙入紫微。九鼎黄芽栖瑞凤，一躯仙骨养灵芝。蓬莱不是凡人处，只怕愚人泄世机。"

三、灵芝生王地，光采晔若神——诗人笔下的瑞草三秀

　　自古以来，灵芝是圣洁、美好的象征，咏芝名作在我国古代文学作品中占有重要地位。楚国诗人屈原的《九歌·山鬼》，即有"采三秀兮于山间，石磊磊兮葛蔓蔓"。词中"三秀"即为灵芝，因灵芝一年可三次采收而得名。词中采集灵芝的"山鬼"即"山神"，指的是"巫山神女"。汉武帝制定郊祀之礼祭祖安民，祭祀时曾由70名童男童女咏唱配乐郊祀歌。相传由东汉著名史学文学家班固撰写的《灵芝歌》"因灵寝兮产灵芝，象三德兮瑞应图。延寿命兮光此都，配上市兮象太微，参日月兮扬光辉"即是郊祀歌之一。汉乐府诗《长歌行》中描述的"仙人骑白鹿，发短耳何长。导我上太华，揽芝获赤幢。来到主人门，奉药一玉箱，主人服此药，身体日康强，发白复又黑，延年寿命长"，也说明了采集灵芝特别是红色的灵芝，服食后可使人身体健康，白发转黑，寿命延长，显现出灵芝的保健功效。

　　三国时代的诗人曹植写了许多有关灵芝的诗篇，在著名的《灵芝》篇中，称颂"灵芝生王地，朱草被洛滨，荣华相晃耀，光采晔若神"，反映了诗人对灵芝的崇拜。在名篇《洛神赋》中，又用"攘皓腕于神浒兮，采湍濑之玄芝。余情悦其淑美兮，心振荡而不怡"，描写出在洛水之畔神女采撷灵芝时悠闲的神态，以及诗人对神女的爱慕之情。在《飞龙》篇中，则写到在云雾缭绕的泰山，遇到骑乘白鹿，手持灵芝的修炼者，并求养生之道的奇妙经历："晨游泰山，云雾窈窕，忽逢二童，颜色鲜好。乘彼白鹿，手翳芝草，我知真人，长跪问道。西登玉台，金楼复道，授我仙药，神皇所造。教我服食，还精补脑，寿同金石，永世难老。"

　　宋代是中国灵芝文化发展的鼎盛期，以灵芝为题材的作品大量涌现，数量之多，体裁之广，可谓空前绝后。灵芝所蕴含的人文内涵，在宋代文人的

笔下得到最全面的体现、最生动的刻画和最深刻的阐发。宋代灵芝诗词较魏晋文人对灵芝简单的描写有了更大的进步，作者们发挥丰富的想象力，描绘出一幅幅千姿百态的灵芝美景，表现了作者爱好自然、追求健康、向往自由的感情。宋代陈仁玉所著《菌谱》序中开篇第一句就是"芝菌皆气茁灵华三秀，称瑞尚矣"。北宋著名诗人秦观说："草之有芝，犹鸟之有凤，兽之有废麟，从古相传，以为瑞物。"将灵芝比喻为传说中的凤凰、麒麟等灵禽祥兽，成为反映圣王德政或儒家伦理道德的"祥瑞"。到了明、清，描写灵芝的诗文有的奇诡怪异，有的呈祥兆吉，写得生动活泼、趣味盎然、见解独到、寓意深刻。

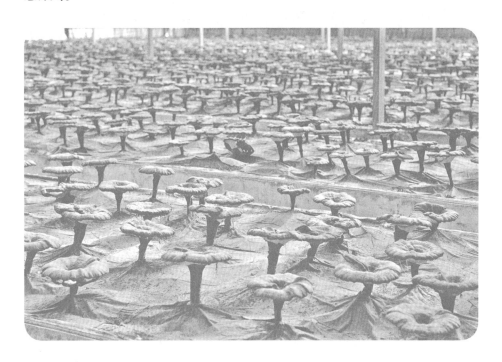

除以上的诗词之外，古代还有大量描写灵芝的诗词，现列举一些，以供欣赏。

寄天台道士
唐孟浩然

海上求仙客，三山望几时。焚香宿华顶，裹露采灵芝。

屡蹑莓苔滑，将寻汗漫期。倘因松子去，长与世人辞。

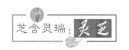
宣正殿芝草

唐李义府

明王敦孝感，宝殿秀灵芝。色带朝阳净，光涵雨露滋。

且标宣德重，更引国恩施。圣祚今无限，微臣乐未移。

送丘员外还山

唐韦应物

长栖白云表，暂访高斋宿。还辞郡邑喧，归泛松江渌。

结茅隐苍岭，伐薪响深谷。同是山中人，不知往来躅。

灵芝非庭草，辽鹤委池鹜。终当署里门，一表高阳族。

水调歌头·游览

宋黄庭坚

瑶草一何碧，春入武陵溪。溪上桃花无数，枝上有黄鹂。我欲穿花寻路，直入白云深处，浩气展虹霓。只恐花深里，红露湿人衣。

坐玉石，倚玉枕，拂金徽。谪仙何处？无人伴我白螺杯。我为灵芝仙草，不为朱唇丹脸，长啸亦何为？醉舞下山去，明月逐人归。

又次前韵赠贾耘老

宋苏轼

我来徙倚长松下，欲掘茯苓亲洗晒。

闻道山中富奇药，往往灵芝杂葵薤。

诗人空腹待黄精，生事只看长柄械。

今年大熟期一饱，食叶微虫真癣疥。

白花半落紫毯香，攘臂欲助磨镰铩。

安得山泉变春酒，与子一洗寻常债。

麻姑山

唐刘禹锡

曾游仙迹见丰碑，除却麻姑更有谁。

云盖青山龙卧处，日临丹洞鹤归时。

霜凝上界花开晚，月冷中天果熟迟。

人到便须抛世事，稻田还拟种灵芝。

摸鱼儿·问莲根有丝多少

金元好问

　　泰和中，大名民家小儿女，有以私情不如意赴水者，官为踪迹之，无见也。其后踏藕者得二尸水中，衣服仍可验，其事乃白。是岁此陂荷花开，无不并蒂者。沁水梁国用，时为录事判官，为李用章内翰言如此。此曲以乐府《双蕖怨》命篇，"咀五色之灵芝，香生九窍；咽三危之瑞露，春动七情"，韩偓《香奁集》中自序语。

　　问莲根、有丝多少，莲心知为谁苦？双花脉脉娇相向，只是旧家儿女。天已许。甚不教、白头生死鸳鸯浦？夕阳无语。算谢客烟中，湘妃江上，未是断肠处。

　　香奁梦，好在灵芝瑞露。人间俯仰今古。海枯石烂情缘在，幽恨不埋黄土。相思树，流年度，无端又被西风误。兰舟少住。怕载酒重来，红衣半落，狼藉卧风雨。

山城闻笙箫思灵芝宫事作

宋晁说之

笙箫婉娈落人间，目极灵芝宫不还。

犹喜遗音吾独识，且教明月住空山。

延英殿玉灵芝诗三章，章八句

唐李亨

玉殿肃肃，灵芝煌煌。重英发秀，连叶分房。

宗庙之福，垂其耿光。（此章缺二句）

元气产芝，明神合德。紫微间采，白藓呈色。

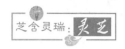
载启瑞图，庶符皇极。天心有眷，王道惟直。

幸生芳本，当我宸旒。效此灵质，贲其王猷。

神惟不爱，道亦无求。端拱思惟，永荷天休。

广鉴大师观上人为灵芝数百众故乞从檀施乞米

宋毛滂

灵芝有良田，岁比万户侯。

平生有力耕，以德作耡耰。

不许仓箱丰，但知钵盂秋。

木鱼一呼饭，千屦如水流。

灵芝道亦然，饱汝即罢休。

但忧汝易饱，未饱非所忧。

后生真可畏，见此观此丘。

昔常为我民，今乃从我游。

得道於灵芝，胸中罗珍羞。

岂特求自饱，将副馁者求。

裹钵忽何之，西风送轻舟。

处处灵芝田，多稼如云浮。

初以非种种，今当不收收。

谁施复谁乞，大块同一沤。

姑且置是事，吾言亦谬悠。

羡观一身轻，翛然逐飞鸥。

恭进德寿芝草

宋曹勋

椒掖冲襟奉玉宸，灵芝茎叶出氤氲。

如颁月令欣欣政，先学巫山蔼蔼云。

璀璨吐奇康寿栋。轮囷绝异汉唐闻。

只应一叶三千岁，万亿斯年赞大君。

逍遥咏

宋赵光义

灵芝出见少人知，此是含玄故不疑。

隐逸大同非妄想，精诚自化岂参差。

翱翔碧落乘云驾，宛转虹霓入室时。

至道就中升降等，丹田日用有盈亏。

其余蕴含"灵芝"的诗词名句赏析

（1）仙乐朱凤意，灵芝紫鸾心。——出自唐鲍溶《窃览都官李郎中和李舍人益酬张舍人弘静夏夜寓直思闻雅琴见寄》

（2）醴泉兮无源，灵芝兮无根。——出自元杨维桢《醴泉辞》

（3）德合天兮礼神遍，灵芝生兮庆云见。——出自唐王维《奉和圣制天长节赐宰臣歌应制》

（4）我年十六游名场，灵芝借榻栖僧廊。——出自南宋陆游《灯笼》

（5）父子相随孝，灵芝特地春。——出自北宋黄庭坚《慈竹》

（6）美人今何在？灵芝徒自芳。——出自唐杨炯《巫峡》

（7）回首山中云，灵芝日应长。——出自元元好问《少林》

（8）霜霰过兮复奈何，灵芝复绝荆棘多。——出自唐元稹《有酒十章》

（9）九鼎黄芽栖瑞凤，一躯仙骨养灵芝。——出自唐吕岩《七言》

（10）见说洞庭无上路，春游乱踏五灵芝。——出自唐皎然《送顾道士游洞庭山》

（11）瑶田有灵芝，眼见不得尝。——出自唐鲍溶《与峨眉山道士期尽日不至》

（12）匡床铺错绣，几案踊灵芝。——出自唐元稹《酬翰林白学士代书一百韵》

（13）始闻呈瑞石，又报产灵芝。——出自唐贯休《寿春节进》

（14）东晋分南尾，时或产灵芝。——出自宋邵雍《观棋大吟》

（15）地脉发醴泉，岩根生灵芝。——出自唐鲍溶《题吴征君岩居》

（16）黄云护灵芝，丈人非独醉。——出自宋敖陶孙《袁同史丈令赋所欲醉皓堂诗以为后日数椽张》

（17）万顷波涛木叶飞，笙箫宫殿号灵芝。——出自宋王安国《记梦》

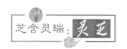

（18）明王敦孝感，宝殿秀灵芝。——出自唐李义府《宣正殿芝草》

（19）其阳产灵芝，其阴宿牛斗。——出自唐杜甫《九成宫》

（20）寒山为伴侣，松下啖灵芝。——出自唐拾得《诗》

（21）阳崖一梦伴云根，仙菌灵芝梦魂里。——出自唐贾岛《莲峰歌》

（22）灵芝霜下秀，仙桂月中栽。——出自唐许浑《和宾客相国咏雪》

（23）玄圃灵芝秀，华池瑞液浓。——出自唐武平一《奉和幸白鹿观应制》

（24）应得灵芝也，诗情一倍多。——出自唐刘商《酬濬上人采药见寄》

（25）灵芝绕身出，左右光彩繁。——出自唐元稹《酬东川李相公十六韵》

（26）灵芝三秀紫，陈粟万箱红。——出自唐王维《和仆射晋公扈从温汤》

（27）闻道山中富奇药，往往灵芝杂葵薤。——出自宋苏轼《又次前韵赠贾耘老》

（28）灵芝冠众芳，安得阙亲近。——出自唐杜甫《赠郑十八贲》

（29）候采灵芝服，还应羽翼生。——出自宋白珽《题洞霄宫药圃》

（30）青蚨子母生死恩，草有灵芝生孝门。——出自元杨维桢《春草轩辞》

（31）灵芝生河洲，动摇因洪波。——出自两汉郦炎《见志诗二首》

（32）灵芝产遐方，威凤家重霄。——出自唐顾况《严公钓台作》

（33）灵芝破观深松院，还有斋时未起人。——出自唐裴夷直《访刘君》

（34）灵芝无种亦无根，解饮能餐自返魂。——出自唐吕岩《七言》

（35）西崖特秀发，焕若灵芝繁。——出自唐杜甫《木皮岭》

（36）阳巘灵芝秀，阴崖半天赤。——出自唐赵居贞《云门山投龙诗》

（37）灵芝九折楚莲醉，飖风一叹梁庭秋。——出自唐陈陶《将进酒》

（38）白疑美玉无多润，紫觉灵芝不是祥。——出自唐孙鲂《又题牡丹上主人司空》

（39）心田但使灵芝长，气海常教法水朝。——出自唐刘道昌《鬻丹砂醉吟》

四、赐福祥瑞，与天同期——中华悠久的灵芝崇拜

　　灵芝作为中国历史上特有的祥瑞物，影响极为深远和广泛，在中国文化中的地位甚至超越了其在医药上的地位，影响了宗教、医药学、文学、建筑学、戏曲艺术等诸多学科。儒家更是把灵芝菌盖上的一轮轮云状环形纹认为是祥瑞的代表，被称为"瑞征"或"庆云"，被古人看作是吉祥的图案，视为"祥瑞""吉祥如意"的象征，把灵芝看作"仙草""瑞草"，形成了中华文化中特有的灵芝崇拜。上至帝王将相，下至黎民百姓都视灵芝为吉祥、富贵的象征。

　　《汉书·纪·武帝纪》载：元封二年"六月，沼曰：'甘泉宫中产芝、九茎连叶，上帝博临，不异下房，赐朕弘休，其赦天下，赐云阳都百户牛酒'，作芝房之歌"。《郊祀歌·齐房（芝房歌）》中则写道："齐房产草，九茎连叶，宫童效异，披图案牒，元气之精，回复此都，蔓蔓日茂，芝成灵华。"其实是汉武帝的行宫甘泉宫年久失修，梁木腐朽而长出灵芝，大臣便借机献媚，歌颂皇帝的政绩，说灵芝降生宫廷是天意，乃"祥瑞"之兆。皇帝高兴，便大赦天下，并降旨要求地方向朝廷进贡灵芝。以后黎民百姓向朝廷进贡灵芝几乎成了规矩，灵芝成了神圣、高尚、风调雨顺、举国吉祥的象征。宋代王安石在《芝阁赋》中描述了官吏逼迫民众搜寻灵芝的情景："大臣穷搜远采，山农野老攀援狙杙，以上至不测之所，下通溪涧壑谷……人迹之所不通，往往求焉。"说明

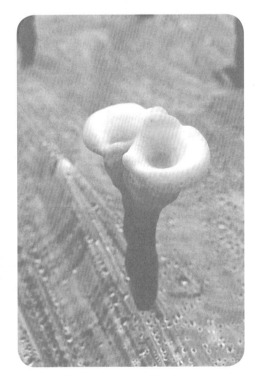

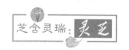

当时举国上下到处搜寻灵芝瑞草，出现了"四方以芝来告者万数"。据《宋史·五行志》记载，宋真宗（1008 年）诏令全国进贡芝草，王钦进 8193 本，又从泰山采芝草 3800 本送到京城。丁谓向宋真宗进献芝草 9500 本，运芝队伍络绎不绝。明世宗（嘉靖，1522—1566 年在位）时，将各地进献的灵芝在宫中堆积成山，称为"万岁芝山"。在交通不发达的古代，要收集如此之多的野生灵芝，是极不容易的。

相传，华夏民族的始祖黄帝制作"芝车"，把车盖设计成灵芝的形状。晋代崔豹在《古今注·舆服》中提及"华盖，黄帝所作也"，《后汉书·舆服志上》中也有记载："（耕车）有三盖，一曰芝车。……上亲耕所乘也。"黄帝对灵芝情有独钟，不但出行坐芝车，甚至他居住的房间都以灵芝来命名，如《太平御览·长历》记载："黄帝以五芝为房名。"此后，历代皇帝都以其作为帝王德政和伦理道德的标志，认为"王者有德行者，则芝草生"。

源远流长的民间传说中，灵芝一向被认为是一种能够起死回生、使人长生不老的神药。《魏志·华佗传》斐松元注引中提到一个灵芝的传说：有名樊阿者山中迷路，得仙人指点，服食黄芝之后，得享高龄而精力旺盛过人。

关于灵芝的传说不胜枚举。说它能起死回生，使人长生不老，固然不是事实，但是这些传说也从一个侧面反映出灵芝神奇的医疗作用。传说中灵芝的生成是千年灵精集天地间之正气，集日月之精华，藏龙卧虎之地灵，集九星之星光点，历经数亿万年后灵芝精的现身，从而成为"不死仙草"。《神农本草经》中提到："山川云雨，四时五行，阴阳昼夜之精，以生五色神芝。"明代李时珍在《本草纲目》中纠正了这一观念："芝乃腐朽余气所生，正如人生瘤赘，而古今皆以为瑞草，又云服食可仙，诚为迂谬。"关于灵芝产地，秦时传说灵芝是"东海祖洲上的不死草"。在我国的养生文化中，灵芝被视为仙药中的上品，是服食可以"与天同期"的长生不老之药。我国灵芝文化的发展受道家文化的影响最大。道教信奉灵芝，尤其在汉魏晋时期，服食灵芝求延年益寿成了当时的时尚，一些道教人物极力推崇灵芝的药用价值，并著书立说宣传其药效，据说仅出自魏晋道教人物之手的芝草类专著估计达百种以上，这在世界文化史上也是罕见的。书中多称灵芝为"上药"，有"补中、益气、增智慧、好颜色""久食长生、扶正固本"等功效。然而也有不少夸大灵芝作用的描写，甚至含有封建迷信的色彩。

灵芝在道家服食的"仙药"中每每出现，认为"食之成仙"灵芝是精气的化身等。这些不切合实际的神话，也强化了人们对灵芝的崇拜。葛洪等道教代表人物对灵芝进行了生物学上的分类，促进了古代生物分类学的发展。

中国人最早将灵芝分为石芝、肉芝、木芝、菌芝和草芝等五芝，认为五芝"各有许种也"，又将菌芝根据表面颜色分为青芝、赤芝、黄芝、白芝、黑芝、紫芝六芝，这是原始的分类学。许多古籍在实物观察的基础上，通过绘制灵芝形态图以区别不同的"芝草"。如《抱朴子·内篇·仙药》篇收载芝草达百种，并绘有图谱，《太上灵宝芝品》的序言中也指出："芝英形万端，实难辨别，故画图记，著状帖传，请据寻求。"该书收载芝草103种，绘有图谱。宋代陈仁玉的《菌谱》亦绘有灵芝图谱。

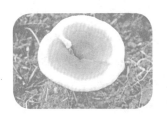 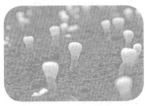 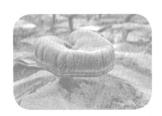

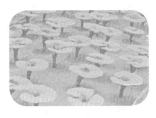 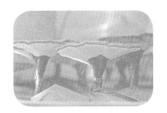

中国灵芝文化的形成与发展还受到了佛教思想的影响。被视为吉祥如意、神圣之物的灵芝所示的意境，很符合佛教对人们追求未来、期盼来世幸福美好的心愿。将灵芝、如意融入佛教中，很容易被佛教徒所接受。佛教自西汉末年由印度传入中国后，古人按照当时的心愿，让佛像手持灵芝、如意。

灵芝的形态古朴典雅，具有曲线美，有一种自然优美的旋律。灵芝的"心形"和"云纹"在绘画、雕塑艺术创作中是主要构成要素。灵芝以及由其衍化而成的"如意"成为我国特有的吉祥物，被广泛用以象征"赐福嘉祥""增添寿考""国泰民安"等瑞应，影响极为深远和广泛，流传至今。

郭沫若在《咏黄山灵芝草》中写道："芝高四十九公分，枝茎处处有斑

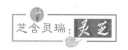

纹。根部如鬃光夺目，乳白青绿间紫金。"正因为灵芝形状奇特，光泽夺目，加之生长环境特殊采集不易，使人倍感神秘，更显得珍贵。自古以来被文人墨客所关注。在中国传统工笔画中的纹饰图案、神像壁画、藏族唐卡画、民间日用餐具、器皿图案等，多用灵芝、如意图形，灵芝图形应用于古刹寺庙、亭宇楼阁、雕梁画柱、房檐屋脊，体现祥瑞之意，起到装饰美化的作用，反映了中国建筑装饰之特有风格。

除了被作为绘画的对象外，还被能工巧匠加工成工艺品，如由灵芝演化而来的"如意"可作为珍贵的陈设品，或作为官宦名门定亲之信物。灵芝盆景艺术更是灵芝工艺品中一道亮丽的风景，这些盆景纳万象于案前，或似枯树古藤，虬枝攀结；或似高山飞瀑，气势磅礴；或似飞禽走兽，栩栩如生。

明清两代，如意发展到鼎盛时期，因其珍贵的材质和精巧的工艺而广为流行，以灵芝造型为主的如意更被赋予了吉祥驱邪的含义，成为承载祈福禳安等美好愿望的贵重礼品。臣子们常进献如意祝贺皇室寿辰，皇族也用如意赏赐王公大臣，如意渐渐地成了上层人物权力和财富的象征。而在明末时期，如意更因其特有的雅致，成为文人墨客的文房玩赏物件。与绘画一样，灵芝也是雕塑创作的主要题材。在全国许多宫殿、寺庙、古建筑、服饰、刺绣、绘画、雕刻、瓷器以及出土的大量文物中，都能发现有关灵芝和从灵芝

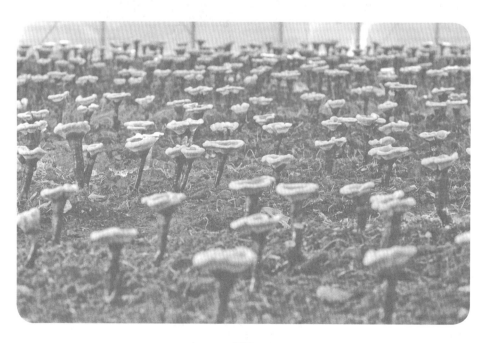

演化来的"灵芝祥云"的形象。如北京天安门城楼前华表上的"蟠龙腾驾灵芝祥云"，浮雕在天坛祈年殿宝顶上的"环绕九龙的灵芝祥云"，国子监和孔庙的围栏上雕刻的灵芝盆栽，孔庙中"进士提名碑"基座上雕刻的灵芝图案，雍和宫释迦牟尼佛像前的木雕灵芝盆景。大连市东汉墓葬墓室里墓主升仙图中，"羽人"手执灵芝在云中腾跃招引，引导主人升仙。山西芮城县永乐宫三清殿中的《朝元图》，描绘了诸神朝拜元始天尊的故事，以 8 个帝后主像为中心，周围有金童、玉女、星宿、力士等共 286 尊。在每位帝王、圣母身边侍奉的玉女，其中有位玉女手捧九芝盘（灵芝），神情端庄肃穆，风度飘逸宁静，灵芝形象逼真、清晰醒目，是中国灵芝绘画难得的珍品。台北故宫博物院珍藏的清代缂丝《乾隆御笔新韶如意图》，图中的花瓶中插松枝、山茶与梅花，旁置柿子、百合以及灵芝，寓意"事事如意，百事祥瑞"，是典型的岁朝图。灵芝入盆景在清代陈淏子《花镜》中就有记载，"雅人取（灵芝）置盆松下、兰慧中，甚为逸致，且能经久不坏"。且灵芝形状别致，秀雅美观，灵芝盆景以其独特经典的艺术造型和深邃的艺术内涵，凡此种种，均成为我国古代灵芝崇拜和灵芝文化的见证。

中国灵芝文化主要包括如下内容：

1. 历史学。灵芝文化涉及历史学，古代灵芝的起源传说、名称的来由、不同历史背景的发展内容变化。灵芝文化萌生于史前，发展充实于中国整个封建社会时期。

2. 考古学。国内各地出土文物中常出现灵芝及如意类文物，古籍古画记述更为丰富。

3. 文学。灵芝神话故事、民间传说、诗词、戏曲等，最脍炙人口的如《白蛇传》。

4. 语言。文字学"仙草""瑞草""长生不老草"等，"芝"等文字形成和演化及其含意不断完善。

5. 民族学。我国各民族对灵芝的认识、传说、信仰、民族服饰等具有丰富的史料。

6. 民俗学。对灵芝药用、应用习惯、方法，如吉祥物如意用于除妖驱邪等方面。

7. 建筑装饰。灵芝图形应用于古刹寺庙、亭台楼阁、雕梁画柱、房檐屋脊装饰，反映了中国建筑装饰之特有风格。

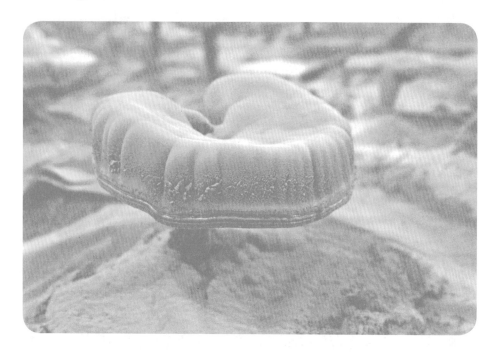

8. 绘画艺术。灵芝被历代文人墨客、画家名人所关注，在中国传统的工笔画中的云图、神像壁画、藏族唐卡画、民间日用餐具、器皿图案等，多用灵芝如意图形，既起到装饰美化的作用又富有祥瑞之意。

9. 美学。灵芝形态别趣，具有曲线美。自古以来除了被作为绘画对象外，还被能工巧匠加工成艺术品，作为珍贵的陈设品或作为官宦名门定亲之信物。

10. 哲学。灵芝在古时药用，并视为"灵丹妙药"，食之便长生，可起死回生，于是灵芝被视为吉祥如意、神圣之物。历史上灵芝药效被夸大以及被帝王信奉与政治、意识形态发生联系，并作用于社会政治和经济发展等。

11. 社会学。灵芝圣名于天下。上至帝王将相，下到平民百姓崇拜信奉灵芝。我国各朝各代几乎无不知晓灵芝仙草，灵芝作为仙药、仙草或祥瑞之物影响到亚洲其他国家乃至欧美。

12. 宗教信仰。中国道教信奉灵芝，如葛洪等道教代表人物撰书立说，促进了灵芝的药用。灵芝及如意，所示意境又适于佛教对人们追求未来，期盼来世幸福美好的心愿，灵芝在中国还引起源于西欧的基督教徒的崇敬。

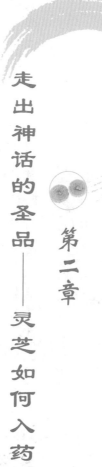

第二章

走出神话的圣品——灵芝如何入药

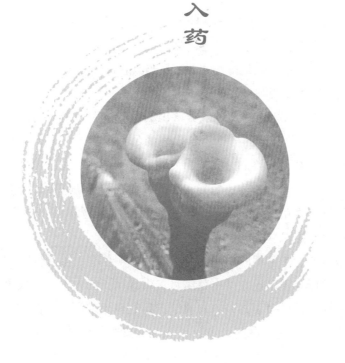

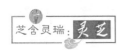
一、灵芝的品种与分类

灵芝是我国传统的中药材之一，历代医学典籍将灵芝归位于"太上之药"，主补益，排位在人参之前。相传中原霸主轩辕黄帝也曾"纳颛臾绛芝"，彭祖依靠灵芝得享800岁高龄。而最早有文字记载的灵芝见于三千多年前的《列子·汤问》："朽壤之上有菌芝者，生于朝，死于晦。"可见，灵芝在我国有着悠久的历史。

（一）古代灵芝分类

我国古代劳动人民对灵芝早就有了朴素的认识，《山海经》中就有许多关于灵芝的记载。随着认识的深入，古人对当时发现的灵芝做了简单的分类。

1. 根据颜色分类

《神农本草经》《抱朴子》《本草经集注》等医籍主要根据颜色将灵芝划分为"六芝"，即青芝、赤芝、白芝、黄芝、黑芝、紫芝，并对它们进行了形象的描述。葛洪曰："赤者如珊瑚，白者如截脂，黑者如泽漆，青者如翠羽，黄者如紫金，皆光明洞察，如坚冰也。"

"六芝"的出现无疑是古人对芝类认识的发展。需要指出的是，现在对"六芝"的认识是一种群体的概念，各代表的是一个群体。古人所谓的"灵芝"绝不可与今天真菌分类上的灵芝相混同，它除指灵芝及近缘种外，有的还包括多孔菌目和伞菌目的其他菌类，在道教典籍中更是如此，今天我们很难用现代真菌分类学方法对古代每一类的代表种冠以准确的拉丁学名。

2. 根据药效分类

这其实是对"六芝"不同功用的分类介绍。明代李时珍从性味和药效功能对"六芝"进行分类，他在《本草纲目》中继承了前人的研究成果，同时对有关灵芝的神话传说做了批判，对灵芝的研究也更加深入。他在书中记载并列举了"青芝、赤芝、白芝、黄芝、黑芝、紫芝"6种灵芝的药用性能，并指出："芝类甚多，亦有花实者。本草惟以六芝标语，然其种属不可不识。"书中记载了灵芝等真菌有30余种，他的研究和总结为后人对灵芝的研究奠定了坚实的基础。此前的《唐新修本草》（659年）被认为是我国古代记录"六芝"类真菌重要的药典，对"六芝"的药用也有较详细的阐释。

3.根据质地分类

葛洪按质地将灵芝分为"五芝"，即石芝、木芝、肉芝、菌芝和草芝，并绘制了5种芝草图，具体记载了"五芝"的生态习性、采集及其药用价值。《抱朴子·内篇》曰："五芝者，有石芝，有木芝，有草芝，有肉芝，有菌芝，各有百许种也。"

4.根据形态绘图鉴别

这是古人认识和鉴别灵芝的一种方法，许多医家在对实物观察基础上，绘出灵芝的形态图。如《抱朴子·内篇·仙药》篇收载灵芝达百种，并绘有图谱。《太上灵宝芝品》的序言中也指出："芝英形万端，实难辨别，故画图记，著状贴传，请据寻求。"该书收载灵芝103种，绘有图谱。宋代的《菌谱》亦绘有灵芝图谱。

根据中国科学院微生物研究所赵继鼎教授对"六芝"与现代生物学分类方法下的有关品种所做的对比分析，总结如下：

青芝，又名龙芝，生泰山，性味酸、平，无毒。主明目，补肝气，安精魂。《抱朴子》中记载："青者如翠羽。"云芝可能就是青芝，此种真菌亦具革质菌盖，表面有短绒毛，且具有多样色彩变化，这与《抱朴子》中"青芝如翠羽"的描述有相似之处。

赤芝，又名丹芝，生霍山，是灵芝中药效较好的种类之一，民间称灵芝草。今天我们应用最多也最熟悉的灵芝可能是此类的代表种，类似赤芝的还有松杉灵芝等，属多孔菌科，是一种药用真菌。子实体一年生，有柄、木栓质，菌盖肾形，半圆形，罕近圆形，其菌盖表面呈褐黄色、褐红色，具油漆光泽，菌柄表面光滑，与菌伞同色或较深。该种生长期短，国内广泛进行人工栽培。外形颇似一株五彩蘑菇："蘑菇盖"呈不规则云朵形，有环纹与辐射状的皱纹相穿插，"盖"的下面有众多的细密菌管孔洞，梗侧生于"盖"下，光泽如漆，于秋末可在柞、枫朽木桩旁采到。性味苦、平，无毒，入心、肝、脾、肺、肾经。全株入药，有治耳聋、利关节、保神、益精气、坚盘骨、疗虚劳、滋补强壮等功能。

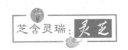

　　白芝，又名玉芝，生华山。性味辛、平，无毒。主治咳逆上气，益肺气，通利口鼻，强志意，安魄。《抱朴子》中描述白芝如"截脂"，因此苦白蹄（即药用层孔菌）可能属此类。这种真菌菌肉质白，如马蹄状，大者可达数千克，生于松树和其他针叶树上。

　　黄芝，又名金芝，生嵩山。性味甘、平，无毒。主治心腹五邪，能益脾气，安神。根据葛洪在《抱朴子》中描述，肉芝黄者如紫金，大者十余斤，小者三四斤，凡求芝草入名山，必以三月九月。可以认为硫黄多孔菌为黄芝的代表种，这种真菌新鲜时菌伞肉质多汁，新鲜标本常可达数斤重，此种肉质黄色，老后变硬而脆。

　　黑芝，又名玄芝，生常山。性味咸、平，无毒。主治癃，利水道，益肾气，通九窍，聪察。"黑芝"之名始载于《神农本草经》。《采芝图》有记"黑云芝生山谷之阴，黑盖赤理，黑茎"。根据以上记载，黑芝可能是假芝，此种菌盖黑色，新鲜时伤处变血红色，具黑色长柄；也可能是黑柄多孔菌，这种菌也是具有黑色菌伞和菌柄的真菌。主要分布于福建、广东、云南、海南、广西、西藏等地的林中地上和地下的埋木上，或附着于土中的腐木上。夏、秋采收，去掉泥沙，晒干，备用。

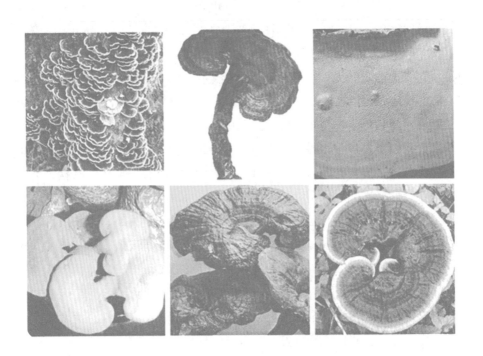

紫芝，又名木芝、灵芝，生高夏山谷。味甘，性温，无毒，主要含麦角甾醇、有机酸、氨基葡萄糖、多糖类、树脂、甘露醇、多糖醇、脂肪酸，并含生物碱、内酯、香豆精、水溶性蛋白质和多种酶类。紫芝菌伞褐色、紫黑色至近黑色，有漆样光泽，菌肉锈褐色，菌柄长 17～23cm。其担孢子较一般灵芝为大，中国紫芝是这类的主要代表。主治耳聋，能利关节，益精气，坚筋骨，好颜色，疗虚劳，治痔，主要分布在新疆、四川、云南、广东等地，能人工栽培。

灵芝的种类繁多，但《中华人民共和国药典》规定，能入药的灵芝品种只有赤芝与紫芝两种，目前市场上销售的灵芝孢子粉基本来源于赤芝。

（二）现代灵芝分类

根据现代植物分类学，灵芝属于菌类中的菇类，包括担子菌门非褶菌类灵芝科及多孔菌科，它是具有真核细胞的大型真菌。1979 年，Alexopolus 所建立的真菌分类系统中，灵芝属于真菌界、无鞭毛菌门、担子菌纲、无蕈褶目、多孔菌科中的灵芝属。灵芝属是 1881 年芬兰植物学者 Karsten 根据菇体具有发亮的表皮建立的灵芝属 Ganoderma 开始的，而后灵芝属的定义经 Donk、Murrill、Furtado、Steyaert 等学者的研究，认为灵芝属的主要特征为其具有双层细胞壁的担孢子。灵芝属的担孢子皆呈卵圆形，外层细胞壁较薄且透明，内层细胞壁较厚呈黄褐色并有"疣状凸起"。由此可知是否为灵芝属的必要条件在于"卵形双层细胞壁"黄褐色的担孢子，而并非以菇体（子实体）的外观形态或颜色等加以辨别。而后逐渐发展，形成灵芝科 Ganodermatacese。该科又包括灵芝属 Ganoderma、假芝属 Amauroderma、网孢芝属 Humphreya 和鸡冠孢芝属 Haddowia 4 个属。

灵芝科是高等真菌的一个重要科，系世界广布类群。自 Donk（1949 年）建立灵芝科以来，全世界已报道了该科的种类 200 余种。我国灵芝现代分类研究的奠基者邓叔群教授在 1964 年撰写的《中国的真菌》中，记述了灵芝科 29 种。1978 年，戴芳澜教授在《中国真菌总记》中记载了 36 种。中国灵芝分类研究权威赵继鼎先生在《中国灵芝新编》（1989 年）中介绍中国记录灵芝 104 种，其中 70% 以上分布在浙江武义、海南五指山区、福建武夷山区、广东南岭山脉、广西十万大山及云贵高原等原始森林（原始次森林）深

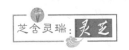

处，其中浙江省历来是灵芝的传统道地产区，出产的灵芝品质上乘，享有盛誉，自 20 世纪 80 年代起，逐步形成灵芝种植、生产、加工、销售、科研的全产业链，成为全国灵芝的主产区和主销区。海南岛发现灵芝 64 种，为诸省之冠，其代表有热带灵芝、喜热灵芝、南方树舌（平盖灵芝）、弯柄灵芝、黑灵芝、黄灵芝、大圆灵芝、吊罗山灵芝、黎母山灵芝、海南灵芝、无柄赤（紫）芝等品种。海南野生灵芝数量多，品种全，质量好，历来是中国宫廷贡品灵芝的采集地。

灵芝由菌丝体和子实体组成。深入树木或培养基中的白色菌丝，称为菌丝体，为白色透明，非糊性，比较结实，直径 1 ～ 3μm，具有分隔和分枝，容易质化，能吸收并分泌多种酶，分解各种有机物获得营养，供灵芝生长发育。 地上的部分称为子实体，就是人们常说的灵芝。子实体一般经过 30 ～ 60 天的发育就成熟了。灵芝子实体由菌柄、菌盖和子实层三部分组成，成熟的子实体木质化，皮壳组织革质化，有红褐色光泽。菌盖多为肾形或半圆形，很少近圆形。表面有环状棱纹和辐射状皱纹，边缘较薄稍卷。初期呈黄色，随着成熟度增加颜色变深，逐渐变为红褐色，最后为暗紫色，并具有油漆似的光亮。菌盖背面的多孔结构称"子实层"，有无数白色或浅褐色管孔，管内产生大量的孢子。孢子很小，每克有 4 亿～ 5 亿个。灵芝是种大型高等真菌，子实体革质或木质。其个体大小差异较大，大的直径达 10 ～ 20cm，厚 2cm。野生灵芝有的半径可达 50cm，一般的灵芝直径为 3 ～ 4cm，厚 0.5 ～ 1cm。灵芝种类较多，其形状和颜色也不尽相同。

灵芝是一种坚硬、多孢子和微带苦涩的菌类，一般生长在湿度高且光线昏暗的山林中，主要生长在腐树或是树木的根部，它不是植物，而是真菌，自身不能进行光合作用，只能从其他有机物或是腐树中摄取养料。灵芝到了成熟期时就会喷出粉状的孢子，从而进行繁殖。灵芝产品为多孔菌科真菌赤芝或紫芝的干燥子实体。全年采收，除去杂质，剪除附有朽木、泥沙或培养基质的下端菌柄，阴干或在 40 ～ 50℃烘干。现在野生的灵芝已经很少见，且质量不容易控制。目前市场上大部分灵芝都是人工种植的，以中国海南岛产量最多，菌种最丰富。

灵芝是一种以孢子进行有性繁殖，以木质素为主要碳源养分的高等真菌。灵芝喜温，大多生长在热带、亚热带、温带的森林中被风、雷等击倒的树木上，或砍去树干的阔叶树树根上，偶尔也生长在活木上。在中国分布的

90多种灵芝中，有15种经临床证明，具有抗肿瘤活性及其他疗效，海南分布有13种。因自然资源的破坏、原始林区的减少、人类活动的增加，野生灵芝的数量越来越少。

平盖灵芝（Ganoderma applanatum）

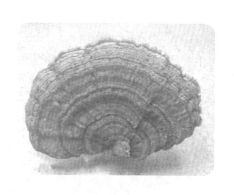

文献名：树舌灵芝、树舌扁灵芝、扁芝、扁木灵芝、皂菌耳、高腐灵芝等。

形态特征：子实体多年生，无柄、木质，菌盖半圆形，近扇形或不规则形，剖面扁平，宽6～23cm，厚3～4cm或更大，表面灰色，渐变锈褐色，有同心环状棱纹和环带，皮壳脆角质。边缘薄或圆钝。菌肉浅栗色，厚3～30mm。菌管显著多层，浅栗褐色，管层间有时由菌肉分开，管口灰褐色或近污黄色，孢子卵形，淡褐色或褐色。生于多种阔叶树的树干、树桩或腐木上。

分布：全国大部分地区。

功用：微苦、平、抗癌，主治食管癌、肺癌、肝癌、鼻咽癌、胰腺癌、急慢性肝炎、早期肝硬化等。可用于治疗肠风泻血、热积胸膈、神经衰弱、消化不良、风湿性关节炎、肺结核，并有滋补强身功效。

赤芝（Ganoderma lucidum）

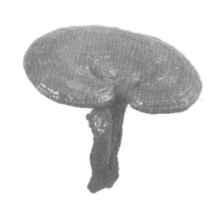

文献名：丹芝、红芝、血灵芝、潮红灵芝、灵芝草、三秀、万年蕈、吉祥蕈等。

形态特征：子实体一年生，有柄、木栓质，菌盖肾形，半圆形，罕近圆形，宽4～29cm，厚0.5～2cm，盖面初黄色，渐变红，有环状棱纹和辐射皱纹，皮壳有似漆样光泽。边缘薄或平截，常稍内卷。菌肉初白色，后期淡褐色。菌

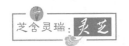

柄侧生，罕偏生，长 5～19cm，粗 1～4cm，与菌盖同色，孢子卵形、褐色。生于多种阔叶树干基部，该种生长期短，是我国当前进行人工栽培的主要种类，在灵芝科中其药用功效也是研究最深入的。

分布：全国大部分地区。

功用：甘、淡、微苦、平，无毒，入心、肝、脾、肺、肾经，能补肺益肾、和胃健脾、安神定志、扶正培本。

无柄赤芝（佩氏灵芝）（Ganoderma sessile）

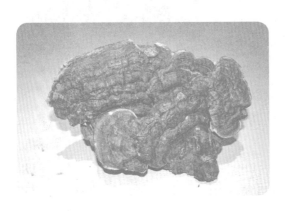

文献名：圆孔灵芝、扁灵芝、树芝、三秀、灵芝、无柄灵芝等。

形态特征：子实体一年生，无柄或长柄基，木栓质至木质。盖半圆形或近扇形，覆互状或基部相连，大小约（5～15）cm×（7～25）cm，近基部厚 1.5～5cm，表面黄褐色、红褐色到暗褐色，有同心环纹，有似漆光泽，边缘较薄至圆钝，色淡。菌肉上层淡褐色，接近菌管处淡褐色到肉桂色。孔面黄白色、淡褐色或淡黄褐色，管口近圆形，每毫米 4～5 个。有时短柄，长约 2.5cm，粗 4.5cm，有光泽，较菌盖色浅。皮壳构造呈拟实型，生于阔叶林中腐木桩上。

分布：主要在南方地区。

功用：甘、淡、微苦、平，无毒。能补肺益肾、和胃健脾、安神定志、扶正培本，除对癌症、脑出血、心脏病有疗效之外，还对胃肠、肝脏、肾脏疾病及白血病、神经衰弱、慢性支气管炎等有一定的疗效。此外还有强精、消炎、镇痛、抗菌、解毒、利尿、净血等多种作用和功效，是一种历史悠久的天然免疫调节剂。

热带灵芝（Ganoderma tropicum）

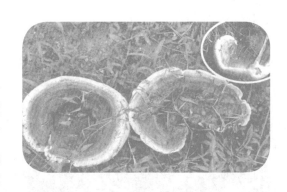

　　文献名：灵芝草、灵芝、红芝、相思灵芝。

　　形态特征：子实体一年生，有柄，木栓质，菌盖肾形、半圆形有后沿，有时圆形，宽10～20cm，厚1～3cm，表面红褐色至紫红褐色，有漆样光泽，有环纹和皱纹，边缘圆而炖，或薄而锐，鲜时黄白色或红褐色。菌肉淡褐色，厚0.3～1.2cm，管口形状不规则，鲜时白色，伤后变淡褐色。菌柄侧生，罕中央生，长5～10cm，粗4cm，红褐色至枣褐色。孢子瓜子形，褐色。夏秋生于大叶合欢、相思树、凤凰木等树桩和枯根上。

　　分布：福建、广东、海南、台湾等地。

　　功用：味微苦、性平，滋补、强壮，抗肿瘤，主治肿瘤、冠心病。

密纹薄芝（Ganoderma tenue）

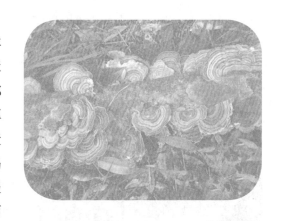

　　文献名：密纹薄芝。

　　形态特征：子实体一年生，有柄或无柄，木栓质至木质。菌盖半圆或近扇形，基部常相连接，宽3.5～7.5cm，厚2～4mm，表面紫褐色至近黑褐色，光滑，中央部分暗褐色到黑色，边缘渐向褐色到淡褐色，有显著轮纹，边缘薄而锐，多内卷，呈波状，红褐色。菌肉淡白色至木材色，厚1～2mm，菌管长1～1.5cm，管口污白色至污黄色，菌柄圆柱形或稍扁，侧生，与盖面同色或稍深，孢子卵圆形，浅褐至褐色，生于枯朽木上。

　　分布：全国大部分地区。

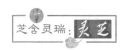
功用：宁心安神、解毒保肝、抗癌，作用强于赤芝，可明显降低血清转氨酶，对急慢性肝炎、神经衰弱等具有疗效。

紫芝（Ganoderma sinense）

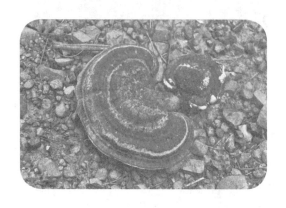

文献名：紫灵芝、黑芝、芝、中国灵芝、木芝、灵芝草。

形态特征：子实体一年生，有柄，木栓质至木质。菌盖半圆形或近匙形，宽2.5～9cm，厚0.4～1.2cm，表面紫黑色至近黑色，或紫褐色，见漆样光泽，有明显或不明显同心环沟和纵皱。边缘薄或钝，较盖面色淡或淡黄褐色。菌肉褐色至深褐色，厚1～3cm。菌管长0.3～1cm，管口污白色至深褐色。菌柄侧生，背偏生或偏生，长7～19cm，粗0.5～1cm，孢子卵圆形，淡褐色。生于针、阔叶林中树桩旁地上或枯朽木上。

分布：全国大部分地区。

功用：味甘，性温，能补中强智、宁心益胃，用于神经衰弱、失眠、胃痛、消化不良、解菌毒，有一定的抗癌作用。

松杉灵芝（Ganoderma tsugae）

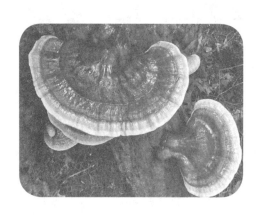

文献名：松杉树芝、铁杉灵芝。

形态特征：子实体一年生，木栓质至木质，有柄。菌盖扇形、半圆形或肾形，宽4～18cm，盖面初期锈黄色，后变红色或紫红色，皮壳有似漆样光泽，无环带及环沟或具不明显的环带，干后有纵皱纹，盖缘薄或钝，有时内卷。盖缘薄、完整、有棱纹。菌肉白色或淡白色，近管处稍带浅褐色，幼时肉质，后渐变成木栓质，厚 0.5～1.5cm。菌管长 1～1.5cm，管口近圆形，淡白色，渐变与菌管同色，每毫米 4～5 个，新鲜时受伤变色。菌柄粗而短，一般长 4～5cm，粗 2～3cm，紫黑色，有较强光泽。孢子卵形或顶端平截，平滑，内壁有明显小刺，淡褐色至褐色，大小约（9～11）μm×（6～8）μm。生于针叶树干基部、树桩及枯倒木上。

分布：主要分布于寒温带。

功用：疗效同赤芝，但对抗寒、止血、风湿性关节炎等，总体疗效优于赤芝。

薄盖灵芝（Ganoderma capense）

文献名：薄树芝。

形态特征：子实体一年生，无柄或有短柄，木栓质。菌盖扇形、肾形至半圆形，宽 6～19cm，厚 1～2cm，表面深紫红色或黑褐色，靠近边缘黄褐色，无或有很宽的环带，具皱纹菌肉木材质，有明显的轮纹，且有漆样光泽和似胶状物质，使

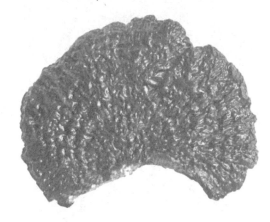

菌盖特别明亮。盖缘黄色或淡黄褐色，薄，完整。菌管管口污黄色，每毫米 4～5 个。菌肉近白色或木材色，受伤变浅褐色。孢子卵圆形或椭圆形，褐色，生于枯倒木上。

分布：云南、广东、海南等省区。

功用：功能同赤芝，对免疫系统疾病更有效，对红斑狼疮、肌营养不良、硬皮症、肌萎缩、肌炎等有良效，已被用于液体深层培养，获取菌丝体及其代谢产物生产保健食品、药品。

鹿角芝（Ganoderma amboinense）

文献名：安倍那灵芝、拟鹿角芝、灵芝。

形态特征：子实体一年生，有柄，木栓质。菌盖圆形、肾形或近匙形，有时不形成菌盖，大小约（1～2）cm×（0.8～1.5）cm，厚 0.5～0.8cm，

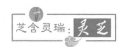

表面红褐色、黑褐色至黑色，有似漆样光泽，边缘色浅。菌肉淡褐色至褐色，厚 0.2～0.6cm。菌管淡褐色到褐色，长 0.3～0.5cm，孔面污白色到淡褐色。管口近圆形，每毫米 4～5 个。菌柄背生或平侧生，不分枝，圆柱形或粗细不等，近似念珠状。孢子卵圆形，浅褐色。生于腐木上。

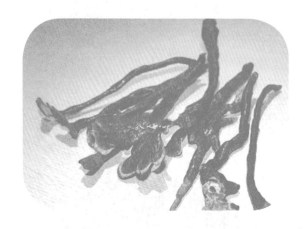

产地：云南、广西、海南等地。

功用：能滋补、强壮、健脑、消炎、利尿、益胃。用于神经衰弱、心悸、头晕、夜寐不宁、慢性肝炎、支气管炎、哮喘、积年胃病、误食霉菌中毒、冠心病等症。部分作用强于赤芝。

咖啡网孢芝（Humphreya coffeatum）

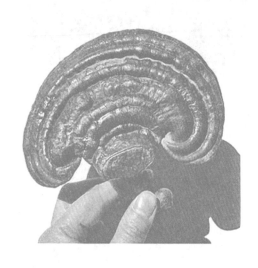

文献名：咖啡网孢芝、咖啡灵芝。

形态特征：子实体一年生，有柄，木栓质。菌盖近圆形或近扇形，宽 3.5～8cm，厚 1～1.3cm，表面紫褐色，有似漆样光泽，具同心环棱。边缘不整齐，稍呈波状，菌肉淡褐色或略带褐色，厚 0.2～0.4cm，菌管褐色，长 0.4～0.9cm，管面污褐色。菌柄背侧生或侧生，长约 14cm，粗 0.6～0.9cm，紫黑色有漆样光泽，柄下部长有地下假根，长约 8cm，与柄上部同粗，无光泽，污褐色。孢子卵形至卵圆形，淡褐色，生于地下死树周围埋藏的根部。

分布：贵州、广西、海南。

功用：味苦、平，无毒。主胸中结、益心气、补中、增智慧、不忘。

皱盖假芝（Amauroderma）

文献名：皱盖乌芝、假灵芝、黑芝。

形态特征：子实体一年生，有柄，木栓质。菌盖肾形或圆形，宽3～10cm，厚5～7mm，表面浅烟色，有辐射状皱纹和同心环纹，有细绒毛。边缘锐或平截、波浪状，多瓣裂。菌肉蛋壳色至浅土黄色，厚2～4mm，菌管长2～3mm，管口近圆形，白色，受伤处变红色至黑色。菌柄侧生或偏生，有微细绒毛，圆柱状，往往弯曲，长4～12cm，粗3～10mm，孢子近球形，直径5～7μm，内壁有小刺，无色或淡黄色。生于混交林内土中朽木上。

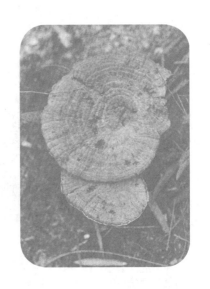

分布：江苏、福建、广东、云南、海南。

功用：甘、淡、平。能消积、化瘀、消炎、止血，用于急慢性肾炎、消化不良、胃腹胀痛等。

黑乌芝（Amauroderma exile）

文献名：黑漆假芝、黑漆乌芝。

形态特征：子实体一年生，有柄，近革质。菌盖肾形至扇形，薄、硬而韧，宽4.5～6cm，厚3mm，表面黑色，光滑，有明显环状棱纹。边缘薄而锐。菌肉土黄色，厚约2mm，菌管长约1mm，管口污褐色。菌柄侧生，暗褐色，向上渐呈黑色，长约7cm，粗7～10mm。孢子球形，淡黄色。夏秋生于树干基部地上。

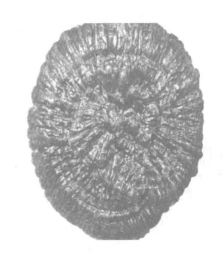

分布：云南、海南。

功用：甘、淡、平。能消炎、止血、祛瘀、消积，用于急慢性肾炎和

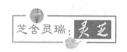

消化不良等症。

松针层孔菌（Phellinuspini）

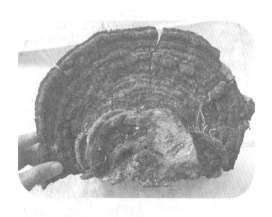

文献名：松木层孔菌、红缘树舌、松生层孔、红缘层孔菌。

形态特征：子实体多年生，木栓质，无柄，菌盖扁半球形至马蹄形，大小约（4～14）cm×（7～24）cm，罕达23cm×40cm，厚2.5～18.5cm或以上。盖面初期有红褐色胶状皮壳，渐角质化而成灰色至黑色，并有宽的棱带，边缘往钝，初期近白色，后渐变淡黄色至赤栗色，下侧无子实层。菌肉近白色至淡黄褐色，有环纹，木栓质至木质。厚0.5～2cm，味苦。菌管多层，每层厚3～5mm，淡黄色，管口白色至乳白色。孢子卵圆形或椭圆形，无色。生于松、云杉、冷杉、铁杉及落叶松等针叶树的树干或朽木上，偶尔也生于阔叶树的枯腐木上。

分布：全国大部分地区有分布。

功用：子实体含齿孔酸等活性物质，是所有真菌中治疗癌症效果最好的品种，子实体提取物对小白鼠肉瘤180及艾氏腹水癌的抑制率均达100%（《中国大型真菌原色图鉴》）。

斑褐孔菌（Fuscoporia punctata）

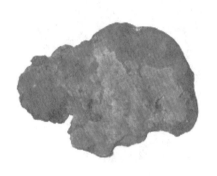

文献名：层卧孔菌。

形态特征：子实体多年生，无菌盖，平伏贴生于基物表面。宽可达20cm或更大，干时龟裂，菌管多层，每层厚2～3mm。生于栎树、槭树等阔叶树的树皮及腐木上，引起木材白腐。

分布：吉林、辽宁、河北、陕西、江苏、浙江、湖北、湖南、福建、广西、江西、安徽、云南等地。

功用：辛，温。能活血通经，祛瘀止痛。用于心痛（心绞痛）、心律失常，以及血瘀闭经、痛经、月经不调和癥瘕积聚等症。

裂缝木层孔菌（Phellinus linteus）

药物名：裂蹄（《中国药用孢子植物》）。

形态特征：子实体多年生，硬木质，无柄。菌盖扁半球形、马蹄形或不规则形，大小约（4～13）cm×（6～25）cm，厚1.5～7cm，盖面初期呈棕褐色，后渐变深褐色或黑色，有同心环棱，初有微细绒毛，后平滑，稍有龟裂。边缘钝或锐，色少

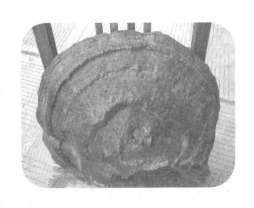

浅，下侧无子实面。菌肉处黄色，后变锈褐色至浅咖啡色，厚1～3cm。菌管多层，与菌肉同色，管口咖啡色。孢子近球形，浅褐色。生于栎、桦、山杨和槭等阔叶树干上，引起木材白色腐朽。

分布：黑龙江、吉林、河北、山西、河南、陕西、新疆、青海、安徽、浙江、云南、海南、广东、四川、西藏等地。

功用：微苦，平。止血，和胃，止泻，治疗肿瘤、癥瘕积聚、崩漏带下、闭经、脱肛泻血、脾虚泄泻、疳积、结核瘰病等症。

我们过去所说的灵芝，指的都是灵芝子实体，由于灵芝孢子破壁技术的应用，现在还包括灵芝孢子粉，经过破壁后的灵芝孢子粉大大地提高了人体吸收、利用度。科学实验也已经证明灵芝几乎无毒副作用，久服可以延年益寿，是一种既可以药用，又可以食用的善品。因其具有极好的扶正固本、预防疾病、强身健体的功效，而风靡日本、韩国、欧美、东南亚和中国台湾等地。

灵芝作为药用，古代医家认为有益心气、安精魂、坚筋骨、好颜色等功效，主治神经衰弱、头昏失眠和虚劳咳嗽等症。据现代医学研究报道，灵芝有消炎、镇痛、抗菌、提高免疫力、解毒、利尿、净血等多种功效，对癌症、心脑血管疾病、肠胃病、白血病、神经衰弱、慢性支气管炎等多种疾病

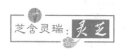

都有一定的疗效。灵芝作为健康食品，能强化人体免疫系统，提高对疾病的抵抗力，还能抑制癌细胞生长，促进新陈代谢，有健身、美容和延缓衰老的作用。

二、天涯何处觅芳踪？——我国灵芝的资源分布

世界上灵芝科的种类主要分布在亚洲、澳洲、非洲及美洲的热带和亚热带，少数分布于温带。地处北半球温带的欧洲仅有灵芝属的 4 种，而北美洲大约有 5 种。我国地跨热带至寒温带，灵芝科种类多而且分布广。

（一）中国野生灵芝分布概况

中国灵芝类真菌自然分布的总特点是东南部多而西北部少。如果从东北部的大兴安岭向西藏东南部画一条斜线，便可将灵芝的分布划分为迥然不同的两大区，说明灵芝科种类的分布与我国的地形地貌、生态环境紧密相关。目前已知此条线以西由于干旱或高寒等原因，缺乏灵芝繁殖生长的天然条件，在青海、新疆和宁夏几乎没有发现常见的灵芝（赤芝）。将这条线的以东地区根据南北气候及植被类型的变化以及灵芝种类的变化可划分为三个分布区域。

1. 热带分布区

分布范围大致在南岭以南的广东、广西、福建和台湾南部以及海南、香港地区，还包括云南西双版纳和西藏的东南部地区。在这些地区的热带雨林区具有代表性的是热带灵芝、喜热灵芝、弯柄灵芝、无柄灵芝、薄树芝、背柄灵芝、胶纹灵芝、黄孔灵芝、紫光灵芝、黑肉假芝、皱盖假芝、咖啡网孢芝、长柄鸡冠孢芝，其他还有海南灵芝、黑灵芝、黄灵芝、大圆灵芝、茶病灵芝、黄褐灵芝、大孔灵芝、黄边灵芝、赭漆灵芝、有柄树舌、橡胶树舌、三角状树舌、南方灵芝、大孔假芝、黑漆假芝、粗柄假芝及二孢假芝等，共计有 66 种，占已知灵芝总数的 66%，在该区还发现了大量灵芝的新种。

2. 亚热带分布区

大致包括南岭以北至秦岭之间的长江中下游地区。该区具有代表性的是紫芝、长孢灵芝、灵芝、四川灵芝、小孔栗褐灵芝、硬孔灵芝、拱状灵芝、无柄紫芝、华中灵芝、褐树舌、层叠树舌、福建假芝、假芝、江西赤芝、耳匙状假芝、小孢灵芝、黑假芝等，共计25种，占灵芝类总数的25%，其中以灵芝和紫芝分布较广泛，另外此区域是我国灵芝类南北分布的过渡地带。

3. 温带分布区

范围包括秦岭向东北至大小兴安岭，其中辽宁南部及华北落叶阔叶林区属暖温带，辽宁以北即广大的东北地区属中温带，兴安岭区属寒温带针叶林区，目前该区仅分布灵芝属的松杉树芝、灵芝、树舌、伞状灵芝和蒙古灵芝。

（二）中国主要灵芝产区

灵芝在中国普遍分布，浙江、黑龙江、吉林、河北、山东、安徽、江苏、江西、湖南、贵州、福建、广东、广西等省区均有部分产量，其中吉林抚松、浙江龙泉、浙江武义、安徽霍山、福建武夷山、山东泰安一带的灵芝种植规模较为集中。

1. 吉林长白山区域

长白山区域属寒温带大陆性季风气候，云雾多，风力大，气压低，是长白山区域的主要气候特点。夏热冬寒，日照少、气温低，昼夜温差在13℃以上，历年7月份平均气温22℃，最低气温–35℃，最高气温36.5℃，1月份平均气温–13℃，年平均气温5.2℃；年平均降水量880 mm，雨水集中在7—8月份，占全年降雨量的72%；年平均蒸发量1200 mm，年平均相对湿度为80.8%，无霜期110天左右，平均日照时数为2259～3016小时，冻土深度1.5～2.0m，独特的气候使吉林长白山灵芝具有特殊的品质。

长白山地区地域辽阔，土壤类型包括19个土类，44个亚类，主要以黑钙土、白浆土、黑土、新积土和水稻土为主。东部山区、半山区的针阔混交林下具有棕色层的酸性淋溶土壤，主要分布在白山市、通化市、吉林市、延边州，土壤腐殖质层厚度20cm左右，有不明显的浅色亚表层，沉积层多呈黄棕色，黑土有深厚的、逐渐过渡的暗色腐殖质层，腐殖质含量高，土壤呈

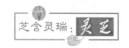

粒状或团状结构，呈中性或微酸性，通体无石灰性反应，适宜优质吉林长白山灵芝生产。

长白山区域内国际 A 级自然保护区——长白山自然保护区，多为原始森林，长白山森林生态系统是亚洲东部保存最为完好的典型森林生态系统，另外它还是重要的物种基因库，区域内的森林资源和物种资源为灵芝栽培提供了优越的条件。

吉林长白山灵芝的品种分为赤芝、紫芝、松杉灵芝，它们形状不一，具有光泽，吉林长白山灵芝中抑制肿瘤的灵芝三萜类灵芝酸、增强人体免疫力的灵芝多糖以及灵芝腺苷含量高。

（1）赤芝：菌盖近圆形、肾型或马蹄形，表面黄褐色至红色，幼嫩时边缘呈黄色，有环带和同心辐射皱纹，有漆样光泽，边缘锐或稍钝稍向内卷。菌肉淡白色或木色，菌管褐色或浅褐色，菌盖底部呈淡黄色或金黄色，气微、味苦。菌柄短肉厚，近圆柱形，侧生、偏生或近中生，与菌盖同色，有光泽，菌体比重大。

（2）紫芝：菌盖半圆形、近圆形或近匙形，表面紫黑色、近黑色或紫褐色，有似漆样光泽，有明显或不明显的环带或纵皱，边缘薄或近似截形，与中间同色或较淡。菌肉均匀褐色或深褐色，菌管深褐色或灰褐色，孔面污白色或深褐色，管口略呈圆形。菌柄侧生、背侧生或偏生，圆柱形或略扁平，与菌盖同色或更深，有光泽。

（3）松杉灵芝：菌盖肾形、半圆形或近扇形，表面红褐色或污红褐色，有似漆样光泽，无环带或具不明显环带。菌肉白色或淡白色，接近菌管处呈淡褐色。菌管淡黄褐色或颜色较深，孔面初淡白色，后渐变成与菌管同色，管口圆形。菌柄粗而短，紫黑色，有较强的光泽。

2. 福建武夷山灵芝

武夷山灵芝，顾名思义，就是武夷山区域出产的灵芝。武夷山灵芝是福建灵芝的代表，是目前中国最负盛名的灵芝之一。武夷山是"世界文化遗产与自然遗产"圣地，素有"碧水丹山""奇秀甲东南"之美誉。清心润肺的空气，天然绿色的美食，韵味醇厚的岩茶，道地古老的灵芝，让武夷山成为名副其实的养生天堂。中华养生鼻祖——彭祖在武夷山"茹芝饮瀑，遁迹养生"，寿及八百仍然貌似童颜、不见衰老，让武夷灵芝因此名扬海内外。

武夷山位于福建省西北部，面积 70 平方公里。相传唐尧时代的长寿老翁彭祖曾隐居于此，彭祖生有二子，长曰"武"、次曰"夷"，二人开山挖河，疏干洪水，后人为纪念他们，就把此山称为"武夷山"。武夷山灵芝之所以美誉中外，是因为武夷山独特的地理环境和丰富的资源优势。武夷山拥有我国东部地区南现存面积最大、保留最为完整的亚热带森林生态系统，区内峰峦林立，原始森林茂密，景色融雄浑、古朴、隽秀于一体，而且有着极为丰富的生物资源，被纳入联合国"人与自然"保护区。武夷山鬼斧神工的山水景色、四季如春的宜人气候、终年缥缈的云雾山岚，滋润着这里的奇花异草。蕴山水之灵气、涵草木之精华，武夷山灵芝，被民间推崇至今。

武夷山拥有优渥的天然灵芝生长条件，栽培场所土质肥沃、水质良好，无污染源，是天然的有机灵芝栽培场地，自春秋时期老子在此尝武夷山灵芝炼丹成名之后，武夷山就一直被视为灵芝生长培育的极佳场所。

3. 安徽大别山霍山区域

李时珍《本草纲目》和宋朝唐慎微撰写的《重修政和经史证类备用本草》均对六种灵芝所处地理环境有详细记载，有"赤芝生霍山，青芝生泰山，黄芝生嵩山，白芝生华山，黑芝生常山，紫芝生高山夏峪"的说法，故此，安徽霍山县是李时珍所指的赤芝发源

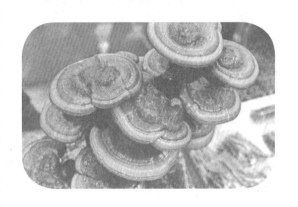

地。灵芝多在我国中南部生长，安徽大别山及霍山是非常适合灵芝生长的地区。大别山区位于安徽、河南、湖北三省相邻处，为亚热带季风区，气候温暖湿润，雨量充沛，植被丰富，是长江、淮河的自然分水岭，淮河最大支流淠河的发源地，具有野生灵芝生长分布的优越气候地理环境。霍山县的霍山灵芝在2012年12月12日获得国家地理标志产品保护，已经成为大别山区灵芝优质药材的代表。

4. 浙江龙泉区域

浙江龙泉地处亚热带季节气候区，年平均气温17.6℃，年降雨量1665 mm，日平均气温≥10℃。境内森林资源丰富，生态优良，森林覆盖率78.4%，有"中国生态第一市""浙江林海"之称，适宜灵芝生长。

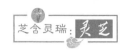

龙泉灵芝人工栽培始于20世纪90年代，1993年，宝溪乡产椴木灵芝10吨，开创了龙泉人工栽培灵芝的历史。1996年1月，国务院发展研究中心经济研究所命名龙泉为"中华灵芝第一乡"。

龙泉灵芝的品质特色是朵大肉厚、结构致密、孢子饱满、感官性好，有

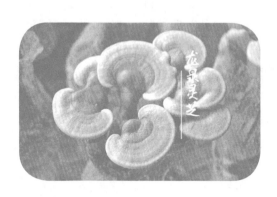

效成分高，重金属含量低，无农药残留。经检测，龙泉灵芝中三帖类含量高于其他地方所产灵芝，总多糖含量比一般灵芝高22.2%。2010年5月24日，原国家质检总局批准对"龙泉灵芝"实施地理标志产品保护，龙泉灵芝地理标志产品保护范围为浙江省龙泉市所辖行政区域。

5. 山东鲁西区域

山东鲁西区域主产区在泰山、冠县一带，主要以原料为主，销往全国各地药材市场、药业公司。山东鲁西区域农民合作社经营居多，以种植为主，原料销售占据主要市场，有中信、富元康、利华御草、致仁堂、泰山、冠生、祥润、润康、云海、润芝等品牌，其中中信、富元康、利华御草是泰山灵芝的代表，开发有灵芝孢子粉、灵芝孢子油等健字号产品，"泰山赤灵芝"现在已经成为泰山的独特旅游商品。

6. 广西区域

广西为热带、亚热带季风气候，雨量适中，气候温暖，森林覆盖率高，为发展灵芝产业提供独有的地理气候条件，目前发现灵芝有30种，其种类占全国灵芝总数的30%，排名居全国第四位，仅次于海南、云南和福建。广西野生灵芝全区均有分布，集中分布在桂西南十万大山、桂东南大容山、桂东蒙山岑溪、桂北猫儿山、桂中融安融水、桂西河池、百色岑王老山一带，以黑芝、紫芝、赤芝、树舌等为常见种类，其中又以黑芝、赤芝居多。

广西栽培的灵芝主要有黑芝、赤芝、紫芝、松杉灵芝、鹿角灵芝等品种。

7. 贵州凯里

凯里市位于黔东南的西部，雷公山北麓，为黔东南苗族侗族自治州的

政治中心。境内地势西南高东北低，最高海拔 1477 m，最低 529 m，属亚热带温和湿润季风气候区，年均温度为 13.6℃～16.2℃，年均降水量为 1140～1400 mm，年均相对湿度为 78%～83%。凯里市属亚热带常绿阔叶林带，局部有暖温带植物区系，自然条件符合灵芝生长的要求。

8. 海南岛区域

海南岛地貌类型复杂，气候温暖湿润，雨量充沛，光照充足，热量丰富，优越的自然条件适宜于各种生物生长及繁衍，尤其是野生灵芝资源极为丰富。全海南岛目前已发现有灵芝品种达 70 多种，是世界上野生灵芝分布最集中的地区，已报道被应用的野生灵芝种类主要有灵芝、紫芝、热带灵芝、无柄灵芝、薄盖灵芝、树舌、有柄树舌、皱盖假芝、密环薄芝、松杉灵芝等。

9. 浙江武义

武义县位于浙江省中部，史属婺州，与现为丽水的处州紧密相邻，东临括苍山脉。属亚热带季风气候，年均气温 16.9℃，年均降水 1524 mm，年均日照 1838 小时，无霜期 279 天。境内三面环山，峰峦连绵，海拔千米以上的山峰有 102 座，森林覆盖率高达 72.0%，75% 的地面水达到 Ⅱ 类水质标准，境内的白姆乡丹霞地貌景区和俞源乡山地地质景观的岩壁、陡坡、缓坡、石

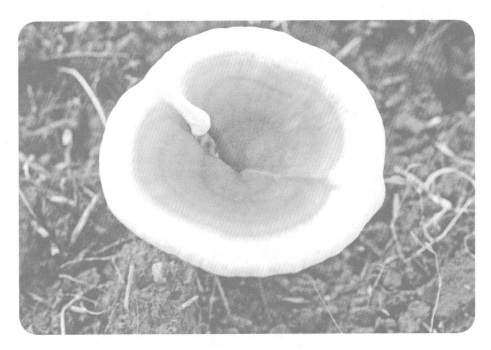

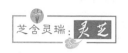

缝或凹陷等地方，半阴湿存积腐殖质丰富，非常适宜灵芝生长，是武义灵芝原产地及主产区之一。由于境内生态和种质资源保护良好，2015年全国第四次中药资源普查调查组，还在大红岩、刘秀垄等多处深山陡壁上发现较多野生灵芝生长。

武义灵芝被列入《浙江省中药材保护和发展规划（2015—2020）》，同时列入《武义县国民经济和社会发展第十三个五年规划纲要》。从2009年起，武义县每年举办"中国武义国际养生博览会"，并把国药养生作为"养生武义"的重要内容来抓，制定了一系列产业规划和鼓励政策，形成了以寿仙谷"有机国药养生园"为主体的灵芝标准化高效生态农业种植园区，主要栽培品种为"仙芝1号""仙芝2号"，其中"仙芝1号"为我国首个通过省级以上品种认定委员会认定的灵芝新品种，"仙芝2号"又以"仙芝1号"的变异株为亲本经航天搭载选育而成，子实体和孢子中灵芝多糖和灵芝三萜类有效成分大幅提升。武义灵芝先后通过了中国、欧盟、美国、日本有机产品认证，被中国中药协会授予"灵芝品种道地药材保护与规范化种植基地"。武义灵芝、武义灵芝孢子粉及制品获国家质检总局"中华人民共和国生态原产地产品"标志保护，武义灵芝获得中国灵芝十大品牌荣誉称号。武义灵芝孢子粉被列入21世纪"国际中医药健康之星"重点推荐产品，被评为2018中国营养健康产业十大可信赖品牌，荣登"2018年度中华民族医药百强品牌企业"榜单，被评为（健康中国）浙江省中医药科技创新产品金奖。

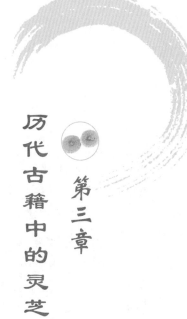

第三章

历代古籍中的灵芝

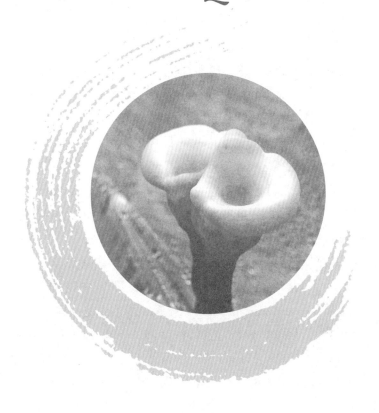

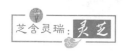

一、久食长生，与真人同寿——道家对灵芝的独特认识

道教是我国本土宗教文化的代表，以黄、老道家思想为理论根据，形成于东汉末年，炽盛于魏晋。道教文化具有丰富的思想内涵，其哲学思想"以生为贵"，如《元始无量度人上品妙经》中讲"仙道贵生，无量度人"，《妙真经》云"道曰：万物人为贵，人能使形无事，神无体，以清净致无为之意，即道合一"。《抱朴子》讲"天地之大德曰生，生而好物者，是以道家之所至秘而重者，莫过于长生之方也"。通过漫长的清养修炼之后，服用"仙药"才能得道。历史上著名道家人物如葛洪、陆修靖、陶弘景、孙思邈等，都很重视灵芝研究，对推动中国灵芝文化的发展起了积极作用。

道教与"芝"的关系密不可分，曾出版过大量有关采芝、服芝、种芝等方面的著作，但大部分均已湮没亡佚或偶存鳞爪，散见于各类书中，唯有《种芝草法》《太上灵宝芝草品》及《玉芝篇》因《道藏》的辑录而得以较为完好地保存。《道藏》是重要的道教典籍，其中《太上灵宝芝草品》是我国历史上第一部关于灵芝的著作，也是现存于世关于菌类植物最早的典籍。这部著作中对灵芝的特性、产地、用法、采集方法、保存方式都进行了详细的叙述与记载，是目前研究灵芝历史文化的重要参考文献与理论基础。《道藏》中不仅有关于收集与采集灵芝的详细记载，同时还有关于灵芝种植方法的记载。《种芝草法》一文中就对种植灵芝的环境要求、种植方法、培养方法有详细的记载，对于现代人研究灵芝有着重要的科学价值。由于许多关于灵芝的道教文献已失传，故只能从尚存文献中略窥一二。如《汉书·艺文志·黄帝杂子芝菌》十八卷，《道藏》之《太上灵宝芝草品》《种芝草法》《玉芝篇》《抱朴子·内篇》之《木芝图》《菌芝图》《肉芝图》《石芝图》《大魄杂芝图》《隋书·经籍志》之《灵秀本草图》《芝草图》《种神芝》等。

《黄帝杂子芝菌》：据颜师古注，《汉书·艺文志·黄帝杂子芝菌》十八卷是一部介绍"服饵芝菌之法"的专著。在我国历史上将芝菌作为"仙药"服食，早已为战国时齐燕方士所重。在托名东方朔撰《汉武内传》中，假西王母之口说：芝草为"太上之药""得而食之，后天而老"。又，《太平御览》

卷 873 引《瑞令记》说："食芝延年不终，与真人同寿。"东汉王充在《论衡·初禀》篇中也说："芝草一年三华，食之令人眉寿庆世，盖仙人之所食。"足见此说由来已久。从《太平御览》卷 986 引《茅君内传》《神仙传》，卷 989 引《列仙传》《嵩山记》等书记载服食内容来看，更有食芝能令人"入火不焦，入水不渍"的说法，显然是道家虚妄之谈。另一方面，在古籍中也记载了一些食芝能使人延年强身的故事，如《三国志·华佗传》裴松之注引《华佗别传》说："青黏者，一名地节，一名黄芝，主理五藏，益精气。本出于迷入山者，

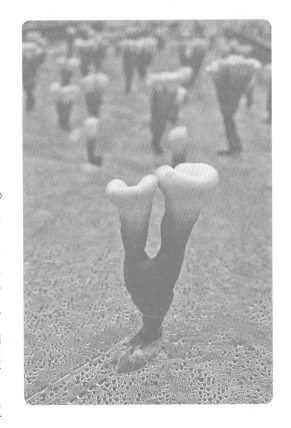

见仙人服之，以告佗。佗以为佳，辄语阿，阿又秘之。近者，人见阿之寿而气力强盛，怪之，遂责阿所服，因醉乱，误道之。法一施人，多服者，皆有大验。"其所记是我国名医华佗的一段逸闻，虽然富有传奇色彩，但古代所谓"仙人"，并非完全出于迷信，有时是指服食有方，得享天年的隐者。可见谈论服食芝菌的著作，虽然披以"神仙家"的色彩，也还是有一定实际功效的。

《太上灵宝芝草品》：关于此书出处有不同说法。明《正统道藏》中有《太上灵宝芝草品》一卷，或即此书。"灵宝派"是道教的道派之一，奉《灵宝经》为经典，即《道藏》中的《灵宝五符序》。古《灵宝经》于东汉时出世，至三国时广为流传。东晋末年，神仙道教逐步教会化，出现过一次造经高潮，葛巢甫（葛洪的曾孙）依托祖辈留传下来的《灵宝五符》古经，大加增饰，不断增益繁衍，常冠以"灵宝"之名，《太上灵宝芝品》《灵宝神仙玉芝瑞草图》《灵宝服食五芝精》《灵宝服食五芝品经》等大约都是这一时期的

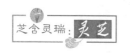

作品。南朝陆修靖曾对传世《灵宝经》进行整理，后来编入《三洞经书目录》中，是《道藏》的最早集结，《太上灵宝芝品》可能在此时收入《三洞经书目录》中。《通志》成书在南宋绍兴二十六年（1156 年），也有可能将《太上灵宝芝品》和其他道家服饵芝草的作品均采辑到《通志》著录内。抛开来源不说，《太上灵宝芝草品》的创作是因为"芝英形品万端，实难辨别，故画图记，著状贴传，请据寻求得臻仙路"。文中共描述了 127 种芝，并且相应地附上了 127 幅图。皆略述产地、性味、形态和服饵价值，如"木菌芝，生于名山之阴谷中，树木上生，本三节，色青，味甘辛，食之万年仙矣"。本书是一部讲解服食、指导采集的图鉴。

《种芝草法》:《种芝草法》所述主要内容是分别于立春、立夏、立秋、立冬之日，在东山、南山、西山、北山之阴挖出大小各异的坑，在其中埋入曾青、羊负、青葙子、丹砂、黄金、雄黄、玄参、鹤膝草、清酒、浮萍、麻油等物各数斤，在百日之后即可按不同的步法和仪式分别采获青芝、赤芝、黄芝、紫芝，然后服食，便能达到"飞行登仙，上朝天皇"的目的。若将这种种植方法与现代灵芝的栽培方法进行比较，则可以非常明显地得出如下结论：按照《种芝草法》中所记载的方法是绝不可能栽培出"灵芝"这类大型真菌的。以当代人的眼光来看，这些要求更像是切合道教传统的仪式。因而整部《种芝草法》充斥着大量的神仙迷信思想，鲜有对种植灵芝具有实用意义的生物学认知，这部内容与书名极不相符的典籍所记载的种植方法实属臆造。

《玉芝篇》:《玉芝篇》创作的目的是要阐明"五太相生，在物之先"，其中"五太"即文中提及的太易、太初、太始、太素和太极，阐述时运用了阴阳五行理论，通篇未提芝草。

《木芝图》: 葛洪（284—364），为晋代著名道家人物、炼丹家、医学家，字稚川，号抱朴子，丹阳句容（今江苏句容县）人。少好儒学，兼及神仙导养之术，晚年辞官，隐居罗浮山精修炼药，著有《抱朴子》内、外篇。内篇专论丹方仙药，清修服饵之术，并对西晋以前的道教著作进行整理。《抱朴子·内篇》描写了五大类数百种灵芝的形态、性味、功效和采集方法，葛洪还最早介绍了灵芝的种植方法。据《抱朴子·内篇·遐览》篇所记，葛洪曾师事郑隐，常为其师"缮写故经"，所见《道经》即有《木芝图》《菌芝图》《肉芝图》《石芝图》《大魄杂芝图》各一卷，即所谓"五芝"。在《抱朴子·内篇·仙药》篇列有"诸芝"为功效仅次于丹砂、黄金和白银的仙药，分为五类，总称"五芝"：石芝、木芝、草芝、肉芝和菌芝。葛洪作此篇之目的是厘清包括"诸芝"在内的药品之名实问题，进而便于采集和服食，正如篇中所云："本草药之与他草同名者甚多，唯精博者能分别之，不可不详也。"这五类芝中，每一类又"各有百许种"。当时有记录的芝草，并绘成图册的，已有600种之多。以今天的眼光来看，也是十分可观的。但"五芝"中仅木芝中的黄蘖檀桓芝、石芝中的石象芝、菌芝中奇形怪状的"芝草"可能与灵芝科真菌有些许牵连，其余或许并无任何相关性。

《木芝图》虽早已失传，但从《抱朴子·内篇·仙药》篇所记，仍可得其大概，"木芝者，松柏脂沦入地千岁，化为茯苓；茯苓万岁，其上生小木，状似莲花，名曰木威喜芝。夜视有光，持之甚滑，烧之不燃，带之辟兵……从生门上采之，于六甲阴干之，百日，末服方寸匕，日三，尽一枚，则三千岁也。"分别谈到木威喜芝的生态、形状、采集服用之法。但从文中提到"夜视有光"这一生物学特性来看，有可能是密环菌之类，"仙药篇"提到的木芝还有"飞节芝""樊桃芝""参成芝""木渠芝""建木芝""黄蘖檀桓芝"等，"此辈复百二十种，自有图也。"由此可以判定，"仙药篇"所述内容与《木芝图》是很接近的。关于"黄蘖檀桓芝"的描述，有一段文字很值得玩味："生黄蘖木下根，有如三斛器，去本株一二丈，以细根相连，状如缕。"这种相连如"缕"的"细根"，其实就是菌类的菌丝或菌索，足以见古人观察之细微。

《菌芝图》：《菌芝图》的内容，可参见《抱朴子·内篇·仙药》篇所述："菌芝，或生深山之中，或生大木之下，或生泉之侧；其状或如宫室，或如车马，或如龙虎，或如人形，或如飞鸟，五色无常，亦百二十种，自有图也。"对芝类生长环境的描述无疑是十分正确的。古人描绘事物，常用象形手法加以夸张，至于状如"宫室""车马"的菌类，很可能是一些生长畸形的子实体，在《太上灵宝芝草品》中就有这种插图。

《肉芝图》：《肉芝图》的内容，参见《抱朴子·内篇·仙药》篇所说的"肉芝"，有"万岁蟾蜍""千岁蝙蝠""千岁灵龟"之类，共"百二十种"。上面提到的几种"肉芝"，显然不是菌类，即便是菌类，也写得很神秘。如"仙药篇"所述："行山中，见小人乘车马，长七八寸者，此肉芝也，捉取服之即仙矣。"在古代笔记小说中，有关肉芝的记述，时有所见。唐代张读撰

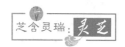

《宣室志》中说："兰陵萧逸人好神仙事，因治园屋，发地得物，状类人手，肥而且润，色微红。逸人得之惊曰：'岂非祸之芽？且吾闻太岁所在，不可兴土事。脱有犯者，当有修肉出其下，固不祥也。今果有，奈何！然吾闻，得肉食之，或可以免。'于是烹而食，味甚美。食且尽，自是逸人听视明，力愈壮，貌愈少；发之秃者，皆鬒然而长矣；齿之堕者，亦骈然而生矣。"后遇异人，谓其物即肉芝，"食之者寿"。在《古今图书集成·草木典》卷52、《岭南异物志》、杜光庭撰《仙传拾遗》、陆粲撰《庚巳编》等书中皆有类似记述。近年来，在福建省平和县地中多次发现类似手臂状的地下真菌，俗称"地孩儿"或"地猪"，民间仍视为医药奇宝。由此可见，部分"肉芝"为地下真菌至少是可以肯定的。

《石芝图》:《石芝图》中关于石芝的种类见于《抱朴子·内篇·仙药》篇，有"石象芝""玉脂芝""七明九光芝""石蜜芝""石桂芝""石中黄子"等"百二十种"。"石象芝生于海隅名山及岛屿之涯有积石者，其状如肉象有头尾四足者，良似生物也"。其颜色"赤者如珊瑚，白者如截肪，黑者如泽漆，青者如翠羽，黄者如紫金"。其质地"皆光明洞彻如坚冰"，且能发光，"晦夜去之三百步，便望见其光矣"。上述石芝中，有的可能是珊瑚，有些石芝，则是石笋、滑石矿、古动植物的化石和被雨水浸蚀的山洞矿层中包含着

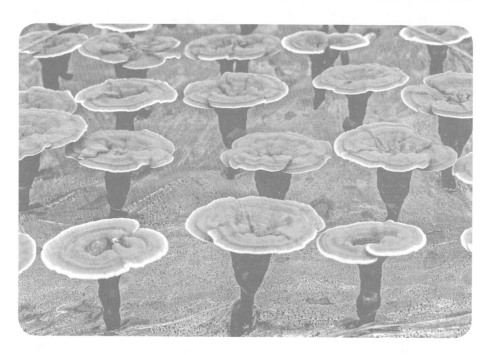

的未凝固的天然矿物质。这类天然矿物质被神道家视为"石芝"，正好和他们重视金丹术的思想是一脉相承的。

《大魄杂芝图》:《大魄杂芝图》的内容不详。唯《抱朴子·内篇·仙药》篇所述"五芝"中另有"草芝"，或即"大魄杂芝"之别称，亦难判定。草芝的种类有"独摇芝""牛角芝""龙仙芝""麻母芝""紫珠芝""白符芝""朱草芝""五德芝""龙衔芝"等，共"百二十种"，"独摇芝无风自动，其茎大如手指，赤如丹，素叶似苋，其根有大魁如斗，有细者如鸡子，十二枚，周绕大根之四方，如十二辰也，相去丈许，皆有细根如白发以相连。"据以上描述，可断定为天麻（Gastrodia elata Bl.），其相连之白发则是与天麻共生之蜜环菌的菌丝。天麻不是菌类；"朱草芝"即朱草，常见于历代史书中的"五行志"或"符瑞志"，均属于稀有的珍奇植物。另外一些种类，如"五德芝""上如偃盖，中常有甘露，紫气起数尺矣"，则有可能是菌类。所谓"紫气"腾起，就是菌类释放孢子所形成的"孢子云"。

《灵秀本草图》:《隋书·经籍志》"子部"著录有原平仲撰《灵秀本草图》六卷，《历代名画记》有注："起赤箭，终蜻蜓。源平仲撰。"可见此套本草图册包括了植物和动物。《隋书·经籍志》认为人类文明的开端，图先于书诞生。但古时绘图比抄书难，传书比传图易，因此，这也是图册作品在长期流传过程中更易佚失的原因之一。

《芝草图》:《芝草图》一卷被《隋书·经籍志》"子部"著录。汉魏六朝期间，在宗教意识渲染下，芝类已被神秘化，因此，在收入《神农本草经》时给以显赫地位，列为草部上品之首。收入本经的芝类共有6种，即青芝、赤芝、黄芝、白芝、黑芝、紫芝，其性味功用虽各有别，但无一例外，被认为久食均可"轻身不老，延年神仙"。陶弘景，字通明，号华阳隐居，丹阳秣陵（今江苏南京）人，著名的医药家、炼丹家、文学家，因梁武帝经常以书信形式询问朝中大事，人称"山中宰相"。他在《神农本草经集注》中说："此六芝皆仙草之类，俗所稀见，族类甚多……并载《芝草图》中。"可见《神农本草经》有关芝类的论述，已部分反映了《芝草图》的内容。能将某些有药用价值的芝类从宗教神学的意识上解脱出来，给以较为科学的评价，这在对芝类的认识上无疑是一种进步。

《种神芝》:《种神芝》一卷被《隋书·经籍志》"子部"著录。道教的神仙传说与成仙方术多出自富有浪漫色彩的楚文化与齐燕文化，并非完全沉溺

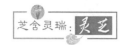

于迷信，有一定的竞取精神。道家相传，在群仙栖居之处，亦如人间有耕耘之事，所不同者，仙家所种的是"芝田蕙圃"。托名东方朔撰《十洲记》述海外仙山，处处都有为"仙者所食"的"神芝仙草"，如"东海"中的方丈山，有"仙家数十万，耕田种芝草，课计顷亩，如种稻状"。在这些神话传说的启示下，道家人物也努力于人工种芝的实践，并视为道教秘术之一。至于道家种芝方法，在魏晋以来古籍中亦时有所见。《抱朴子·内篇·黄白》篇说："夫芝菌者，自然而生，而《仙经》有以五石五木种芝，芝生，取而服之，亦与自然芝无异，俱令人长生，此亦作金之类也。"《仙经》撰人不详，成书年代当在西晋之前，所述种芝法在《古今图书集成》卷52"草木典·芝部外编"有注："穿地六尺，以镶实一枚种之，灌以黄水五合，以土坚筑之。三年，生苗如匏，实如桃，五色，名凤脑芝。食其实，吐地为凤；乘升太极；白符芝，大雪而华；五德芝，如车马；菌芝，如楼。"在《道藏》第19册"上清明鉴要经"中有一部道教种芝专著，即《老子玉匣中种芝经神仙秘事第七》，又称《种芝草法》，其内容为托名黄帝问道于老子，述种芝秘法事，有些仪式是宗教性的，其关键是"药"。清代陈淏子在《花镜》中有较详细描述："道家种芝法，每以糯米饭捣烂，加雄黄、鹿头血，包曝干冬笋，俟冬至日埋于土中自出。或灌药入老树腐烂处，来年雷雨后，即可得各色灵芝矣。"由此可见，所谓"药"就是含淀粉、蛋白质、无机盐之类的培养料，目的在于改善营养条件，有利于自然中芝类孢子的定殖和生长。之所以选定在"冬至日"，是因为低温季节施药，可防止杂菌的污染。拂去迷信的尘垢，可见道家种芝法与《唐本草注》《四时纂要》《农桑通诀》等古籍中所述种菌法源出一理，是有一定科学道理的。

　　除上述著作外，还有一些著作也有零散记录。《孙真人备急千金要方》记有"六芝"，列其为"草药上部"。《图经衍义本草》之"草部"亦载"六芝"，并详其药性和异名，依次为：紫芝（又名木芝）、赤芝（又名丹芝）、黑芝（又名玄芝）、青芝（又名龙芝）、黄芝（又名金芝）和白芝（又名玉芝）。此"六芝"之称谓、药性与异名，与《神农本草经》及之后的《名医别录》《新修本草》《开宝本草》等本草典籍中的相关记载几乎一致。从明兰茂《滇南本草》、明李时珍《本草纲目》、明李立中《本草原始》等本草学著作的相应附图，以及书中引陶弘景对"紫芝"的描述，可知"六芝"大致符合灵芝科真菌的特征。

此外，"芝"还与道教所说的内丹密切相关。梁丘子注《黄庭内景玉经》之"隐芝翳郁自相扶"句云："谓男女之形体也，隐郁交合，自然之道。按《内外神芝记诀》云：'五藏之液为芝。'即隐芝也，又名内芝。"又梁丘子注《黄庭外景玉经》之"服食灵芝与玉英"句云："不独名山有芝草玉英也，五藏中亦有芝草、玉英，常服藏中芝英，故寿同天地也。"据《黄庭内景五藏六府图》，五藏即肺、心、肝、脾和肾。上述"隐芝"，应是由于存在于五藏内，故而曰"隐"。《云笈七签》引《仙经》云："五藏九孔、八脉为内芝，故曰'遁芝'。""遁"即"隐"也。此外，《三洞道士居山修炼科》云："青芝者，肝中九孔脉是；赤芝者，心中九孔脉是；白芝者，肺中九孔脉是；黑芝者，肾中九孔脉是；黄芝者，脾中九孔脉是。"因其中五藏和五色皆与五行相对，此五种芝虽不是"液"，但亦可为"五藏中亦有芝草"作注也。同样的，《三洞珠囊》引《神仙传》云："太阴女者……体有五行之宝芝也。"因其中"五行之宝芝"应即上述五色或五藏"芝"之谓。在道藏所收另一版本《黄庭内景玉经注》中，有一句"即授隐芝大洞经"，梁丘子注云："隐芝，谓隐者也；以仙人喻芝英。"可见对"隐芝"的阐释还要视乎语境，这也愈加反映出道教文化中"芝"的内涵之纷繁。不过，身体内的"芝"并不局限于五藏，而是全身皆有。强名子注《真气还元铭》之"灵芝在身"句云："灵芝，芝草也；在身，在人身中也，指元气是也。"唐末李光玄《金液还丹百问诀》云："气是添年药，精为续命芝。"此外，内丹术中也常涉及一种叫作"玉芝"的东西。南宋金允中《上清灵宝大法》云"藏府充溢，玉芝自生"，又述用舌撩拨口腔以产生和吞咽玉芝之法，可知此玉芝是液，至少包括口中唾液和脏腑之液。

受宗教思想文化影响，道教在灵芝研究方面存在许多错误与消极的地方。在道教的思维观念中，灵芝是"神芝瑞草"，已经超出了其植物的本质，是神化生物，所以，道教灵芝的种植、采集、保存都具有神秘的宗教色彩。在当时社会中，这虽然能够提高道教社会地位与影响力，但同时也阻碍了灵芝的研究发展。

道教文献中出现了大量被冠以"芝"却和灵芝科真菌无关的名目，究其根本，还是因为神仙家将"芝"视为不死的灵药，并接受了天人感应学说下的祥瑞思想。正是由于古时灵芝来源稀少而又被道教所推崇，以及道教中好用隐语的传统，"芝"才被冠以众多人间或仙界物品的称谓，实际情况便是

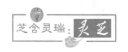

这些物品有"芝"之名，却无"芝"之实。而道教医学中的"芝"则更贴近于自然世界，与道教其他文献之叙述有别，这或许是由于为治病救人提供参考的医籍之性质所决定的。因此，对道家和道教关于灵芝的论述需要辩证地看待，而对灵芝的理性认识更多还是要从药学专著中获得。

二、轻身益气，不老延年——《神农本草经》对灵芝功效的最早发现

关于灵芝功效的全面记载，始见于《神农本草经》，将其统称为"芝"，被列为上品药物。《神农本草经》作为我国最早的药物学著作，共记载365味中药，其中植物药252种、动物药67种、矿物药46种，分为上、中、下三品：上药120种为君，主养命以应天，无毒，多服、久服不伤人；欲轻身益气、不老延年者，本上经。中药120种为臣，主养性以应人，无毒有毒，斟酌其宜；欲遏病补虚羸者，本中经。下药125种为佐使，主治病以应地，多毒，不可久服；欲除寒热邪气、破积聚，愈疾者，本下经。此外，该书还论述了中药的基本理论，如四气五味、有毒无毒、配伍法度、辨证用药原则、服药方法及丸、散、膏、酒等多种剂型，并简要介绍了中药的产地、采集、加工、贮存、真伪鉴别等，是汉以前药学知识和经验的第一次大总结，是我国最早的珍贵药学文献，被奉为四大经典之一。

《神农本草经》根据中医阴阳五行学说，按五色将灵芝分为赤芝（丹芝）、黑芝（玄芝）、青芝（龙芝）、白芝（玉芝）、黄芝（金芝）五类，即称五芝，此外附紫芝（木芝）。该书详细地描述了此六类灵芝的药性、气味和主治。指出：赤芝"苦、平、无毒"，主治"胸中结""益心气，补中，增智慧，不忘"，即主治心肌梗死，冠心病，心律失常，增强心肌收缩力，提高记忆力，提高脑功能，增强体质；黑芝"咸、平、无毒"，可主治"癃""利水道、益肾气、通九窍、聪察"，即提高肾功能，提高人的反应能力，能使人耳聪目明，治疗阳痿遗精，水肿等；青芝"酸、平、无毒"，可"明目、补肝气、安精魂、仁恕"，即提高肝功能，安神养性，治情绪烦躁、失眠、精神不能集中；白芝"辛、平、无毒"，主治"咳逆上气""益肺气，通

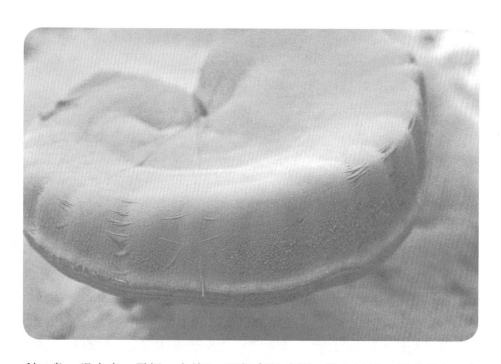

利口鼻，强志意，勇悍，安魄"，即提高肺功能，兴奋精神，坚强意志，安神，治哮喘等；黄芝"甘、平、无毒"，主治"心腹五邪""益脾气，安神，忠信和乐"，即治胸腹各种疾病，提高消化功能，安神和悦；紫芝"甘，温（平）、无毒"，主治"耳聋""利关节，保神，益精气，坚筋骨，好颜色"，即治听力下降，耳鸣，风湿，关节炎，行走不便，精力衰退，增强肌肉力量，美容美颜。还强调此六种灵芝（赤芝、青芝、黄芝、白芝、黑芝、紫芝）均可"久食轻身不老，益寿延年"，长期服用可改善早衰，精力衰退，各种老化症状。

　　其中，六种灵芝"味咸、苦、甘、辛、酸"的记载来源于中医学对药物性质认定的基本、主流的判定——"性味学说"及"四气五味学说"，最早也是载于《神农本草经》，序录有云："药有酸咸甘苦辛五味，又有寒热温凉四气。""五味"即药物以"酸、苦、甘、辛、咸"五味来加以区别，其中"酸收涩，苦燥湿，甘缓急，辛发散，咸软坚"。

　　酸味能收能涩，有收敛固涩的作用。一般固表止汗、敛肺止咳、涩肠止泻、固精缩尿、固崩止带的药物多具酸味，故酸味药多用治体虚多汗、肺虚久咳、久泻久痢、遗精滑精、遗尿尿频、月经过多、白带不止等病证。

　　苦味能泄能燥能坚，有清泄火热、泄降逆气、通泻大便、燥湿坚阴（泻

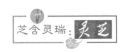

火存阴）等作用，一般清热泻火、降气平喘、止呕止呃、通利大便、清热解毒、祛寒燥湿、泻火坚阴的药物多具苦味，故苦味药多用治热证、火证、气逆喘咳、呕吐呃逆、大便秘结、湿热蕴结、寒湿滞留等病证。

甘味能补能和能缓，有滋补和中、调和药性及缓急止痛的作用。一般滋养补虚、调和药性及缓解疼痛的药物多具甘味，故甘味药多用于正气虚弱、身体诸痛及调和药性、中毒解救等。

辛味能散能行，有发散解表、行气行血的作用。一般解表药、行气药、活血药多具辛味，故辛味药多用治外感表证及气滞血瘀等病证。

咸味能下能软，有泻下通便、软坚散结的作用。一般泻下通便、润下通便、软化坚硬、消散结块的药物多具咸味，故咸味药多用治大便燥结、瘰疬瘿瘤、癥瘕痞块等病证。咸味药多入肾经，有较强的补肾作用，用治肾虚证。还有些咸味药走血分，有清热凉血作用，主治热入营血的病证。

"四气"即药物之性质，分为"寒、热、温、凉"四性，也称"四性"，反映了药物对人体阴阳盛衰、寒热变化的作用倾向，《神农本草经》有云"疗寒以热药，疗热以寒药"，《黄帝内经·素问·至真要大论》亦有云"寒者热之，热者寒之"，都是依据药物"气、性"而形成的基本用药规律。四气之中寓有阴阳含义，寒凉属阴，温热属阳，寒凉与温热是相对立的两种药性，而寒与凉、温与热之间仅程度上的不同，即"凉次于寒""温次于热"。有些本草文献对药物的四性还用"大热""大寒""微温""微凉"加以描述，这是对中药四气程度不同的进一步区分，示以斟酌使用。然从四性本质而言，只有寒热两性的区分。此外，四性以外还有一类平性药，它是指寒热界限不很明显、药性平和、作用较缓和的一类药。灵芝所谓"性平"，即表明其寒、热之性并不甚偏颇，也在一定程度上说明了这一药物适用性广泛，几乎能适用于各类体质的人群。

综上，灵芝不仅性质平和，适用人群较广，同时在临床中对内科虚损性疾病有一定作用，在养生过程中甚至有长期服用后使肢体敏捷、耳聪目明、美容养颜、营养充足等作用。目前，《中药大辞典》根据文献和所见标本，认为《神农本草经》中所说的六芝的原型多为赤芝（即灵芝 Ganoderma lucidum）和紫芝（Ganoderma sinense）。《黄帝内经·素问·五常政大论》有言："大毒治病，十去其六，常毒治病，十去其七，小毒治病，十去其八，无毒治病，十去其九。"灵芝有效无毒，由此被列入《神农本草经》的上品药物。由此可见，在两千年以前的著作中，古人就已经极大地发掘了灵芝的药用价值，同时通过长期的临床实践验证，根据临床观察结果而将其录入上品药物之列。这一发现和认识，开启了数千年来人们对灵芝的临床应用乃至科研探索。

三、滋补强壮，固本扶正——历代药学专著对灵芝功效的认识

灵芝深受历代医家的推崇，并以"太上之药"的高贵形象和灵验功效深入人心。中国是世界上最早认识和利用灵芝的国家，远在周朝《列子》一书中就有"朽壤之上，有菌芝者，生于朝，死于晦"的记载，这也是世界上对灵芝的发现和药用价值的最早记载。其后，公元前300年左右的《礼记·内则》中有"食所加庶，羞有芝栭"及公元前239年的《吕氏春秋》有"利之美者，越骆之菌"等记载。

自古以来流传着许多关于野生灵芝的传说，野生灵芝在中国的历史中，一直被认为是有神奇功效的"仙草""瑞草"，并视为"吉祥如意"的象征。《白蛇传·盗仙草》中，讲的就是白娘子上仙山盗来"仙草"灵芝救活晕死过去的许仙。从这个传说中反映出古人对灵芝的信奉，认为灵芝是世间不可得的还魂仙草，同时，也可看出古人早就知道灵芝能救危急病人，具有起"死"回生之效。临床应用研究认为，灵芝抢救惊厥晕迷过度者（假死），与其具有明显的强心作用有关。而现代研究表明，灵芝能扩张心脏冠状动脉，易建立其侧支循环，改善缺血心肌的供氧供血，增加心肌营养性血流，有助恢复和提高心脏功能；以及灵芝对脑发育不全、智障者有疗效，对神经衰弱综合征的临床表现，如注意力不集中等疗效显著相符合，灵芝的药效作用是多方面的，历代本草学家都有所著述。

除上文提及的《神农本草经》最早记录了灵芝的分类、四气五味、功效、主治外，其后，东晋葛洪的《抱朴子》、梁代陶弘景的《名医别录》《本草经集注》、唐代苏敬的《新修本草》、孙思邈的《千金翼方》以及明代李时珍的《本草纲目》等著作，均在《神农本草经》的基础上进一步补充、修正

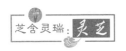
了有关灵芝的论述。

《抱朴子》：晋代葛洪的代表作，主要分为内、外两篇，其《抱朴子·内篇》的核心内容是探讨长生成仙。葛洪按照《神农本草经》的观点将服食药物分为上、中、下3篇，在《抱朴子·内篇·仙药》篇中记载"上药令人身安命延，升为天神，遨游上下，使役万灵，体生毛羽，行厨立至……中药养性，下药除病，能令毒虫不加，猛兽不犯，恶气不行，众妖并辟。"其中上品仙药主要为矿物类药，也包括五芝。葛洪对五芝做了详细解释，说"五芝者，有石芝，有木芝，有草芝，有肉芝，有菌芝，各有百许种也……赤者如珊瑚，白者如截肪，黑者如泽漆，青者如翠羽，黄者如紫金，皆光明洞彻如坚冰也。晦夜去之三百步，便望见其光矣。大者十余斤，小者三四斤"，其中，"五芝"中木芝中的黄蘖檀桓芝、石芝中的石象芝、菌芝中奇形怪状的"芝草"可能与灵芝科真菌有些许牵连。葛洪记载的丹砂、五芝等上品药大多令人长寿升仙，因药力不同或成神仙，或成地仙，或可延寿一二千岁不等。五芝所列举的部分药物还能够产生隐形、轻身、夜视、透视、躲避兵器等特异功能，但这些带有神话色彩的描述当然很难令现代人信服，所以对于《抱朴子·内篇·仙药》篇中上品药的功效只能姑且存疑。

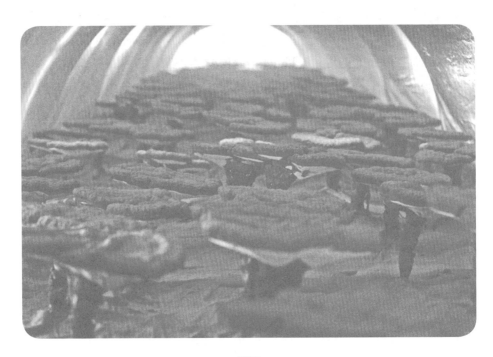

《名医别录》《本草经集注》：皆由南北朝梁代陶弘景所编，中医史学专家尚志均考证关于《名医别录》与《本草经集注》的争鸣得出，从广义上来说，二者为一本书，从狭义上来说，《名医别录》是指《本草经集注》的后半部分。而梁代陶弘景作《集注》以前所言的"别录"，是指魏晋时期多位名医在《本经》上增录的资料，即"名医副品"，或谓"附经为说"。《本草经集注》全书共7卷，载药730种，分玉石、草木、虫兽、果、菜、米食、有名未用7类，这是药物分类的一个进步，但每类之中仍分三品。本书对药物的产地、采集时间、炮制、用量、服法、药品真伪等与疗效的关系，均有所论述。本书继续沿用《神农本草经》对"六芝"的分类、功效及主治的相关论述，并将"六芝"分属于草木上品类。并在书中记载了"六芝"的药物搭配："六芝，并以薯蓣为之使，得发良，得麻子仁、白瓜子、牡桂甚益人，恶常山，畏扁青、茵陈蒿。"

《新修本草》：是由唐代苏敬等23人奉敕编撰，原书已佚，主要内容保存于后世诸家本草著作中。全书包括药图、图经、本草三部分，收载药物844种，详细介绍性味、产地、效用等。《新修本草》是中国第一部由政府颁布的药典，也是世界上最早的药典，并开创了图文对照之先例。《新修本草》中约730种药物来自《本草经集注》，包括"六芝"的论述，故本书与《神农本草经》中"六芝"的药性、主治及功用论述差异不大。苏敬针对《神农本草经》中"青芝生泰山，赤芝生霍山，黄芝生嵩山，白芝生华山，黑芝生常山"的论点，提出"以五色生于五岳。诸方所献白芝，未必华山，黑芝又非常岳"，实际上是按五行学说，以"五色配五岳"划分灵芝产地的观点持不同意见。

《千金翼方》：本书是唐代医药学家孙思邈编撰的一部中医典籍，本书集作者晚年近三十年之经验，记载了理、法、方、药共2900余首，以补其早期巨著《千金要方》之不足，故名翼方。孙思邈在《千金翼方》中将"六芝"视为草部上品之上，并论述了其分类、主治、功效等，但与《神农本草经》中差异不大，本书总结了六芝的长寿之道，据传孙思邈自35岁开始，上山采摘野生灵芝服用，活到141岁无疾而终。

《本草纲目》：明代李时珍所著的《本草纲目》对所收芝类做了总结，记载了青芝、赤芝、黄芝、白芝、黑芝、紫芝等六种灵芝，每种均按释名、集解、正误、修治、气味、主治、附方等项详加注解，即"青芝，酸，平，无

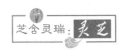

毒，（主治）明目，补肝色，安精魂……不忘强志；赤芝，苦，平，无毒，（主治）胸中结，益心气。补中，增智慧，不忘；黄芝，甘，平，无毒，（主治）心腹五邪，益脾气，安神；白芝，辛，平，无毒，（主治）咳逆上气，益肺气，通利口鼻，强志意，勇悍，安魄；黑芝，咸，平，无毒，（主治）癃，利水道，益肾气，通九窍，聪察；紫芝，甘，温，无毒，（主治）耳聋，利关节，保神，益精气，坚筋骨，好颜色……疗虚劳，治痔。"反映出明朝劳动人民对灵芝入药疗病、滋补强身、保健美容等已有较深刻、较充分的认知。后人据《神农本草经》中灵芝性味功效的记载，总结了灵芝"苦、平、无毒、益心气、入心充血、助心充脉、安神、益肺气。补中、增智慧、好颜色、利关节、活血、坚筋骨、祛痰、健胃"等功效。现代学者结合灵芝的临床应用对原文进行了相关释义，即灵芝：味——口感苦；平——性中，不燥不寒；无毒——经长期使用和临床试验、急性毒性试验和慢性毒性试验证明，灵芝无任何毒性反应。益心气——入心充血；助心充脉——主要指灵芝对心血管疾病的疗效，增强心血管功能，疏通血管，增加血液流量，对冠心病、心力衰竭、高血压有良好疗效；安神——指对神经系统的功效，使人神情安定，治疗失眠、神经衰弱、坐骨神经痛等疾病；益肺气——指对肺部的功效，主要清除肺部污气，辅助治疗肺炎、肺结核、肺癌等病症；补中——指对人体的滋补作用和提高免疫力作用，使人中气充厚，通过提高免疫力和抗病力，调节阴阳平衡，改善亚健康状况；增智慧——灵芝可提高人的记忆力和智慧，主要在于改善脑部供血，对心智、神经中枢系统的改善等；好颜色——灵芝可通过内部调理排毒，调节内分泌，祛除雀斑和褐色素，起到美容养颜的功效；利关节——灵芝对关节炎、类风湿性关节炎有良好疗效，活血——加速血液流动，增加血液供应；坚筋骨——增加骨骼营养供应，提高骨骼强度和韧性，使骨骼更为强健；祛痰——主要是对呼吸系统的作用，改善呼吸系统的功效，治疗慢性咽喉炎、慢性支气管炎、哮喘等疾病；健胃——主要是对消化系统的作用，灵芝对胃炎、胃出血、胃绞痛、胃溃疡、肠炎、消化不良等有良好疗效，增强肠胃功能，提高肠胃消化吸收能力。

李时珍在《本草纲目》中对按"五色""五行"区分灵芝气味的观点提出了不同的看法，认为"五色之芝，配以五行之味，盖亦据理而已，未必其味便随五色也"。更对古人对于灵芝的迷信、盲目崇拜提出了批评，指出："芝乃腐朽余气所生。正如人生瘤赘。而古今皆以为瑞草，又云服食可仙，诚为迂谬。"

　　除上述著作之外，还有一些著作也有关于灵芝的相关记录。如《滇南本草》中对灵芝的功效、主治及其药用价值进行了详细的介绍，认为"灵芝草，此草生山中，分五色，俗称菌子。赤芝，味甘，无毒。治胸中有积，补中，强智慧，服之轻身。白芝，味辣，无毒，治一切肺痿痨咳，力能延年。黑芝，味咸，性平，无毒。补肾，通窍，利水，黑发。黄芝，味甘、辛，性平，无毒，熬膏久服，轻身延年。青芝，味咸，无毒。治眼目不明。"认为灵芝是一种滋补强身、扶正固本、延年益寿的药物。

　　关于灵芝药食兼用的特点，历代医家也有诸多论述。东汉王充在《论衡·初篇》中说："芝草一岁三华，食之令人眉寿庆世，盖仙人之所食。"李时珍指出："昔四皓采芝，群仙服食，则芝菌属可食者，故移入菜部。"陶弘景的《本草经集注》亦指出："凡得芝草，便正尔食之，无余节度，故皆不云服发也。"苏敬的《新修本草》则认为："芝子难得，纵获一二，岂得终久服法也。"从这些论述中可看出，古人已知灵芝的养生、保健、延缓衰老作用，但由于古代较难采到天然灵芝，因而限制了其更广泛的应用。

　　灵芝具有多方面的功用，中医临床用于防治多种疾病和延缓衰老。灵芝"保神，益精气"，可以防治由于脏腑虚损、元气不足引起的精亏神伤，以

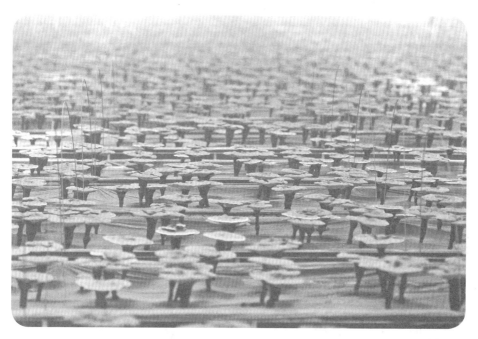

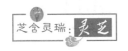

其甘、平、无毒，大补五脏精气，收滋补强壮之功。灵芝"益肾气""好颜色""治耳聋"，表明灵芝具有补益肝肾、延缓衰老的功能。因为肾主骨生髓，齿为骨之余，如果肾阴肾阳亏损，则腰膝酸软，牙齿动摇。肾气通于耳，肾精不足不能上充于清窍以致耳鸣或耳聋。肝藏血，发为血之余，故发为肝血所主，若肝血不足，则上荣于头面的血液不足，乃至须发早白，易脱落。灵芝"利关节"，若风寒湿痹久延不愈，邪入肝肾，肝肾不足则症见腰膝酸痛，四肢关节疼痛久延不愈，四肢屈伸不利，兼见头晕耳鸣，心悸不宁，芝滋补肝肾，生精化血，血行风自灭乃收"利关节"之功。灵芝"益心气""入心生血，助心充脉"，可养心安神，用于心气虚引起的心悸、失眠、健忘。灵芝"益肺气"，可补益肺肾，治疗肺肾虚损引起的咳喘、气短乏力等症。灵芝"益脾气"，可健脾胃，助消化，用于脾胃虚损引起的食欲减退、腹胀、大便稀薄等症。

综上所述，元气不足、精亏神伤、齿落、发白、腰膝酸痛、关节不利、头晕耳聋、心悸、失眠、健忘、咳嗽、气短、乏力、纳呆、腹胀等，分属肾、肝、心、肺、脾诸脏虚损的表现。灵芝是所有补虚中药中唯一归肾、肝、心、肺、脾五脏的药物，即可补益肝、肺、肾，又可养心安神，健脾助消化，用途广泛，历代医家用它滋补强壮、扶正固本是很有道理的。

总之，灵芝可大补五脏虚损、平衡阴阳、调和血气，自然使它成为"轻身不老，延年神仙"的珍品，享用"诸药为各病之药，灵芝为百病之药"之美誉也实不为过。从现代中医学的观点来看，灵芝具体三大特点：一是无毒性、无不良反应；二是不特定对某一器官有效，三是可以促进全部器官机能正常化。随着研究手段的不断改进，许多学者已对灵芝的有效化学成分进行深入细致的分析和研究，并开发了许多产品，如破壁灵芝孢子粉，通过临床应用，证实了它在防病治病中有显著效果。

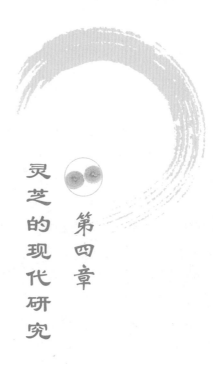

第四章

灵芝的现代研究

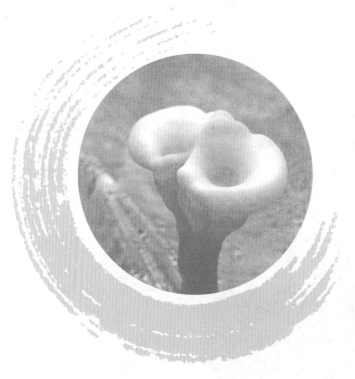

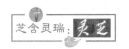
灵芝，在我国有着悠久的历史，别名灵芝草、神芝、芝草、瑞草。其历史可以追溯到《神农本草经》，历经唐代《新修本草》、明代《本草纲目》传承到现在。灵芝被奉为上品，资源丰富，全世界约有 108 种，我国有 76 种，其中最为常见的是赤芝和紫芝。

两千多年来，灵芝存活于人迹稀少的原始森林深处，生长在野生的树木上，数目稀少，不可多得且不可人工栽培，只有帝王将相才可享用，被视为吉兆、祥瑞、长生不老的神物，称之为不老草、不死草、仙草。灵芝能进行人工栽培也仅有近 40 年的历史。从古至今，人类对于灵芝的追求从未停止过。《神农本草经》记载，灵芝有"益心气""安惊魂""补肝益气""好颜色""久食轻身不老，延年益寿"的功效。

2000、2005、2010、2015 年版《中华人民共和国药典（一部）》（简称

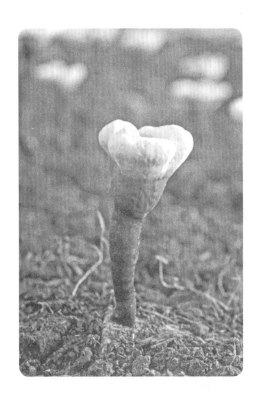

《中国药典》）收载灵芝（赤芝、紫芝），使灵芝在我国具有法定的药用价值。目前，灵芝制剂除用于临床防治疾病外，还作为保健品用于养生保健，特别是中老年人群的保健。

查询国家市场监督管理总局网站，含灵芝的中药有 189 种，包括片剂、胶囊、颗粒、粉剂、滴丸、口服液、糖浆、酒剂，有单方也有复方。国产灵芝保健食品超过 1000 种，进口灵芝保健食品 13 种，紫芝保健食品 9 种，松杉灵芝保健食品 1 种。

国际医药学界也非常重视灵芝的研究与开发，2000 年美国出版的

《美国草药典和治疗概要》共收载 10 种中药或草药，灵芝为其中之一。

一、灵芝多糖类成分

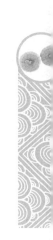

研究表明，灵芝主要活性物质有多糖、三萜、甾醇、凝集素、蛋白质等，其中灵芝多糖是其关键药效成分，其化学结构和组成多样，而结构上的差异对其药理作用具有一定的影响。随着新技术发展，越来越多的研究深入关注灵芝多糖药理活性，发现该成分具有免疫调节、抗肿瘤、降血糖、保护肝脏、抗菌、抗辐射等广泛作用。为进一步明确灵芝多糖药理活性，许多研究在其活性作用分子机制方面开展了诸多积极的探索，同时也取得了一些有益的进展。

（一）组成结构及其构效关系

人们已从灵芝子实体、菌丝体、孢子粉、发酵液中提取分离出不同种类的多糖，它们是由单一或多种单糖聚合而成的高分子化合物。由于灵芝的种类、产地、分离提取方法各异，灵芝多糖在化学结构和组成上有巨大的多样性，结构上的细微差别可影响其特异性的生物功能，故完整描述其化学结构对研究其生物活性至关重要。

1. 组成结构

通过热水浸提法、乙醇沉淀法、Sevag 法、色谱法等方法获得的灵芝多糖主要由葡聚糖、糖蛋白、水溶性杂多糖组成，其中各组分由葡萄糖、甘露糖、半乳糖、岩藻糖、木糖和阿拉伯糖等单糖以不同比例、糖苷键、糖肽键结合。

一般来说，多糖结构特征包括分子量大小、单糖组成、糖苷键构型、分支度、三级结构等，但产地、提取部位、分离提取方法不同，所得多糖组成也有所差异。如采用热水浸提法提取同样产自中国的灵芝子实体、菌丝体、孢子粉中多糖时发现，子实体中多糖是以 β- 糖苷键连接的、相对分子量 0.6 kDa 的杂聚糖，由鼠李糖、木糖、果糖、半乳糖、甘露糖、葡萄糖 6 种单糖构成；菌丝体含有的多糖是以 α–D–Glc（1→6），α–D–Glc，α–D–Man 为主链的相对分子量为 3.5 kDa 的杂多糖，单糖组成为鼠李糖、阿拉伯糖、甘露糖、葡萄糖、半乳糖；孢子粉含有的多糖以 β–（1→6）糖苷键连接的葡聚糖为主，相对分子量 103 kDa。Miyazaki 等也采用热水浸提法提取产自日本的灵芝子实体中多糖，发现其以 β–D–（1→3）、β–D–（1→6）、（1→4）–α–、β– 糖苷键相连的分枝杂聚糖为主，由葡萄糖、木糖、阿拉伯糖组成，相对分子量 40 kDa。此外，不同提取方法也是导致多糖结构呈多样性的重要原因，如产自中国的灵芝子实体经碱抽提法得到的灵芝多糖是以 β–1,3 糖苷键连接的葡聚糖，相对分子量约 4.0 kDa。

2. 生物活性影响因素

由于产地、提取部位、提取方法等不同，灵芝多糖化学结构差异很大，对其生物活性具有很大影响，尤其是主链结构。大量体外抗氧化试验证实，从灵芝中分离提取出的同聚糖和杂聚糖具有显著抗氧化活性，两者主要糖苷键为 β–D（1→3）、（1→24）、（1→6），Sone、Wang 等对多糖抗肿瘤活性与其结构关系进行了研究，均发现富含（1→3）–β–D– 葡聚糖主链结构的多糖抗肿瘤活性最强，但 Guo、Bao 等发现富含由 β– 或 β–D–（1→3）糖苷键连接而成的葡聚糖的多糖具有较好免疫调节作用。

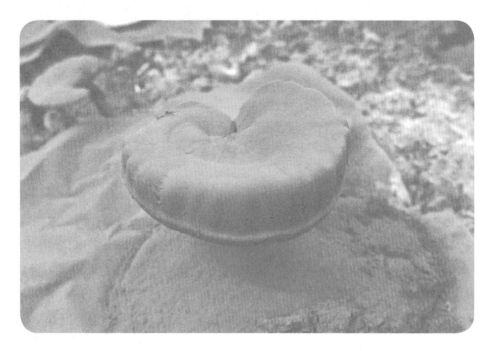

多糖相对分子量也可影响生物活性，Ma 等研究表明，分离组分 GLP1(＞ 10 kDa)、GLP2（8 ～ 10 kDa）、GLP3（2.5 ～ 8 kDa）、GLP4（＜ 2.5 kDa）抗氧化活性和抑制肿瘤细胞增殖能力与其分子量成正比。多糖生物活性还可能与其溶解度有关，Liu 等报道经过羟丙基化改性后获得了衍生物 H–GLP，水溶性更高（＞ 50mg/mL），自由基清除活性也更强。Xu 等发现，甲基化修饰后多糖抗氧化活性较未修饰时显著提高，表明化学基团修饰也能影响其生物活性。另外，多糖生物活性还与黏度、分支度等有关。

（二）药理作用

1. 免疫调节

Lin 等研究了具有（1 → 6）–β–D– 葡聚糖分支结构的灵芝多糖对人单核细胞来源的树突状细胞的影响，发现多糖可能通过核因子 κB（NF–κB）、p38 丝裂原活化蛋白激酶（p38MAPK）信号通路，快速有效地诱导人树突状细胞的活化和成熟。另一项研究发现，从破壁灵芝孢子粉热水提取物中分离纯化的相对分子量 512.5 kDa 的多糖 GL–BSP 可显著提高自然杀伤细胞（NK 细胞）活力，增强巨噬细胞的吞噬作用。灵芝多糖对细胞免疫功能的影响是其免疫调节作用的重要方面，也一直受到研究者的关注，Zhang 等利用细胞免疫 – 迟发型变态反应（DTH）实验研究了灵芝子实体水提物多糖的免疫调节作用，发现与对照组相比高剂量（2.25g/kg）组显著提高足趾肿胀度（$P < 0.01$）。还有研究发现多糖可促进 S180 荷瘤小鼠体内脾淋巴细胞增殖，增加 T 淋巴细胞 CD4$^+$/ CD8$^+$ 比值。此外，该成分还通过明显增加抗体生成和增强血清中干扰素 γ（IFN–γ）、肿瘤坏死因子 α（TNF–α）、一氧化氮（NO）水平，从而发挥其调节体液免疫和促进免疫细胞因子产生的作用。

长期重负荷运动能够引起机体免疫应答减弱。Shi 等研究了多糖对长期重负荷运动小鼠的免疫调节作用，发现它可显著增加外周血白细胞、中性粒细胞绝对值、巨噬细胞吞噬活性、血清凝集效价及空斑形成细胞数量，改善非特异性和特异性免疫应答。

综上所述，灵芝多糖通过激活树突状细胞和巨噬细胞分化及成熟、诱导自然杀伤细胞，调节 T、B 淋巴细胞的增殖与免疫应答、促进免疫细胞因子生成，用于发挥提高机体非特异性和特异性免疫的作用。

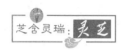

2. 抗肿瘤

（1）细胞、动物模型实验

近年来，灵芝多糖显著的抗肿瘤作用受到国内外专家的广泛关注。Liang 等在研究水溶性灵芝多糖（α- 糖苷键连接）对人结肠癌细胞 HCT116 的作用时发现，它可诱导 HCT116 细胞凋亡，并与线粒体、MAPK 信号通路密切相关。Yang 等报道，灵芝多糖可通过激活 p38、JNK/MAPK 途径诱导 HL-60 急性髓细胞性白血病细胞周期阻滞和凋亡。课题组的研究显示，破壁灵芝孢子粉中提取的多糖能以时间、剂量依赖方式抑制 HCT116 细胞增殖，将细胞周期阻滞在 G2/M 期，并诱导细胞凋亡；可显著抑制裸鼠 HCT116 移植瘤发生与发展，并缓解 5- 氟尿嘧啶所引起的小鼠体重明显降低；水提物抗肿瘤作用可能与激活促凋亡基因 NAG-1 有关。李广远等分别采用 MTT 比色法、AnnexinV-FITC/PI 双染色法、荧光定量聚合酶链反应法（FQ-PCR）及蛋白质印迹法检测灵芝多糖对急性早幼粒细胞白血病（APL）NB4 细胞增殖、凋亡的抑制作用，并对其作用机制进行了初步探讨。结果表明，灵芝多糖对 NB4 细胞的增殖抑制率和促凋亡率分别可达 33.50% 和 18.77%，其作用机制可能与上调早期生长反应因子 1（Egr-1）编码基因的表达有关。

王建坤等和齐曼等探讨了灵芝多糖对黑色素瘤细胞 B16F10 的抑制作用，发现其能够降低该细胞中转化生长因子 β1（TGF-β1）的表达，其作用机制与拮抗 TGF-β1 的分泌、促进小鼠脾淋巴细胞 CD69、FasL 的表达及干扰素 γ（IFN-γ）的分泌有关。李娜运用实时荧光定量 PCR 技术（RT-qPCR）检测灵芝多糖对肺癌细胞 LA795 中血管内皮生长因子（VEGF）、转化生长因子（TGF-β1）和白细胞介素 10（IL-10）编码基因转录的抑制作用，发现肺癌细胞 LA795 可分泌免疫抑制因子 VEGF、TGF-β1 和 IL-10，而灵芝多糖可下调该细胞中上述因子的分泌。

在动物模型体内实验中，灵芝多糖已经显示出通过增强免疫而抑制肿瘤发展的作用。Sun 等从灵芝热水提取物中分离出一种以 β- 糖苷键连接的相对分子量 584.9 kDa 的杂多糖，可通过增加 B16F10 黑色素瘤细胞表面 H-2Db（MHC Ⅰ类抗原）和 B7-1、B7-2（协同刺激分子）表达来促进淋巴细胞活化与增殖及 IFN-γ 的分泌，进而抑制 B16F10 细胞生长。从破壁灵芝孢子粉中分离纯化的多糖 GL-BSP（50、100 和 200mg/kg）可通过刺激 NK 细胞、T 细胞和巨噬细胞激活机体免疫应答，抑制 BALB/c 小鼠中 S180 肉瘤的生长。

另外，在肝癌荷瘤小鼠中，灵芝多糖通过增大效应 T 细胞 / 调节性 T 细胞比例，消除调节性 T 细胞对效应 T 细胞增殖的抑制及增加 IL-2 的分泌而明显抑制肿瘤生长。Lu J 等研究表明，灵芝多糖具有潜在的细胞免疫调节功能，能够拮抗黑色素瘤细胞 B16F10 对大鼠腹腔内巨噬细胞活性及 TNF-α 表达的抑制作用。王成财等和刘奔等研究发现，灵芝多糖能够抑制小鼠荷膀胱癌 T24 细胞的增殖，提高小鼠免疫功能，促进其水通道蛋白 1（AQP1）、AQP3 的表达。邢会军等探讨了灵芝多糖对胃癌细胞的体内外抑制作用，证实其可通过阻滞细胞周期、诱导细胞凋亡来抑制胃癌细胞 MKN45 及 AGS 的增殖，其作用机制与抑制 Bcl-2、Bax 的表达进而增强肿瘤细胞凋亡敏感性有关。有研究指出，灵芝多糖的剂量与小鼠肝脏原癌基因的高表达呈负相关，与抑癌基因的高表达呈正相关，表明灵芝多糖在某种程度上可以通过调控原癌基因和抑癌基因的动态平衡来抑制癌症的发生与发展，同时，灵芝多糖可通过激活 T、B 淋巴细胞和巨噬细胞等免疫细胞来促进细胞因子的分泌，对改善机体的免疫功能具有重要作用。

综上，灵芝多糖可通过调节 MAPK、Egr-1、TGF-β1、VEGF、IL-10、Bcl-2、Bax 等因子或其编码基因的表达来发挥对多种肿瘤细胞的抑制作用，具有重要的研发价值。

（2）临床应用

近年来，肿瘤免疫治疗取得了显著成效，但治疗方案不成熟，而且其发病机制的复杂性使得单用该方法并不能达到理想的抗癌效果。研究表明，免疫治疗辅助化疗可获得较好的效果。一项纳入 5 个随机对照试验涉及 373 名癌症患者的 Meta 分析显示，灵芝可显著增加外周血 CD3⁺、CD4⁺、CD8⁺ 水平，提高白细胞、NK 细胞活性及 CD4⁺/CD8⁺ 比值，从而使化疗、放疗效果更好，患者生活质量也相对提高。Gao 等研究了 Ganopoly（灵芝多糖提取物）对晚期癌症患者的作用，34 名晚期癌症患者只接受 1800mg 剂量治疗 12 周，每天 3 次，发现它可显著增加血清 IL-2、IL-6、IFN-γ 平均浓度及自然杀伤细胞活性，并显著提高 CD56⁺ 细胞的绝对数量及患者 PHA 反应。

（3）抗糖尿病

糖尿病是由多种原因引起的全身系统代谢功能障碍的慢性疾病，其一系列并发症对患者的生活质量造成了严重影响，甚至还可能对其生命构成威胁。因此，糖尿病治疗及辅助治疗药物的研发成为近年来国内外学者关注的

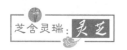

热点。现代药理研究表明，灵芝多糖降血糖作用靶点多且效果显著。

冯艳等以灵芝多糖对链脲佐菌素（STZ）诱导的糖尿病模型大鼠进行干预，结果发现与模型组比较，高剂量灵芝多糖组大鼠血糖水平以及总胆固醇（TC）、三酰甘油（TG）水平均显著下降（$P < 0.01$），过氧化氢酶（CAT）、谷胱甘肽过氧化物酶（GSH-Px）水平均显著上升（$P < 0.01$），提示高剂量的灵芝多糖具有一定的糖脂代谢调节功能。Cheng PG 等研究表明，灵芝多糖可明显提高糖尿病模型大鼠的抗氧化能力，减少氧化蛋白产物的产生，减轻脂质损伤的程度，加速链脲佐菌素（STZ）所致创面的愈合，提示灵芝多糖可通过降低糖尿病模型大鼠体内氧化应激水平来发挥降血糖作用。有研究首次报道了灵芝多糖联合二甲双胍对 2 型糖尿病模型大鼠的改善作用，结果表明，两者联用在抗心肌纤维化和改善主动脉病变方面的效果明显优于单药治疗，其作用机制可能与下调心肌细胞和主动脉中晚期糖基化终末产物（AGEs）和结缔组织生长因子（CTGF）的表达有关，提示灵芝多糖和二甲双胍的联合使用可能会成为临床糖尿病心血管疾病治疗研究的新方向。此外有研究指出，灵芝多糖可降低肝脏葡萄糖调节酶 mRNA 的表达水平，上调磷酸化磷酸腺苷酸活化蛋白激酶（pho-AMPK）与腺苷酸活化蛋白激酶（AMPK）的比值，其作用机制可能与增加胰岛素敏感性、改善胰岛素抵抗有关。以上研究表明，灵芝多糖可通过降低机体氧化应激水平、增加胰岛素敏感性等途径来发挥降血糖作用，有望成为 2 型糖尿病的辅助治疗药物。近年的研究发现，它还可能通过调节炎症细胞因子及肠道菌群组成来改善小鼠的胰岛素敏感性。

（4）保护肝脏

有研究以经典的四氯化碳（CCl₄）致急性肝损伤模型小鼠为对象，探讨了灵芝多糖保肝、抗炎的可能作用机制。结果表明，灵芝多糖的保肝作用机制可能与抗自由基脂质过氧化、保护细胞膜结构完整性、显著降低血清丙氨酸氨基转移酶（ALT）和天冬氨酸氨基转移酶（AST）水平等有关；其抗炎作用则是通过抑制促炎因子 TNF-α 的形成和一氧化氮合酶（iNOS）的活性、阻止核苷酸结合寡聚化结构域样受体蛋白 3（NLRP3）的活化来实现的。

冯嫣研究表明，灵芝多糖可明显改善二乙基亚硝胺（DEN）致肝组织细胞病理变化所诱导的小鼠肝损伤。此外，灵芝多糖对 Graves 病（GD）模型小鼠的甲状腺功能亢进（甲亢）状态无明显影响，但对由甲亢引起的肝损伤

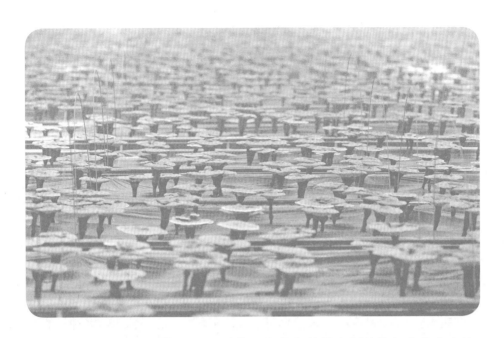

具有明显的缓解和改善作用，这种作用可能与其提高肝脏抗氧化能力有关，但具体机制仍有待后续深入研究。Yu R 等研究发现，灵芝多糖可通过上调 Bcl-2 的表达和 Bcl-2/Bax 比值、下调 Bax 的表达来预防小鼠过量运动后的肝细胞死亡。Zhang 等研究了提取自灵芝菌丝体中的多糖对卡介苗（BCG）诱导的免疫性肝损伤小鼠的作用，发现它可明显改善肝肿大，减少 ALT 释放及 NO 产生，有着保护肝作用。由此可见，灵芝多糖可通过抗自由基脂质过氧化、保护细胞膜结构完整性、提高肝脏抗氧化能力等途径来发挥保肝作用。

（5）抗菌

灵芝多糖可抑制细菌生长或直接杀死致病菌，但相关报道较少。Bai 等通过纸片琼脂法对提取出的粗多糖进行抑菌试验，发现它对植物病原菌中的胡萝卜欧氏菌、指状青霉菌的抑菌圈直径分别为 6mm 和 8mm，而对灰葡萄孢几乎无抑制作用；食品有害菌中的枯草芽孢杆菌、蜡状芽孢杆菌也被模型抑制，抑菌圈直径分别为 11.7mm 和 18.3mm，但对大肠杆菌作用相对较弱，对黑曲霉和黑根霉几乎无作用。随后，Mahendran 等也发现多糖 EPS 能明显抑制蜡状芽孢杆菌的生长。

（6）抗辐射

灵芝多糖具有较强的抗辐射能力，能显著提高受致死剂量 ^{60}Co-γ 射线

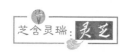

照射小鼠的存活率，减少辐射对小鼠外周血白细胞（WBC）计数和脾指数（PLT）的影响，增强血清超氧化物歧化酶（SOD）活性，其作用机制可能与清除自由基有关，但具体机制有待于进一步深入研究。Yu Y 等运用免疫荧光法检测细胞核突变基因 ATM 的表达水平，采用蛋白质印迹法检测 DNA 依赖性蛋白激酶（DNA-PK）的表达水平，采用流式细胞术检测细胞凋亡率，初步探讨灵芝多糖对暴露于辐射条件下的肝癌细胞 HepG$_2$ 的影响。结果表明，灵芝多糖可通过调控蛋白激酶 B（Akt）信号转导通路来增强 HepG$_2$ 细胞的放射敏感性，提示其作为肝癌治疗中的辐射敏化剂具有潜在的开发价值。

（7）其他

在体外细胞实验中发现，灵芝多糖（5、10、20、50、100μg/mL）处理 RAW264.7（小鼠单核巨噬细胞白血病细胞）后，可呈剂量依赖性地降低促炎因子 iNOS、IL-1、TNF-α 的表达，而抗炎因子 IL-10 水平明显增加，是通过抑制 NF-κB、JNK1/2、p38MAPKs 活性实现的。在纳入 132 名神经衰弱患者的随机双盲对照试验中发现，多糖提取物 Ganopoly（1800mg，每日 3 次，疗程 8 周）可改善临床症状，临床整体印象严重度、疲劳感得分分别较基础值降低 15.5% 和 28.3%，健康状况评分提高 38.7%。Ouyang 等研究发现，灵芝粗多糖（100～200mg/kg）处理后，化疗相关性疲劳小鼠血肌酐和尿素氮降低，可能通过减少肾毒素来改善症状。

二、灵芝三萜类化合物

三萜类化合物是灵芝中一类重要的活性化合物。现代药学研究发现，灵芝三萜具有抗肿瘤、保肝、降血脂、降血糖及抗 HIV-1 等药理作用。因此，研究灵芝中总三萜的提取工艺及抗肿瘤活性对进一步开发灵芝具有重要的意义。

（一）组成结构、含量及工艺

20 世纪 80 年代，灵芝脂溶性成分的研究广泛而深入，1982 年首次从灵芝子实体干燥的表皮中分离出 2 个新的三萜类化合物灵芝酸 A 和灵芝酸 B，到 1999 年，被发现的三萜类化合物达 119 种，根据结构特征可将这些三萜类化合物分为 10 组。目前为止，有 200 多种三萜类化合物从灵芝属真菌子实体、孢子粉、菌丝和培养基中被分离得到并进行了化学结构鉴定，这些三萜类化合物多数为高度氧化的羊毛甾烷型化合物。

1. 组成结构

灵芝三萜类化合物的相对分子质量一般为 $4×10^5 ～ 6×10^5$，结构较为复杂，目前已知有 7 类母核和 14 种侧链类型，母核上有多个不同取代基：羧基、羟基、酮基、甲基、甲氧基、乙酰基等。灵芝三萜类化合物根据碳原子数可分 3 种，为 C_{30}、C_{27} 和 C_{24}；依据所连接官能团和侧链结构不同，可分为灵芝酸类、醇类、醛类、内酯类等几大类。

2. 含量及工艺

2015 年版《中国药典》规定灵芝子实体入药，灵芝总三萜酸含量不应少于 0.5%。灵芝三萜类化合物中的灵芝酸含量是灵芝质量评定标准，其种类和含量因不同发育时期、栽培环境、培养方式等发生变化。生产上灵芝采收期一般在灵芝弹孢后期，此时子实体干重最大。徐新然等利用 HPLC 分析灵芝不同生长发育阶段，研究发现灵芝菌丝体不同培养时间对次生代谢产物三萜酸的含量有影响，10 种灵芝三萜酸和灵芝总三萜酸含量及灵芝干物质积累的结果表明，三萜酸含量与干重并没有显著相关性，灵芝子实体最佳采收时期应该在灵芝弹孢前期，研究结果显示灵芝总三萜酸含量在弹孢前期达到最大值为 14.76mg/g，弹孢后期含量仅为 3.48mg/g，推测是由于灵芝孢子的大量弹射，子实体自身进入衰老期，三萜酸降解或转化为其他物质引起的。

灵芝三萜种类较多，分离纯化困难，目前动物实验所用材料基本为醇提物。三萜纯品的活性基本为细胞模型的实验，制备出较大量的灵芝三萜纯品用于动物实验目前还比较困难。陈冠州等报道，以三氯甲烷为提取溶剂，在超声波（50℃、45kHz）条件下对破壁灵芝孢子粉进行提取，经测定发现样品中灵芝三萜的含量为 3.55%。除此之外，有研究人员发现，通过超临界流体萃取技术在萃取压力为 22MPa、萃取温度 50℃、萃取时间 2 小时条件下对破壁灵芝孢子粉中的三萜进行提取，获得的样品中三萜化合物的含量为 17.6%。李康等采用正交试验法对灵芝总三萜的提取工艺的影响因素进行优化，发现灵芝三萜最佳提取工艺条件为 95% 乙醇，液料比 60 ：1，在 85℃

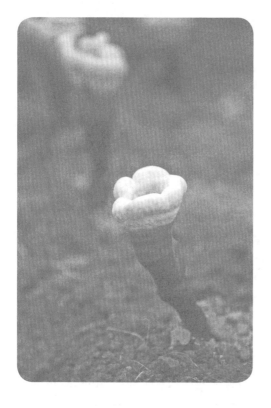

条件下，回流提取 2 小时，提取 2 次，总三萜的含量可达 6.45%

灵芝三萜化合物的种类复杂性表明了三萜化合物生物合成途径的多样性。已有研究证明，灵芝三萜大多为高度氧化的羊毛甾烷衍生物，包括灵芝酸、灵芝醇、赤芝酸和赤芝酮等，其中最主要成分为灵芝酸。因此，了解灵芝酸及其合成的相关信息有助于理解和分析灵芝三萜的基本合成途径。已有的三萜合成代谢研究主要集中在植物方面，多年来，萜类化合物的生物合成一直被认为是从乙酰辅酶 A 以及被称为甲羟戊酸的途径（MVP）开始的，其中甲羟戊酸（MVA）被认为是唯一的前体。有研究证实，与其他萜类化合物一样，灵芝酸是由甲羟戊酸生物合成途径合成的。从 Ruzicka 否定了 1987 年 Wallach 提出的"经验的异戊二烯法则"而提出"活体的异戊二烯法则"后，法呢酰二磷酸酯（FPP）和二甲基丙烯焦磷酸酯（DMAPP）被公认为萜类成分在生物体内合成的真正前体，是生物体内的"活性异戊二烯"物质。灵芝三萜的生物合成途径可分为 3 个阶段：①活性异戊二烯单位 FPP 和 DMAPP 的合成；②三萜环碳环系统的生物合成，以上两阶段是灵芝三萜合成的上游过程；③环上复杂的官能化反应过程，最终形成完整的灵芝三萜分子。

（二）药理作用

1. 抗肿瘤作用

Kao 等对灵芝的抗肿瘤活性进行了研究，灵芝三萜抗肿瘤作用机制与多糖有差别，灵芝多糖抑制肿瘤是通过增强宿主免疫应答间接发挥作用，灵芝三萜一般被认为是直接对癌细胞发挥细胞毒作用。多数研究表明灵芝三萜抑制肿瘤细胞增殖与阻抑细胞周期和诱导细胞凋亡相关，还有研究表明，灵芝三萜抑制肿瘤细胞增殖和转移的活性与其能抑制肿瘤细胞血管再生有关。灵芝三萜类化合物复杂多样，不同三萜化合物对肿瘤细胞作用不同。唐庆九等从灵芝子实体中分离纯化得到的中性三萜类化合物对多种肿瘤细胞株如小鼠淋巴癌 L1210、人淋巴癌 K562、人肠癌 SW620、人乳腺癌 MCF7 有抑制活性，且可诱导人肠癌 SW620 细胞凋亡；酸性三萜类化合物在抑制肝癌和宫颈癌中作用明显，如赤芝酸 A、N 和灵芝酸 E 能抑制人肝癌细胞 HepG$_2$ 增殖，灵芝酸 F、K、B、D 能抑制人宫颈癌 HeLa 细胞增殖，灵芝酸 Mf、S 诱导线粒体介导的人宫颈癌 HeLa 细胞凋亡。酸性三萜类化合物对 K562 抑制率较低。

2. 保肝作用

Wang 等研究发现灵芝酸 A 对小鼠肝损伤模型有保肝作用。陈洁等研究灵芝三萜对肝纤维化的保护作用，灵芝三萜治疗组能够显著降低大鼠血清中 ALT、AST 以及肝组织中 TGF-β1 mRNA、基质金属蛋白酶 -2（MMP-2）的表达，病理切片显示灵芝三萜能够显著减轻大鼠肝纤维化的程度。王明宇等从灵芝子实体中分离到灵芝三萜（GT，主要含灵芝酸 A），实验表明，GT 对四氯化碳、氨基半乳糖苷和卡介苗 + 脂多糖所致的 3 种肝损伤模型小鼠有较好的保肝作用，可明显降低模型动物的血清 ALT 和肝脏 TG 的量，并可不同程度减轻动物肝损伤，与阳性对照药马洛替酯（malotilate）作用相似。李鹏等研究发现灵芝三萜酸对小鼠急性肝损伤有保护作用。

3. 调血脂和降血糖作用

衣艳君等研究灵芝对大鼠血脂水平的影响时发现，灵芝三萜可有效降低血清中胆固醇、低密度脂蛋白的量，具有明显的调血脂作用。从灵芝中分离出的灵芝酸 B、C 在 C-7,15 连有氧基，许多加氧的甾醇可抑制动物细胞中的甾醇合成。灵芝酸 B 和灵芝酸 B、C 的衍生物对由羊毛甾醇或 24,25- 二羟基羊毛甾醇生物合成胆固醇有抑制作用。另外灵芝三萜类也有降低血糖的作用。研究证实灵芝三萜类物质中的灵芝酸 Z 和灵芝酸 S 可以抑制 3- 羟基 -3- 甲基戊二酸单酰辅酶 A（HMG-CoA）还原酶的活性。

4. 抗 HIV-1 和 HIV-1 蛋白酶活性

彭珍华等对灵芝三萜类化合物抗人类免疫缺陷病毒（HIV）的各种机制，

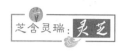

及三萜结构与活性进行了总结，指出灵芝三萜类化合物抗 HIV 活性主要是通过抑制 HIV 吸附或膜的融合、抑制 HIV-1 反转录酶、抑制 HIV-1 蛋白酶、抑制病毒成熟等途径。灵芝三萜类化合物灵芝酸 A、灵芝酸 B、lucidumol B、ganodermanondiol、ganodermanontriol 可显著抑制 HIV-1 蛋白酶活性，IC_{50} 为 20 ～ 90μmol/L。这一研究结果为寻找和研发新型抗 HIV 药物提供有益的启示。

5. 其他

研究发现灵芝酸能促进带 Lewis 肺癌的 Guinea 猪体内 IL-2 的量升高，并提高 NK 细胞的免疫活性，具有免疫促进功能，灵芝三萜提取物能有效促进脾细胞产生 IL，增加抗体细胞的产生，促进免疫细胞增殖。灵芝酸 H 具有镇痛作用，灵芝酸 B 对 HIV-1 蛋白酶有抑制作用。另外，灵芝三萜类化合物还有抗真菌、抗炎、益智和延缓衰老等作用。

三、灵芝生物碱、核苷及甾醇类化合物

灵芝中的生物碱含量较低，从发酵的薄盖灵芝菌丝体和赤芝孢子粉中分离得到的生物碱有胆碱（Choline），甜菜碱（Betaine）及其盐酸盐，灵芝碱甲（Ganoine），灵芝碱乙（Ganodine）和烟酸（Nicotinicacid）。Liuchao 等曾报道从紫芝中得到 sinensine A、sinensine B、sinensine C、sinensine D 和 sinensine E 5 种生物碱。

进一步对灵芝生物碱进行深入研究过程中，田磊等利用各种色谱技术从反柄紫芝中分离得到 6 个化合物，借助波谱学方法鉴定了它们的结构，分别为：（1）ganocochlearine A；（2）ganocochlearine B；（3）2,3-dihydro-4（1H）-quinolone；（4）8-hydroxy-2,3-dihydro-4（1H）-quinolone；（5）fornicatin A；（6）（3S,6S）-3-［（1'S）-1-methylpropyl］-6-（phenylmethyl）-piperazine-2,5-dione。其中化合物（1）和（2）为新生物碱，该研究进一步丰富了人们对灵芝化学的认识。

灵芝中生物碱含量较低，但有些具有重要的生理活性。如 γ- 三甲胺基丁酸在窒息性缺氧模型中有延长存活期的作用，能使豚鼠离体的心脏冠状动脉流量增加，临床上将甜菜碱和 N- 脒基甘氨酸共同用于治疗肌无力。

核苷类是具有广泛生理活性的一类水溶性成分，余兢光等从薄盖灵芝菌丝体中分离到5种核苷类化合物，分别为尿嘧啶（Uracil）、尿嘧啶核苷（Uridine）、腺嘌呤（Adenine）、腺嘌呤核苷（Adenosine）和灵芝嘌呤（Ganoderpurine）。

核苷类成分是灵芝孢子粉中的主要活性成分之一，可作为灵芝孢子粉质量的表征物质。王金艳等利用高效液相色谱方法（HPLC），对不同破壁时间、不同采收时期的龙泉、奉化、大别山、黄山4个产区灵芝孢子粉中的胞嘧啶、尿嘧啶、胞苷、次黄嘌呤、黄嘌呤、尿苷、胸腺嘧啶、腺嘌呤、肌苷、鸟苷、2'-脱氧鸟苷、胸苷、腺苷、2'-脱氧腺苷、虫草素等15种核苷类成分的含量进行测定。结果表明破壁处理对灵芝孢子粉中核苷类成分提取率的影响不大，不同产地的灵芝孢子粉中核苷类成分的组成和含量具有显著差异，且孢子粉中的核苷含量随着产粉时间的延长有所增加。各待测样品中均含有胞嘧啶、尿苷、腺嘌呤、鸟苷、腺苷等成分，其中尿苷、鸟苷、腺苷3种核苷的含量占总量的比例在待测样品中均达到70%以上，为灵芝孢子粉中的主要核苷类成分。

于华峥等运用高效液相色谱对灵芝子实体、菌丝体和孢子粉中蛋白质中的核苷类成分进行分析测定，结果发现菌丝体核苷类成分主要有尿嘧啶、胞苷、次黄嘌呤、尿苷等，其中尿苷含量最高；孢子粉主要含尿苷和腺苷2种核苷，含量也较低；而子实体中核苷种类较多，含量也较菌丝体和孢子粉中高。

另外，杨丰庆等建立一种用于测定赤芝和紫芝中的

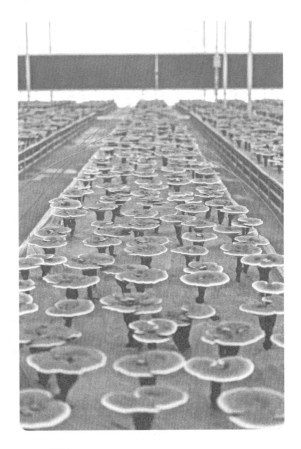

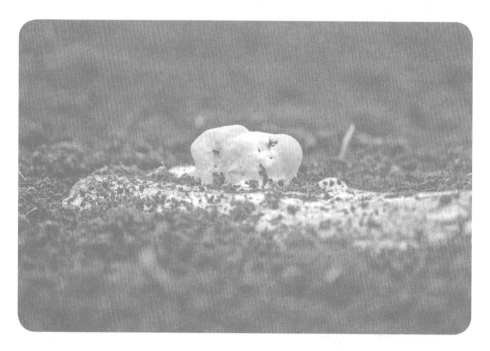

核苷类成分的毛细管电泳 – 质谱联用法（CE–MS），从测定结果可以看出，不同产地的赤芝和紫芝在核苷类成分含量上差异较大，赤芝的核苷类成分的含量高于紫芝。

张圣龙等运用 HPLC 法考察尿嘧啶、尿苷、腺嘌呤以及鸟苷在不同品种灵芝中的含量差异。灵芝中核苷类成分比较复杂，通过对比灵芝的核苷的含量，结果发现，不同品种的灵芝中四种核苷类成分的含量存在显著差异。如尿嘧啶含量在 140 品种中最高，达到 228.0μg/g，156 品种中最低，仅为 20.4μg/g；尿苷含量在 119 品种中最高，为 468.1μg/g，156 品种中最低，仅为 47.3μg/g；腺嘌呤含量在 156 品种中最高，在 119 和 D6 中均未检测到；鸟苷含量在 119 品种中最高，为 259.3μg/g，156 品种中最低，仅为 40.7μg/g。在四种核苷的总量上存在明显的差异，两次测量 119 品种的四种核苷的总量分别达到 972.8μg/g 和 910.6μg/g，而 156 品种的含量仅为 292.8μg/g。

甾醇是从灵芝脂溶性分离物中提取的活性物质，含量比较高，仅麦角甾醇含量就达 3‰左右。已知从灵芝中分到的甾醇有近 20 种，如麦角甾醇（Ergosterol）、麦角甾醇棕榈酸酯（Ergosta–palmitate）、5α– 豆甾烷二酮 3,6（5α–Stigmastan 3,6–dione）、β– 谷甾醇（β–sitosterol）等，这些甾醇骨架分为麦角甾醇类和胆甾醇类两种类型。简伟明等按照《中药注射剂指纹图谱研究的技术要求（暂行）》的要求，建立破壁灵芝孢子粉甾醇类 HPLC 指纹图谱的分析方法，得到 15 个共有峰，并对 10 批样品的相似度进行了考察，生成破壁灵芝孢子粉标准指纹图谱，各样品图谱与对照指纹图谱的相似度均在 0.9 以上。他还研究了各样品中 15 个共有峰的峰面积含量，并得到了粗甾醇提取物对人乳腺癌细胞浓度—抑制率曲线及其参数 IC_{50}，两者经多元线性回归，进行"谱效"关系研究，明确了破壁灵芝孢子粉指纹图谱共有峰与抗人乳腺癌细胞活性的相关性，证实了破壁灵芝孢子粉中麦角甾醇等 6 个色谱峰所代表化合物的含量高低可能影响其活性，将常规化学检定与生物检定相结合进行"谱效"关系研究，为破壁灵芝孢子粉的生产及质量控制提供了有效方法。

孙金旭等利用高效液相色谱法（HPLC）研究了灵芝真菌发酵过程中胞内外麦角甾醇的含量。随发酵时间的延长，菌体量的增加，麦角固醇胞内外含量不断增加，发酵至 120 小时，麦角固醇含量增至最高，胞内含量达到 0.64mg/g，胞外含量达到 0.07mg/mL，之后随发酵时间的延长，灵芝真菌胞内外麦角固醇含量不断降低。灵芝真菌发酵过程中，胞内外麦角固醇含量的变化规律与灵芝真菌菌体产量呈正相关。

麦角固醇为灵芝真菌菌丝体中重要的生理活性物质之一，朱会霞等利用深层发酵法发酵生产麦角甾醇，研究了连续发酵、分批发酵、补料分批发酵 3 种不同发酵方式对灵芝菌丝体、麦角固醇产量的影响。实验结果表明，相对于连续培养发酵，补料分批发酵灵芝菌丝体最大产量提高 4.71%，麦角固醇产量提高 17.35%，到达菌丝体和麦角固醇产量最大的时间缩短 24 小时。故补料分批发酵优于分批和连续发酵，有利于发酵灵芝真菌生产麦角固醇。

四、肽类、氨基酸和蛋白质

灵芝肽是灵芝中另一种重要活性物质，具有一定的抗氧化、保肝护肝等作用。Sun 等采用超滤、凝胶过滤色谱等方法从灵芝水提物中制备了多肽组分，体外试验结果显示该组分不仅可以清除超氧阴离子自由基（O_2^-）和·OH，而且还能抑制脂肪氧化酶活性和脂质过氧化反应，体内试验结果表

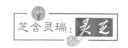

明该多肽组分可降低雄性 Wistar 大鼠肝组织中丙二醛（MDA）的含量，说明灵芝多肽具有较好的抗氧化活性。灵芝肽良好的保肝效果与其优异的抗氧化能力有关。何慧等研究灵芝肽（GLP）对乙醇诱导的肝损伤模型小鼠的保肝作用，结果表明，灵芝肽具有很强的抑制羟自由基和超氧阴离子自由基的能力，对肝组织匀浆中的线粒体肿胀和 MDA 的形成有一定的抑制作用；对于 CCl_4、D–Gal 及 BCG+LPS 诱导的肝损伤模型小鼠均有良好的保肝作用。本实验进一步研究了灵芝肽对于乙醇诱导的肝损伤模型小鼠的保肝作用，利用乙醇建立小鼠肝损伤模型，通过测定小鼠血清中 ALT、AST、TG 含量，肝匀浆中 SOD 活力、MDA 含量、还原性谷胱甘肽（GSH）含量等生化指标，初步证实了灵芝肽对急性酒精性肝损伤的保护作用。

孙颉等研究表明灵芝多肽的降血糖效果具有一定的持续性。包焜等采用四氧嘧啶建立糖尿病小鼠模型，经不同组分灵芝提取物连续灌胃，4 周后测定小鼠空腹血糖值、胰岛素浓度、肝糖原、肌糖原含量、肝脏 SOD 活性、MDA 含量。结果表明，灵芝多肽对糖尿病小鼠有显著的降血糖作用。灵芝

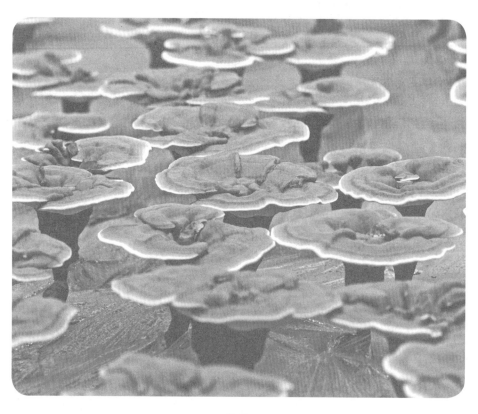

多肽降低糖尿病小鼠血糖的原因主要有两方面，试验前期进行了灵芝多肽对体外 α- 葡萄糖苷酶活性抑制的研究，灵芝多肽可以通过抑制小肠中 α- 葡萄糖苷酶的活性，减少血液中葡萄糖来源，从而降低血糖含量；其次，根据本研究试验中 SOD 和 MDA 的数据分析可知，灵芝多肽可以通过增强肝细胞中 SOD 的活性，减少有害物质 MDA 的生成，增强机体抗氧化能力，保护糖尿病小鼠胰岛 B 细胞免受自由基和活性氧的进一步破坏，使胰岛素的合成和分泌有所升高，从而降低血糖含量。而灵芝多糖除可以增强糖尿病小鼠肝细胞 SOD 活力，降低 MDA 的含量（$P < 0.05$），增强糖尿病小鼠机体抗氧化能力之外，可能主要通过改善或修复受损伤的胰岛 B 细胞，使血清胰岛素的合成和分泌升高，进而起到降低血糖的作用。本研究对灵芝降血糖功能性食品以及治疗宠物糖尿病中兽药的开发具有良好的理论参考和应用价值。

氨基酸是灵芝孢子粉中的重要组成部分，可采用氨基酸自动分析仪、柱前衍生化 –HPLC 法进行测定。张能荣等用氨基酸自动分析仪测定灵芝孢子粉（氨基酸总含量为 7.20g/100g）中 19 种氨基酸的含量，其中以缬氨酸的含量为最高，其次是谷氨酸、天门冬氨酸。如按氨基酸的含量由高到低排列，其顺序如下：缬氨酸、谷氨酸、天冬氨酸、亮氨酸、丙氨酸、甘氨酸、苏氨酸、精氨酸、丝氨酸、赖氨酸、脯氨酸、苯丙氨酸、异亮氨酸、组氨酸、酪氨酸、γ- 氨基丁酸、牛磺酸、蛋氨酸和胱氨酸。同时用凯氏定氮法测得总氮量为 2.96g/100g，这表明灵芝孢子粉中除了含有较多量的蛋白质、多肽和氨基酸之外，还含有于相当数量的其他含氮化合物。据文献报道，已知的有灵芝碱甲（ganoine）、灵芝碱乙（ganodine）和灵芝嘌呤（ganoderperine）。

周芬霞等应用柱前衍生化 –HPLC 法同时测定灵芝孢子粉中牛磺酸与精氨酸的含量。结果显示，牛磺酸的线性范围为 0.0201 ～ 0.503mg/mL；精氨酸的线性范围为 0.0204 ～ 0.509mg/mL。该方法灵敏度高，重复性好，准确可靠。

陈体强等用氨基酸自动分析仪测定从灵芝孢子粉中检出 18 种常见氨基酸含量，灵芝孢子粉的氨基酸总量为 7.29 ～ 7.71mg/100mg；其中甲硫氨酸含量高达 3.30 ～ 3.48mg/100mg，人体必需氨酸含量占总量的 69.4% ～ 70.4%。灵芝孢子粉含有棕榈酸（19.8%）、油酸（55.2%）、亚油酸（16.5%）以及少量的肉豆蔻酸、硬脂酸、甘碳烯酸及廿二碳四烯酸等。陈体强、徐洁等还研究了福建省常见的灵芝、紫芝、树舌及皱盖假芝这 4 种栽培或野生灵芝的氨

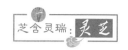
基酸含量，并做分析比较，氨基酸总量树舌（G. applanatum）最高，南方树舌（G.austrsale）最低；人体必需氨基酸的含量，栽培紫芝（G.sinense）最高，野生紫芝最低；研究结果还表明，野生灵芝的必需氨基酸组成比例相对栽培灵芝更接近人体的必需氨基酸组成比例，其原因可能是由于品种及生长条件的差异造成。在药用真菌的生物多样性保护和合理利用方面，野生灵芝的人工驯化栽培有着广阔的前景。在野生转家种的驯化栽培过程中，品种改良及栽培技术方面尚有待改进，并与有效成分的分析测定（指纹图谱构建）相结合，以求获得较高的栽培品质。

于华峥等运用离子色谱对灵芝子实体、菌丝体或孢子粉中氨基酸进行检测，结果显示，3 种样品中含有的氨基酸比率有所不同，但均含有大部分必需氨基酸。其中菌丝体中总氨基酸质量分数是最高的，达 6% 左右；而灵芝子实体总氨基酸质量分数最低，只有 3% 左右。

灵芝中蛋白质有多种类型，包括真菌免疫调节蛋白（fungal immunomodulatory protein，FIPs）、凝集素（lectin）、糖蛋白（glycoprotein）、酶（enzyme）等。王红梅等对采用凯氏定氮法测定破壁灵芝孢子粉中粗蛋白含量的不确定度进行评定，结果表明，合成相对标准不确定度为 0.02%，扩展不确定度为 0.04%。在本次孢子粉粗蛋白质测定中，引入不确定度的主要因素有盐酸标准溶液的浓度及样品测定中实际消耗的标准溶液体积。鉴于灵芝孢子粉中蛋白质含量低，建议使用低浓度的盐酸标准溶液来进行测定，以增加消耗标准溶液的体积，既可减少终点误差又可减少滴定体积误差，从而提高准确度。王红梅还对 6 种灵芝菌株（D156、D119、D140、D6、D111 和 D164）的子实体中蛋白质和多糖含量、糖醇和单糖的种类和含量、多糖指纹图谱进行了比较研究。结果显示，不同灵芝菌株在蛋白质和多糖含量以及糖醇和单糖的种类和含量方面均有显著差异。其中 D164 菌株中蛋白质含量最高（14.09%），D156 菌株中蛋白质含量最低（6.95%）。D119 菌株中多糖含量最高（3.09%），D119 菌株在多个单糖含量上均位于第一位。

于华峥等运用凯氏定氮法对灵芝子实体、菌丝体和孢子粉中蛋白质的量进行测定，发现未破壁孢子粉、子实体和菌丝体中差别明显，其中灵芝孢子粉中蛋白质含量最高，质量分数达到 11.1%，灵芝菌丝体中蛋白质质量分数最低，仅为 7.1%。

林佳萍等通过正交试验获得水提灵芝蛋白质的最佳工艺，测得灵芝

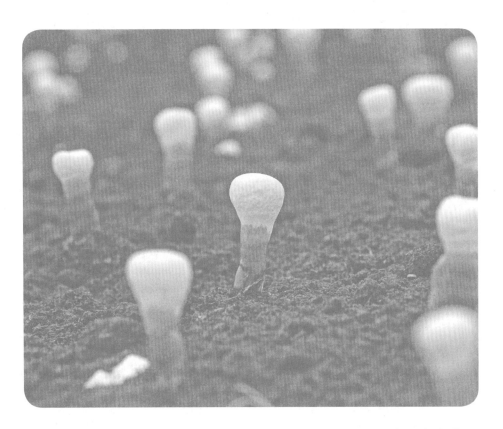

蛋白质提取率为 50.52%。提取的灵芝蛋白质粗提物具有一定的抗氧化活性，DPPH 自由基和羟基自由基的半数清除质量浓度分别为 685.02μg/mL 和 568.82μg/mL，对 ABTS 自由基的清除活力和金属螯合力在 200μg/mL 时分别达到 99.60% 和 83.15%，并且具有较强的还原力，本结果为灵芝蛋白质的进一步分离纯化和抗氧化活性的研究提供了一定的参考价值。

五、其他微量元素

灵芝子实体含有多种微量元素，有锰、镁、钙、铜、锗、锶、锌、铁、铍、硼、铬、镍、钒、钛等。灵芝对锗（Ge）的富集能力较强，有机锗的含量是人参的 4 ~ 6 倍、枸杞子的 100 倍，有机锗能使血液循环畅通，增加红细胞携氧能力，延缓衰老，并能与体内污染物、重金属相结合形成锗化合物

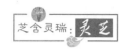

排出体外，还有调整人体不正常电位的功能，抑制病症的恶化。

张能荣等用电感耦合等离子体发射光谱法（ICP-AES 法）测定了灵芝孢子粉中 14 种微量元素和 8 种常量元素（铝、铁、钙、镁、钾、钠、硼、锌），其中锗的含量为 5.9mg/kg，汞（Hg）、砷（As）、铅（Pb）的含量依次为 0.01、1.5、2.2mg/kg，而硼（B）、铁（Fe）、锌（Zn）等有益元素的含量介于 120mg/kg 与 6220mg/kg 之间。在 22 种被测元素中，铁、硼的含量高达千分之几，锌的含量也较高（122mg/kg），均超过一般天然药物中的含量，值得注意。

陈体强等用氨基酸自动分析仪测定从灵芝孢子粉中检测氨基酸含量同时，对 56 种元素进行定量或半定量分析，结果表明，灵芝孢子粉碳氮比（C/N）为 17.57 : 1，含有磷 1.28%、硫 0.87%、硅 0.92%、钾 1.64mg/g、钠 28μg/g、钙 0.713mg/g、镁 0.346mg/g、铁 0.64mg/g、锌 42.0μg/g、铜 127μg/g、锰 11μg/g、锶 6.09μg/g 等二十多种人体必需或有益的常量元素及微量元素。

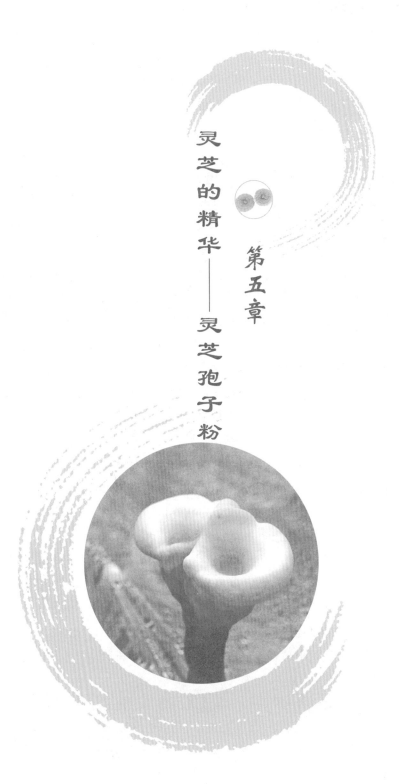

第五章

灵芝的精华——灵芝孢子粉

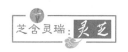

一、灵芝孢子粉的药用历史和现状

灵芝是一种不可多得的药食兼用的珍品，其子实体、孢子粉、菌丝体均可入药，其中灵芝孢子粉是灵芝成熟时释放的如烟似雾的粉状物体，一遇风吹雨打就会无影无踪，被现代人称作灵芝的精华。一般从 1kg 灵芝子实体当中仅能收集到 1g 孢子。灵芝孢子粉的功效远远大于灵芝子实体，前者功效为后者的 75 倍。由于灵芝孢子粉收集困难，因此古代应用较少。20 世纪 50 年代末期以来，由于人工栽培灵芝子实体的成功，深层发酵培养灵芝菌丝体和发酵液的技术发展，灵芝子实体、菌丝体大量生产，灵芝的开发应用日益广泛。

1970 年开始，我国医药学者在对灵芝进行化学和药理研究的基础上，开展了灵芝的临床研究，并初步证实灵芝的药用价值。1976 年，中国科学院北京植物研究所和北京医学院药理教研组编撰的《灵芝》一书出版，该书在团队研究工作的基础上，汇集此阶段我国灵芝研究的成果，特别是较全面地叙述了灵芝的药理作用和应用。通过现代科技方法对灵芝的研究结果证明，灵芝及其相关制剂具有广泛的药理作用，如抗肿瘤作用、免疫调节作用、镇静作用、强心及抗心肌缺血作用、调节血脂作用、降血糖作用、平喘作用、保肝作用、抗缺氧作用和抗衰老、美容作用等。

尽管对于灵芝的研究、开发和应用均取得重要进展，但对于灵芝孢子粉，特别是破壁灵芝孢子粉的认识目前仍处于初步阶段。从古至今，在浩瀚的医学典籍中，灵芝（即子实体）入药比比皆是，而孢子粉却只字未见记载。直到 20 世纪 80 年代初，灵芝孢子粉才被人们认识。近 20 年来，有关灵芝孢子粉的研究越来越多，灵芝孢子粉的报道不断涌现，有关灵芝孢子粉的保健品也不断被开发出来。

灵芝孢子，又名担孢子，也就是灵芝的种子，它是在灵芝的生长成熟期产生释放出来的。单个的孢子体形极细小，只有几微米至十几微米大，肉眼是看不见的，只有在高倍显微镜下观察方可看清楚它的形体特征。我们肉眼所见是由无数个担孢子集中起来的，呈粉末状，其堆积密度为 0.22 ～ 0.25g/cm³，每克含有 100 多亿个孢子。这些便是灵芝中的精华——灵芝孢子粉。在科技不发达的古代自然无法认识到孢子粉的存在，历代的文献未曾对此记载也就不难理解了。

随着近年来高科技的进一步研究，灵芝孢子粉的医疗保健功能令世人瞩目。孢子粉荟萃了灵芝的精华，它富含蛋白质及多种氨基酸，还含有丰富的多糖、萜类、生物碱、维生素等成分。灵芝孢子粉的药理作用，比灵芝子实体更强、更全面。灵芝孢子粉在抑制肿瘤、保肝护肝、增强免疫力方面远远超过灵芝子实体。有报道称它的疗效相当于灵芝子实体的 75 倍。临床应用灵芝孢子粉可以治疗慢性肝炎、消除化学药物对肝的损害、抗衰老、防组织纤维化、治疗糖尿病、高血压等疾病。

根据文献及国家食品药品监督管理局的数据查询，灵芝孢子粉制剂有 4 个"国药准字 B"的灵芝孢子粉胶囊批准文号和 2 个"国药准字 H"的灵孢多糖注射液（肌生注射液）批准文号。目前常用的灵芝孢子粉制剂药物有复方灵芝孢子精油胶囊、复方灵芝降糖胶囊、破壁灵芝孢子粉胶囊、灵芝孢子粉咀嚼片等。主要涉及降糖、降脂、调节免疫、抗疲劳等功效。灵芝孢子精油是从灵芝孢子粉中提取到的油状脂质物，其中含有丰富的三萜类化合物，该类化合物在提高机体免疫力、耐缺氧能力、降低胆固醇、抗肿瘤等方面有明显作用。复方灵芝降糖胶囊由灵芝、知母、百合、麦冬所组成，经提取和精制后制成胶囊剂，临床应用可明显降低血糖、血脂，并有增强体力、提高免疫力的良好作用。破壁灵芝孢子粉胶囊是单味药物组成，作为一种抗肿瘤和放化疗的辅助性药物，提高肿瘤患者对放疗、化疗和手术的耐受性是有价值的，是一种良好的抗肿瘤辅助性药物。灵芝孢子粉咀嚼片对免疫功能具有增强作用，灵芝孢子粉的免疫调节作用机制还涉及抗氧化、改善细胞呼吸、抑制细胞凋亡、调节肠道菌群和刺激细胞因子等多个方面。

在灵芝孢子粉药用进程中，有部分厂家急功近利，研究不深入，没有充分解决灵芝孢子粉开发的技术问题，产品有效性达不到所宣称的效果，受到药品监管当局严厉的处罚。1994 年 12 月 1 日，卫生部发出《关于查处"灵芝孢子粉"的通知》，将"自航灵丹"（灵芝孢子粉）定性为假药，其为未经破壁处理的灵芝孢子粉，有效成分很难被人体吸收利用。2007 年 4 月 28 日，国家药品监督管理局鉴于西安绿谷制药有限公司"双灵固本散"申报中药保健药品整顿的临床试验资料存在不真实问题，该品种广告宣传内容超出已批

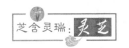

准的功能主治范围，决定注销西安绿谷制药有限公司"双灵固本散"药品批准文号。

这两次事件给灵芝孢子粉药用价值带来严重的信誉危机，给整个灵芝孢子粉行业带来巨大负面影响。事件发生后，由于灵芝孢子粉自身的独特功效，仍有许多研究人员和企业继续着灵芝孢子粉的研究，从灵芝优良品种选育到绿色无污染有机栽培，从低温气流破壁到壁壳去除技术，从饮片炮制规范到国际标准的制订，一步一步攻克了制约灵芝孢子粉药用的瓶颈问题，同时，还从分子水平、细胞水平阐明了灵芝孢子粉的作用机制与药理药效。

随着人们生活水平的不断提高，心血管病（CVD）、肥胖症、糖尿病、高血压等已成为危害人类健康的主要疾病，特别是 CVD 已居我国人口死亡原因的首位。CVD 虽病因复杂，但脂质代谢异常是重要的影响因素之一，因此，如何有效的调节血脂是目前防治 CVD 的重要课题。近年来，真菌的营养滋补作用及药理功效越来越受到各国科学工作者的重视，其中，灵芝孢子粉不仅具有调节免疫力、抗癌、消炎、降低血糖、降低血脂等功效，而且是无毒性、无不良反应的健康产品。

二、灵芝孢子的破壁与去壁技术

我国灵芝孢子粉的药理研究与产业化始于 20 世纪 80 年代。目前为止，灵芝孢子粉产品历经三代技术变革：第一代为未破壁灵芝孢子粉，第二代为破壁灵芝孢子粉，第三代为去壁灵芝孢子粉。

（一）灵芝孢子的破壁技术

灵芝孢子具有坚硬的双层细胞壁结构，每个孢子的褐色内层产生许多针状小突起，深深地伸入孢子壁的透明外层，外层孢壁光滑。灵芝孢子包裹的两层壁十分坚韧，其成分几丁质含量为 52.08% ～ 57.64%，无机元素构成以硅（19.01%）、钙（24.31%）为主，硅和钙掺入几丁质使得孢壁更加结实坚硬，且耐酸碱，极难氧化分解，因此限制了人们对胞内有效物质的消化吸收。为了充分吸收利用灵芝孢子内的有效物质，必须对孢子粉进行破壁。

当今应用于灵芝孢子破壁的技术有生物酶解法、化学法、机械法，以及效果较好的不会破坏孢子有效成分的超低温气流破壁技术。

1. 生物法

（1）酶解法

使用纤维素酶、半纤维素酶、蛋白酶、果胶酶、溶菌酶、几丁质酶等使灵芝孢子壁降解，达到破壁的目的。主要处理过程是：在含有上述 1 种或多种酶的溶液中浸泡灵芝孢子一定时间（通常是几天）。

（2）菌溶法

使用酵母菌等进行灵芝孢子的发酵处理，破坏灵芝孢子壁。

（3）激活孢子

利用孢子萌发力破坏灵芝孢子壁。

这类方法的优点是能量消耗小、破碎效果好；缺点是作用时间很长，去除产品中的酶或细菌十分困难，另外也会造成灵芝孢子粉中灵芝多糖等有效成分的流失，从而使灵芝孢子粉的功效与作用大打折扣。

2. 化学法

包括溶剂浸泡、酸降解、碱降解等方法。主要处理方法类似于酶解法，

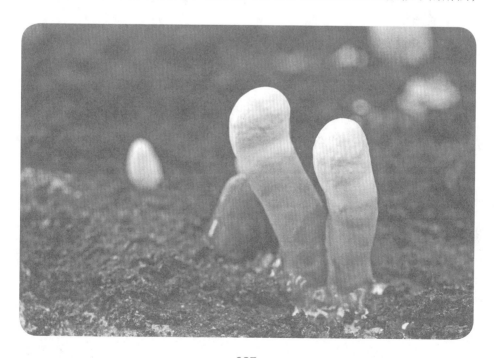

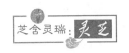

只是浸泡使用的溶剂不同。这类方法的优点与生物法类似，缺点是往往导致有效成分变性，且会残留化学物质，也会对人体健康有所影响。

3. 机械法

通过碾压、挤压、喷射粉碎、气流粉碎、撞击等机械作用破坏灵芝孢子壁。使用的设备有碾压机、挤压机、超微粉碎机等。超微粉碎机的工作原理有多种，比较常见的有球磨、喷射、气流。

目前采用这类机械方法进行灵芝孢子破壁加工比较普遍，不同工作原理对产品品质的影响也不尽相同，如：采用超微粉碎振动磨等通过碾压、挤压等破壁方式的设备，其优点是简单易行，但同时易引起机械的磨损从而污染产品，导致重金属超标。

4. 物理法

使用低温、冷冻（脆化）、超声波等物理作用破坏灵芝孢子壁。低温和冷冻的基本原理是利用灵芝孢子中的水分在低温条件下结晶、冰晶长大等作用破坏灵芝孢子壁，或者利用低温条件下灵芝孢子壁的特殊力学性能进行破坏。超声波法是利用超声的机械振荡作用破坏灵芝孢子壁，微波法则是利用高频电磁波的作用破坏灵芝孢子壁。因工作原理不同，各种方法的优缺点也不同，一般来说，这类方法破壁率不高，同时设备投资较大。

5. 综合法

（1）通过变温压差脆化结合超微粉碎的技术破坏灵芝孢子壁，经脆化、干燥后的灵芝孢子粉有分级去杂、纯化灵芝孢子粉原料的作用，可提高微粉处理的破壁率，破壁率可达99%。

（2）酶法联合超高压超临界法。综合法破壁技术优于单独法，破壁率可达99%。机械物理法250型孢子粉破壁机组破壁法属干法破壁，破壁率可达85%±2%。随时间增加还可提高破壁率，但过高的破壁率影响操作和包装。

（3）通过生物酶破壁与超声波处理相结合，应用冷冻干燥技术，灵芝孢子粉的破壁率达98%以上，此方法不含金属杂质，提高了纯度。

（4）采用BCD的湿法灵芝孢子粉破壁工艺，所添加的环糊精既可促进灵芝孢子粉的破壁完全，又能够有效包合灵芝孢子粉有效成分，破壁率达到90%。此方法抗霉变效果显著。

6. 超音速气流低温破壁技术

采用超音速气流粉碎机对灵芝孢子粉进行破壁。进入该设备的气体先经过冷冻干燥机进行低温处理，利用超音速低温气流的巨大能量使物料发生互相冲击、碰撞和摩擦，达到粉碎目的。采用该工艺有效地避免了重金属污染，并防止了因温度过高导致孢子油氧化和有效成分损失。经反复试验，项目探索出了破壁工作仓温度低（＜–20℃）、车间温度低（≤22℃）、湿度低（≤45%RH）、原料含水量低、分级轮频率高（100～120Hz）的"四低一高"超音速低温气流破壁技术。经杭州市药检所、浙江省医学科学院检测，产品破壁率可达98%。破壁后的灵芝孢子粉经浙江省质量技术监督检测院检测，铬、镍含量分别为0.65mg/kg、0.14mg/kg，较未破壁前的0.5mg/kg、0.17mg/kg，无明显增加。

（二）靶向萃取分离去壁浓缩技术

第三代为去壁灵芝孢子粉，是基于独创新型去壁工艺的破壁灵芝孢子粉，通过破壁、萃取、提取、去壁、浓缩等工艺去除几丁质壁壳、充分保留有效成分，使多糖、三萜等成分含量显著提高，同时也解决了易氧化、重金属超标等问题，显著提高了产品的安全性、有效性、可控性。

灵芝孢子壁壳占比高，而有效成分占比很小。在破壁的基础上，进行萃取、分离、去壁、浓缩、干燥等工艺，去除壁壳等非效用部位，大幅度提高

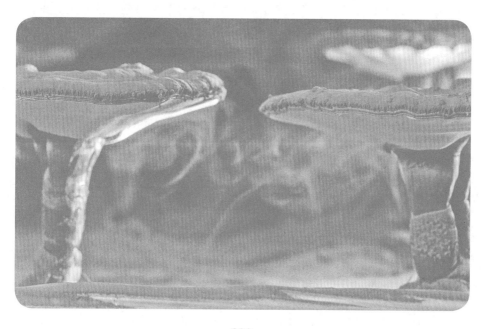

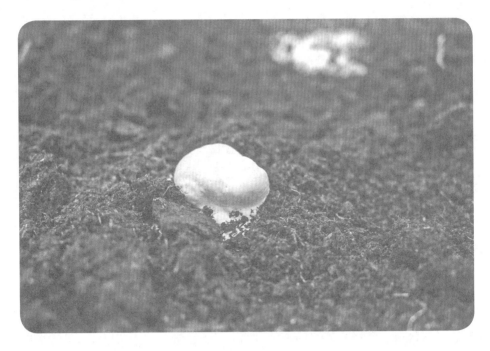

了灵芝孢子粉的纯度，从关键上取得了突破。

　　根据灵芝孢子粉的细胞结构特点，针对破壁技术残留且混合在有效成分中的壁壳影响吸收效率、有效成分含量低的问题，寿仙谷药业自主开发了包括动态循环流动提取（物料上进下出）、多级分离精制去壁（8～12μm、4～7μm、1μm以下）、浓缩液快速干燥等步骤的新型去壁技术和精制工艺，实现了灵芝孢子粉无效成分（壁壳）的分离和有效成分（多糖及三萜等）的富集。检测实验表明，精制灵芝孢子粉剂粗多糖含量可达16.6%左右（普通产品仅有1.56%）、总三萜含量可达7.86%左右（普通产品仅有0.96%），有效成分含量较破壁灵芝孢子粉粗多糖提高10倍以上，总三萜提高8倍以上。

三、灵芝孢子粉的成分

　　灵芝所含化学成分复杂，目前已知的有糖类（还原糖和多糖）、氨基酸、蛋白质、多肽、甾类、三萜类、挥发油、香豆精苷、生物碱、树脂、油脂、多种酶类、微量元素等。包括了人体所必需的营养物质，同时还是人体健康所必需的膳食纤维的很好来源。

灵芝孢子内含有比灵芝更丰富的多糖肽、腺嘌呤核苷、蛋白质、酶、三萜类、有机锗、微量元素等成分，其所含有的灵芝多糖、灵芝酸、有机锗、有机硒等营养物质是灵芝子实体的数十倍，并且其在增强机体免疫功能和抑制肿瘤细胞生长的药效方面远远超过其母体灵芝。

（一）三萜类

自从 1982 年 Kubota 等人首先从赤芝子实体中分离到三萜类化合物后，日本和中国对这一类化合物研究较多，到目前为止，已先后从赤芝子实体和孢子粉中分离到 100 多种三萜类化学成分。

灵芝三萜类化合物分为四环三萜和五环三萜，从四环三萜类化合物的结构来看，属于高度氧化的羊毛甾烷衍生物，多数具有苦味。按分子所含碳原子数可分为 C_{30}、C_{27} 和 C_{24} 三大类。灵芝三萜类化合物结构中一般都含有羟基，且在紫外光谱中呈现多个波长的特征吸收。其中，灵芝酸作为灵芝三萜类化合物中重要的活性成分，根据官能团和侧链的差异，有以下六种基本骨架：

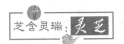

V

VI

侧链类型可分为 13 类：

1   R   O   COOH

2   OH   R   O   COOH

3   R   CH₂OH

4   H   R   OH OH   CH₂OH

5   R   OH   COOH

6   R   CHO

7   R   O   CH₂OH

8   R   COOH

9   R   COOCH₃   CH₂OH

10   R   COOH

11   R   CH₂OH   CH₂OH

12   R   O   COOH

13   R   O

092

灵芝孢子粉中的三萜类化合物包括赤芝孢子内酯 A（ganosporelactone A）和 B，灵芝孢子酸 A，灵芝酸 A、B、C、E、γ、ε、ζ 和 θ，灵芝醇 F（ganoderiol F），灵芝酮三醇（ganodermanontriol），灵芝酮二醇（ganodermanondiol），赤芝萜醇 A（lucidumol A），赤芝萜醇 B（lucidumol B）及赤芝酸 SP（lucidenic acid SP）等。董虹玲等建立了灵芝孢子粉中灵芝酸 C2、灵芝酸 G 和灵芝酸 A3 的高效液相色谱（HPLC）测定方法。结果表明，灵芝孢子粉中 3 种成分之间差异明显，所有样品中所测成分平均含量由高到低依次为灵芝酸 A3、灵芝酸 G、灵芝酸 C2，而且三者间呈正相关。江丽青等采用 HPLC 法对连续 3 年采集的荣保灵芝 1 号孢子粉中的灵芝酸 A 进行测定，结果显示，灵芝酸 A 的含量范围为 0.1672 ～ 0.7429mg/g，且随年份的增加而增加。很多三萜类化合物具有生理活性，如：赤芝孢子酸 A（ganosporeric acid A）对 CCl_4 和半乳糖胺及丙酸杆菌造成的小鼠转氨酶升高均有降低作用，赤芝孢子内酯 A 具有降胆固醇作用等。

不同品种灵芝孢子粉中三萜含量有较大差异，"仙芝 2 号"孢子粉三萜含量为 2.25%，较"韩芝"1.87%、"日本红芝"1.92%、"沪农 1 号"1.99%、"仙芝 1 号"1.99% 有明显提高。

（二）多糖类

灵芝多糖一直是研究的热点之一，灵芝孢子中富含多糖和寡糖，其中多糖有葡聚糖、肽聚糖，寡糖有二糖、三糖、四糖，每百克含量分别为 194mg、167mg 和 250mg。到目前为止，尚未发现灵芝孢子多糖与子实体多糖在结构上有区别的报道。灵芝多糖具有多种生理活性，大部分是 β- 型葡聚糖，分子量从数百到数十万，从构成上看大多为异多糖，单糖间以（1→3）（1→4）（1→6）糖苷键相连，部分多糖含有肽键，其基本结构如下：

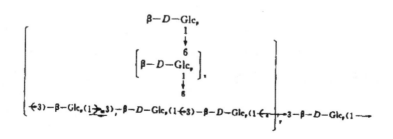

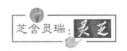

不同灵芝多糖所含单糖的种类和比例不同，一般葡萄糖、半乳糖、甘露糖所占比例稍大，同时还含有少量木糖、岩藻糖、阿拉伯糖等。灵芝多糖取代基的种类和取代度乃至高级结构（三维螺旋结构）改变都会对灵芝多糖的生物活性产生较大影响。有报道认为，灵芝多糖中发挥免疫调节作用的主要成分是水溶性的 β–1,3–D– 葡聚糖和 β–1,6–D– 葡聚糖。对灵芝多糖通常采用紫外分光光度法、HPLC 法、离子色谱法、气相色谱 – 质谱（GC–MS）法、凝胶渗透色谱（GPC）法、指纹图谱法等进行分析。

于青等采用沸水浴加热提取灵芝孢子粉（市售）中多糖，以 2mol/L 三氟乙酸（TFA）水解多糖，以离子色谱法测定灵芝孢子粉中多糖的单糖组成及含量。结果显示，该孢子粉中多糖主要由葡萄糖、半乳糖、甘露糖、木糖、岩藻糖等单糖组成。黄晓兰等用不同提取方法提取灵芝孢子粉多糖，采用 GC–MS 法、HPLC 法分析了灵芝孢子粉多糖的单糖组成，用 GPC 法分析灵芝孢子粉多糖的相对分子质量及其分布。结果表明该多糖是由鼠李糖、阿拉伯糖、甘露糖、葡萄糖和半乳糖组成的杂多糖，破壁与不破壁灵芝孢子粉多糖的单糖组成相同，但破壁灵芝孢子粉多糖较不破壁孢子粉的多糖高出 70%，增加部分为相对分子质量较小的多糖。利用指纹图谱技术测定多糖成分，对灵芝孢子粉进行质量评价是目前灵芝研究的重要方向之一。王浩豪等采用部分酸水解耦合 PMP 柱前衍生反相 HPLC 法建立灵芝孢子粉多糖的 HPLC 指纹图谱，对 15 个不同灵芝（赤芝）孢子粉样品中多糖进行检测和表征，标定了 19 个共有特征指纹峰，同一产地不同批次产品间的相似度均大于 0.97，不同产地产品间的相似度大于 0.8；赤芝孢子粉与其他不同部位及不同品种的灵芝类产品的多糖指纹图谱显示出较大的差异。这为不同部位和不同品种的灵芝类产品的鉴别，以及灵芝孢子粉的真伪与掺假检测提供了依据。

不同品种灵芝孢子粉中多糖含量有较大差异，"仙芝 2 号"孢子粉多糖含量 7.64%，较"韩芝"4.43%、"日本红芝"2.85%、"沪农 1 号"5.64%、"仙芝 1 号"5.12% 有明显提高。

（三）核苷类及生物碱类

核苷类是一类具有广泛生理活性的水溶性成分。余竞光等曾从薄盖灵芝菌丝体中分离得到 5 种核苷类化合物，分别为尿嘧啶（uracil）、尿嘧啶核苷（uridine）、腺嘌呤（adenine）、腺嘌呤核苷（adenosine）和灵芝嘌呤（ganoderpurine）。近年来，许多学者对灵芝及灵芝孢子粉中核苷类成分进行了研究。王金艳等建立了灵芝孢子粉核苷类成分的 HPLC 分析方法，并运用建立的方法对不同破壁时间、不同采收时期采自龙泉、奉化、大别山、黄山 4 个产区的灵芝孢子粉中的 15 种核苷类成分的含量进行测定。结果表明，不同产地的灵芝孢子粉中核苷类成分的组成和含量具有显著差异，且孢子粉中的核苷含量随着产孢子粉时间的延长有所增加，而破壁处理对灵芝孢子粉中核苷类成分提取率的影响不大。各待测样品中均含有胞嘧啶、尿苷、腺嘌呤、鸟苷、腺苷等成分，其中尿苷、鸟苷、腺苷 3 种核苷的含量占比均达到 70% 以上，为灵芝孢子粉中的主要核苷类成分。周芬霞等也曾利用 HPLC 法测定了孢子灵芝粉剂中胞嘧啶、尿嘧啶、肌苷、鸟苷和腺苷 5 种核苷类成分含量，结果含量大小顺序为尿嘧啶 > 肌苷 > 鸟苷 > 胞嘧啶 > 腺苷。

灵芝中的生物碱含量较低，Liu 等曾报道从紫芝中分得 sinensine A、sinensine B、sinensine C、sinensine D 和 sinensine E 5 种生物碱。另有研究从赤芝孢子粉中发现胆碱（choline）、甜菜碱（betaine）及其盐酸盐等化合物。灵芝中的生物碱虽然含量较低，但有些具一定的生物活性。如 γ-三甲胺基丁酸在窒息性缺氧动物中有延长存活期的作用，能使离体豚鼠的心脏冠状动脉血流增加。临床上将甜菜碱和 N-脒基甘氨酸共用治疗肌无力。

（四）甾醇类化合物

灵芝中的甾醇含量较高，仅麦角甾醇含量就达 0.3% 左右。与三萜类成分类似，2015 年版《中国药典》规定了灵芝中三萜及甾醇含量不得少于 0.50%。已知从灵芝中分离到的甾醇有近 20 种，其骨架分为麦角甾醇类和胆甾醇类两种类型，如麦角甾醇（ergosterol）、麦角甾醇棕榈酸酯（ergosta-palmitate）、5a-豆甾烷二酮-3,6（5a-stigmastan-3,6-dione）等。简伟明等建立了破壁灵芝孢子粉甾醇类 HPLC 指纹图谱的分析方法，采集了 10 批不同产地破壁灵芝孢子粉的 HPLC 图谱，获得了 15 个共有峰，各样品图谱与标准指纹图谱的相似度均在 0.9 以上。研究者进一步利用细胞模型得到了 10 批破壁灵芝孢子粉样品粗甾醇提取物的抗人乳腺癌细胞抑制率曲线及半数

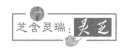

有效剂量（IC₅₀），运用多元线性回归统计方法，将抗肿瘤活性参数 IC_{50} 与 HPLC 指纹图谱共有峰的标准化峰面积比值关联，结果显示，指纹图谱中与抗人乳腺癌细胞活性关系密切的峰为麦角甾醇等 6 种活性成分。相比于灵芝孢子粉，灵芝孢子油中麦角甾醇含量较高。王晓琴等建立了灵芝孢子油中麦角甾醇含量测定的 HPLC 法，并探讨了其在鉴别灵芝孢子油与食用植物油等方面的应用。结果表明，10 个不同品牌灵芝孢子油中麦角甾醇含量在 0.65 ～ 2.79mg/g 之间，麦角甾醇可作为一个化学指标用于灵芝孢子油真伪鉴别及质量评价。

（五）其他类成分

灵芝中还含有多种类型的蛋白质，如真菌免疫调节蛋白（fungal immunomodulatory protein，FIP）、凝集素（lectin）、糖蛋白（glycoprotein）、酶等。灵芝孢子作为灵芝的繁殖细胞，也含有丰富的蛋白质等物质。王红梅等采用凯氏定氮法测定了破壁灵芝孢子粉中粗蛋白质含量，结果显示，灵芝孢子粉中平均粗蛋白质含量为 11.55%。李静静等收集不同产地、不同品种的赤芝孢子粉及子实体，并对其中总蛋白、总多糖、总三萜的含量进行测定和比较，结果发现，全国 6 个主产区的破壁灵芝孢子粉总蛋白为 0.74% ～ 1.91%，总多糖为 0.40% ～ 2.25%，总三萜为 1.36% ～ 3.15%。浙江赤芝品种子实体总多糖、总三萜、总蛋白质质量分数分别为 0.25% ～ 1.42%、0.44% ～ 1.42% 和 1.82% ～ 3.67%；未破壁孢子粉分别为 0.41% ～ 0.91%、0.09% ～ 0.12% 和 0.78% ～ 0.90%，破壁孢子粉分别为 1.03% ～ 2.25%、1.89% ～ 3.15% 和 0.96% ～ 1.04%。由此可见，不同产区的破壁灵芝孢子粉化学成分含量存在显著差异，浙江产区总多糖和总三萜含量较高，福建产区总蛋白含量较高，浙江主栽赤芝品种"龙芝 1 号"总三萜含量较高，"沪农 1 号"总多糖含量较高；破壁灵芝孢子粉中总三萜与总多糖含量高于子实体，子实体菌柄中总多糖含量大多高于菌盖，菌盖中总三萜含量显著高于菌柄，二潮采收的菌盖和菌柄中总多糖含量高于一潮相应的部位，但总三萜含量大多低于一潮，孢子粉破壁可显著提高总三萜和总多糖的提取和溶出率。于华峥等也考察了灵芝子实体、菌丝体和孢子粉不同类化学成分的含量，结果发现，灵芝孢子粉中蛋白质质量分数最高（11.1%），而菌丝体中蛋白质质量分数最低（7.1%）。灵芝子实体中灵芝三萜含量较高，种类全，而菌丝体中的三萜种类少，含量较低，同时未破壁的孢子粉中基本检测不到灵芝三萜。糖醇含量也有差别，菌丝体中有较高含量的阿糖醇，而在未破壁灵芝孢子粉和子实体中都是甘露醇含量较高。同时发现 3 种材料所含核苷的类别、含量均不同。该研究表明，灵芝子实体、菌丝体和孢子粉的化学成分差异较大，使用中应注意区别。

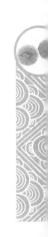

氨基酸类是灵芝孢子粉中的重要组成部分。张能荣等用氨基酸自动分析仪测定了灵芝孢子粉中的 19 种氨基酸，每百克灵芝孢子粉中其总含量为7.20g。按氨基酸的含量由高到低排列，顺序为：缬氨酸、谷氨酸、天冬氨酸、亮氨酸、丙氨酸、甘氨酸、苏氨酸、精氨酸、丝氨酸、赖氨酸、脯氨酸、苯丙氨酸、异亮氨酸、组氨酸、酪氨酸、γ-氨基丁酸、牛磺酸、甲硫氨酸、胱氨酸。陈体强等也从灵芝孢子粉中检出 18 种常见氨基酸，总量为 7.29～7.71mg/100mg，其中甲硫氨酸含量高达 3.30～3.48mg/100mg，人体必需氨基酸含量占总量的 69.4%～70.4%。灵芝孢子粉还含有棕榈酸（19.8%）、油酸（55.2%）、亚油酸（16.5%），以及少量的肉豆蔻酸、硬脂酸、甘碳烯酸和廿二碳四烯酸等；对 56 种元素进行定量或半定量分析，结果表明灵芝孢子粉碳氮比（C/N）为 17.57∶1，含有磷 1.28%、硫 0.87%、硅0.92%、钾 1.64mg/g、钠 28μg/g、钙 0.713mg/g、镁 0.346mg/g、铁 0.64mg/g、锌 42.0μg/g、铜 1.27μg/g、锰 11μg/g、锶 6.09μg/g 等二十多种人体必需或有益的常量元素及微量元素。该研究者还对原木灵芝孢子粉和浸膏粉中的牛磺酸进行了测定比较，结果表明，原木灵芝孢子粉和破壁灵芝孢子粉中牛磺酸含量分别为 8.44～9.23mg/100g 和 7.34～7.89mg/100g，而灵芝浸膏粉中牛磺酸含量很高（140.82～157.38mg/100g）。

破壁灵芝孢子粉中还含有不少油脂类成分，程夏倩等采用 HPLC-ELSD法测定了 4 批未破壁灵芝孢子粉和 21 批破壁灵芝孢子粉中油脂类成分的含量，结果显示，4 批未破壁灵芝孢子粉均检出甘油三亚油酸酯、1,2- 二亚油酸 -3- 油酸甘油酯、1,2- 二亚油酸 -3- 棕榈酸甘油酯、1,2- 二油酸 -3- 亚油酸甘油酯、1- 棕榈酸 -2- 油酸 -3- 亚油酸甘油酯、甘油三油酸酯、1,2-二油酸 -3- 棕榈酸甘油酯、1,2- 二油酸 -3- 硬脂酸甘油酯共 8 种油脂类成分，21 批破壁灵芝孢子粉中上述 8 种油脂类成分含量分别为 1.9～6.9mg/g、6.2～18.2mg/g、1.9～5.8mg/g、18.5～46.1mg/g、8.3～30.2mg/g、

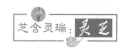

30.9 ～ 79.0mg/g、34.2 ～ 123.3mg/g 和 5.6 ～ 17.4mg/g。

此外，灵芝孢子粉中还含有脑苷、多肽、糖肽类、维生素 E、胡萝卜素等成分。

四、灵芝孢子粉的功效

灵芝孢子粉具有免疫调节、体内抗肿瘤、抑制大鼠免疫性肌炎、降低血糖和抑制糖尿病并发症（肾、心肌、睾丸和视网膜病变）、调节血脂，以及镇静催眠、抗癫痫、改善阿尔茨海默病大鼠的神经退行性病变和增强学习与记忆能力、减轻帕金森病大鼠的脑损伤和炎症反应、促进受损伤大鼠脊髓神经元再生、抗化学性肝损伤等作用。体外试验显示，可抑制肿瘤细胞增殖并诱导其凋亡。从破壁灵芝孢子粉中提取的多糖具有抗肿瘤作用和免疫调节作用。

（一）作用机制研究

1. 调节机体免疫功能

灵芝孢子粉通过刺激机体免疫系统，提高机体内细胞免疫和体液免疫水平来实现抗肿瘤作用。灵芝孢子可以刺激腹腔巨噬细胞释放并增强其吞噬功能。灵芝孢子粉增强单核 – 巨噬细胞系统的吞噬功能，激活巨噬细胞分泌多种生物活性物质如 NO、IL–1β、TNF–α 等，促使 T 淋巴细胞增殖，促进抗体生成，增强 NK 细胞活性，从而杀伤肿瘤细胞，并能通过促进细胞因子的产生而增强细胞的免疫功能。研究表明，灵芝孢子粉可增强小鼠肿瘤特异性、激活和提高特异性杀伤细胞（CTL）和非特异性杀伤细胞（NK、LAK）的抗肿瘤作用，从而对肿瘤细胞直接杀伤，抑制肿瘤细胞的生长和增殖。

灵芝孢子粉可以刺激 B 细胞产生抗体，体内实验表明，灵芝多糖 GLB7 在 2.15mg/kg 时可使小鼠抗体生成细胞数提高 1.83 倍。通过促使 CD3、CD4 亚群细胞表达 CD69 和 HLA–DR，促进 T 细胞活化增殖，诱导血液单核细胞分泌细胞因子，如肿瘤坏死因子、干扰素、白细胞介素抑制肿瘤细胞分裂并诱导其分化完全。对混合淋巴细胞培养（MLC）具有促进作用，同时增强刀豆球蛋白或细菌脂多糖诱导的淋巴细胞增殖，并拮抗环孢素 A、丝裂霉素 C 或依托泊苷（VP-16）对 MLC 反应的抑制作用。灵芝醇 F、灵芝酮二醇、灵芝酮三醇能有效地抑制补体激活。

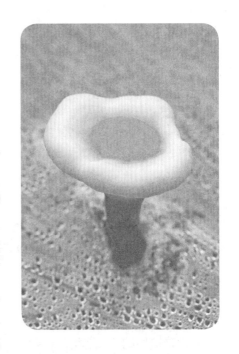

树突状细胞（dendritic cell，DC）是目前发现的功能最强的专职抗原呈递细胞，它对诱导初次免疫应答及肿瘤抗原呈递具有独特的功能。灵芝孢子粉可以促进小鼠脾内树突状细胞增殖，其机制可能是通过直接刺激 DC 增殖，或通过产生各种有利于促进 DC 增殖的细胞因子。有研究发现，灵芝孢子粉用于干预正常 B 淋巴细胞在体外培养，结果显示，灵芝孢子粉可显著降低 PD-1 蛋白质水平，相关 B 细胞的凋亡率大大降低，表明灵芝孢子粉调节免疫的机制之一是增加或维持 B 淋巴细胞数量。寿仙谷药业与法国让·多塞实验室的合作研究结果显示，灵芝孢子粉能增加 CD80 基因表达水平。灵芝孢子粉还能提高铁氧化酶 HMOX-1 的表达水平，表明灵芝孢子粉对癌症患者的生存有一定的益处。

总之，灵芝孢子粉可以通过调节免疫功能来抑制肿瘤细胞的生长和增殖，杀伤肿瘤细胞。

2. 抑制 DNA 合成

灵芝有抑制肿瘤细胞合成 DNA 的作用。徐朝辉等在体外肺癌细胞培养时加入灵芝提取液，结果显示，胸腺嘧啶脱氧核苷（合成 DNA 的必要成分）渗入肺癌细胞的量比对照降低 44.4%。而 DNA 是肿瘤细胞繁殖分裂的必要成分，DNA 合成减少，肿瘤细胞繁殖也相应受到抑制。

3. 抑制端粒酶活性

端粒酶作为肿瘤标志物和治疗靶点日益受到重视。灵芝孢子粉对肿瘤组织的端粒酶具有抑制作用。端粒酶是 RNA 和蛋白质的复合物，是一种特殊的 DNA 聚合酶，可以利用自身的一段 RNA 作模板，合成端粒的 DNA 到染

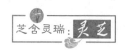

色体末端，端粒的长度随细胞分裂增多而缩短，正常细胞分裂多次后，端粒酶将逐渐缩短，当端粒缩短到一危机点时，细胞将停止分裂，随后死亡。少数细胞逃逸危机点，激活端粒酶，端粒酶能保护端粒在细胞分裂过程中不被损耗，从而成为肿瘤细胞并促其生长。在肿瘤细胞系中可检测出端粒酶的活性，而普通的体细胞内没有端粒酶的表达。因此抑制端粒酶的活性，可有效地抑制肿瘤细胞的生长。利用肝癌细胞悬液接种的 NIH 裸鼠进行实验，以不同浓度的破壁灵芝孢子粉处理瘤鼠，并以环磷酰胺作为阳性对照，结果表明，破壁灵芝孢子粉的抗肿瘤效果在低、中、高剂量组分别为 62.8%、73.5%和 81%，并且端粒末端转移酶活性明显被抑制。证实了破壁灵芝孢子粉在肿瘤组织中抗癌和端粒末端转移酶抑制剂的作用。

4. 抑制 DNA 拓扑异构酶活性

DNA 拓扑异构酶是一种调节 DNA 空间构型的重要核酶，与 DNA 的代谢包括复制、转录、翻译、重组及染色体单体分离等密切相关，能控制、维持和修饰 DNA 拓扑结构。DNA 拓扑异构酶可分为两类，即拓扑异构酶 I（Topo I）和拓扑异构酶 II（Topo II）。抑制拓扑异构酶可导致异常 DNA 结构的出现，染色体单体分离异常等，从而抑制细胞的增殖。在许多肿瘤细胞中，Topo 的含量高于正常细胞，因此以其为靶点的抑制具有一定的特异性，DNA 拓扑异构酶已成为抗肿瘤药物作用的重要靶点。体内外实验均表明，灵芝孢子粉对肿瘤细胞生长有明显的抑制作用，并对 DNA 拓扑异构酶有抑制作用。提示灵芝孢子很可能通过抑制 DNA 拓扑异构酶的活性，起到抑制肿瘤细胞生长的作用。ganoderic acid X（GAX）可以抑制拓扑异构酶 II a，从而抑制 HuH-7 人肝癌细胞 DNA 合成，同时激活细胞外信号调节激酶（ERK）和 c-Jun 氨基端激酶（JNK）、有丝分裂原（细胞分裂剂），激活蛋白激酶（mitogen-activatedprotein kinases）和细胞凋亡。

5. 阻断细胞周期

寿仙谷药业与华东师范大学合作研究，采用流式细胞术检测了灵芝孢子粉醇提物（EGS）对肺 A549 细胞的细胞周期的影响。将周期同步化的 A549 细胞用不同浓度的 EGS（100～300μg/mL）处理 24 小时后细胞收样，核质染色后用流式细胞仪进行分析，实验结果如图 5-1 所示。从图中可知，随着药物浓度的增加，处于 G_2/M 期细胞的比例也随之增加，这说明 EGS 将细胞周期阻断于 G_2/M 期。

Cyclin B1 是控制细胞从 G_2 期进入 M 期的开关，利用 Western blotting 实验检测相关蛋白质的表达水平，结果显示，EGS 显著下调细胞周期蛋白 Cyclin B1 和 pCdc2 的表达，这说明 EGS 通过阻断细胞周期来抑制癌细胞增殖。

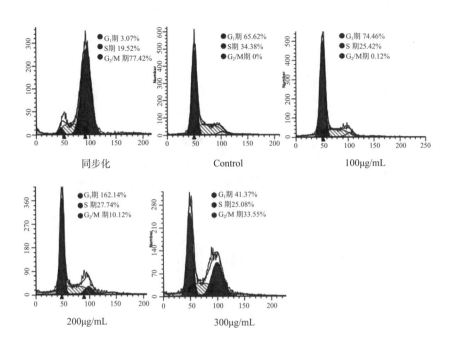

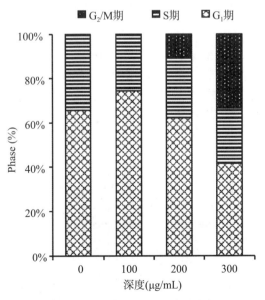

图 5-1　灵芝孢子粉醇提物将 A549 细胞周期阻断在 G_2/M 期

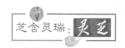

寿仙谷药业与法国让·多塞实验室开展灵芝孢子粉抗肿瘤分子信号通路研究，灵芝孢子粉在细胞循环的 G_1/S 转移点有明显的抑制癌细胞增殖的作用，体现在：

（1）对细胞循环激酶 CDK 有多重靶向抑制作用，如抑制 CDK1、CDK2 和 CDK6 等基因的表达。能提高细胞循环抑制剂如 CDKN1A 基因的表达（见图 5-2）。

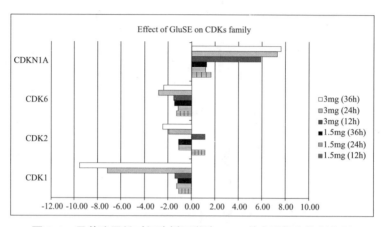

图 5-2　灵芝孢子粉对细胞循环激酶 CDK 的多重靶向抑制作用

（2）对转录因子 E2F7/8 基因表达有非常明显的抑制作用（见图 5-3）。

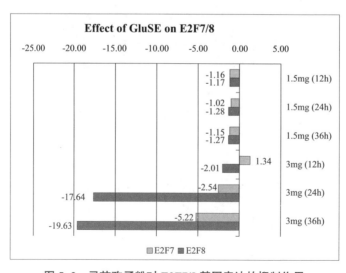

图 5-3　灵芝孢子粉对 E2F7/8 基因表达的抑制作用

（3）对细胞异化生长因子 TGFβ2 有特异性抑制作用，但对 TGFβ1 和 TGFβ3 均无抑制作用，提示灵芝孢子粉对癌细胞抑制的分子机制，但对血管生成无抑制作用（见图 5-4）。

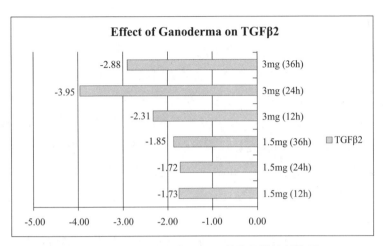

图 5-4　灵芝孢子粉对 TGFβ2 的特异性抑制作用

另外，寿仙谷药业与法国让·多塞实验室的合作研究结果还表明，灵芝孢子粉在细胞循环的 G_2/M 转移点有明显的抑制癌细胞增殖的作用，体现在灵芝孢子粉对 GTSE1 有很强的抑制作用，不仅具有剂量依赖性，而且作用强度随时间逐渐增加，在 3mg/mL 剂量下，24 小时抑制率为 10.68 倍，36 小时抑制率大于 21 倍（见图 5-5）。

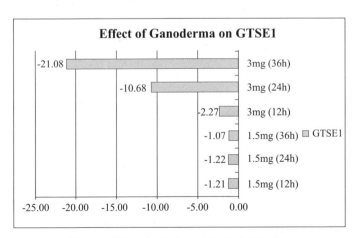

图 5-5　灵芝孢子粉对 GTSE1 的强抑制作用

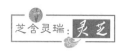

6. 抑制自由基的产生

肿瘤细胞在生长过程中，产生大量的自由基，致使自由基产生和清除的平衡状态被破坏，这些自由基对肿瘤细胞周围组织有很大的破坏作用。抑制肿瘤细胞自由基的产生，不仅抑制肿瘤细胞的生长，还能保护正常细胞不受损伤。灵芝孢子粉可以抑制自发性脂质过氧化和超氧阴离子的生成。对移植了腹水型 L-II 细胞的小鼠给予灵芝孢子粉灌胃，并对其肿瘤组织中能反映肿瘤引起的脂质过氧化程度和自由基水平的丙二醛（malondialdehyde，MDA）含量进行测定，结果显示，灵芝孢子粉有较强的抗脂质过氧化反应的作用，且作用随剂量的增加而增强。提示灵芝孢子粉可以抑制肿瘤细胞自由基的产生，从而抑制自由基引起的脂质过氧化反应导致的 DNA 损伤，同时抑制了肿瘤细胞对周围组织的破坏，抑制肿瘤细胞的生长。灵芝孢子多糖在离体和整体水平对氧自由基（ROS）损伤巨噬细胞具有保护作用，可增加抗氧化酶 SOD、GSH-Px 的活性，减少 MDA 的产生，推测灵芝孢子粉可能对已经存在的自由基有直接清除作用，使细胞内总的自由基水平迅速降低。

7. 抑制肿瘤细胞运动和迁移

肿瘤细胞的迁移是肿瘤细胞生长和扩散的一种方式。对人肝癌细胞 HepG（2）的研究表明，灵芝孢子粉提取物灵芝酸 A、B、C、N 可以抑制肝癌细胞的侵袭功能，并能明显抑制 MMP-2、NF-κB、AP-1 的活性。

Sliva 等用灵芝孢子粉处理乳腺癌细胞 MDA-MB-231 和前列腺癌 PC-3 细胞，发现灵芝孢子粉可以抑制这两种肿瘤细胞的迁移和生长，并探究出灵芝孢子粉通过抑制肿瘤细胞核内的转录因子 AP-1 和 NF-κB 的活化，以及抑制尿激酶型血浆酶原催化剂（uPA）和 uPA 受体的表达和分泌来抑制肿瘤细胞的迁移，从而达到抗肿瘤的效果。

含羟基的灵芝三萜物质 ganoderic acid A、H、F（GA-A、H、F）可能是治疗侵袭性乳腺癌有前景的天然药物，三者的活性与三萜类羊毛甾烷结构上的 C7、C15（GA-A）/C3（GA-H）的羟基化作用相关，GA-A 和 GA-F 可以同时抑制乳腺癌 MDA-MB-231 细胞的生长（细胞的增殖和集落的形成）和其侵袭行为（黏附、迁移、侵袭）。GA-A 和 GA-F 通过抑制转录因子 AP-1 和 NF-κB 来调节其生物活性，由此分别导致 Cdk4 的表达下调，uPA 分泌受抑制。

寿仙谷药业和华东师范大学合作研究，采用 Transwell 法检测 EGS 能否抑制肺癌细胞的迁移。结果显示，EGS 能够显著抑制肺癌 H441 细胞的迁移，而且浓度越高，发生迁移的细胞数目越小。这说明灵芝孢子粉不仅能够抑制肿瘤细胞增殖和生长，同时还能抑制肺癌细胞的发生转移，这对癌症的治疗具有重要意义（见图 5-6）。

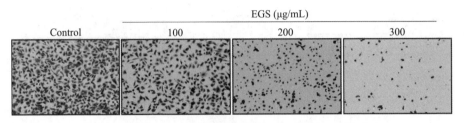

图 5-6　Transwell 实验检测 EGS 对 H441 细胞迁移的影响

8. 诱导肿瘤细胞凋亡

细胞凋亡已成为评估抗癌药物作用能力的指标之一。Ganoderic acid T（GA-T）可以诱导细胞凋亡、导致细胞周期停滞在 G_1 期，而显著抑制高转移性肺癌细胞株（95-D）的增殖，并且这一凋亡过程是通过线粒体功能异常和 p53 蛋白的异常表达来介导的。灵芝水提取物及醇提取物作用于人白血病 NB4 细胞可以导致 p53 蛋白表达以及 Bcl2/Bax 比例下降、Akt 和 Erk 表达水平降低，提示灵芝提取物可以通过 Akt 和 Erk 通道的改变诱导 NB4 细胞凋亡。Ganodericacid D（GAD）亦可以诱导 Hela 宫颈癌细胞 G_2/M 细胞周期停滞和细胞凋亡。对 GAD 药物靶点网络的研究发现，GAD 的细胞毒作用和 21 个蛋白质的可调节表达有关，相关分析显示，GAD 可以结合 14-3-3 蛋白家族、膜联蛋白 A5、氨基肽酶 B 的 6 个亚型。这 21 个蛋白质功能联系的强度研究显示，其中的 14 个和蛋白质相互作用网络密切相关，它们既可以直接相互作用，也可以通过一个中间蛋白质（来自以往蛋白质相互作用的实验结果）相互联系，这个网络被扩大到进一步外在的相互作用，它可以包含所有 21 个蛋白质。

寿仙谷药业与华东师范大学合作研究，采用 Annaxin V/PI 双染色法检测进行细胞凋亡检测。实验经过如图 5-7 所示。用 150μg/mL 和 300μg/mL 的 EGS 处理 A549 细胞 24 小时后收样，采用流式细胞仪分析。结果显示，凋亡细胞分别占 39.75% 和 77.42%，表明 EGS 能够直接诱导细胞凋亡。

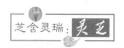

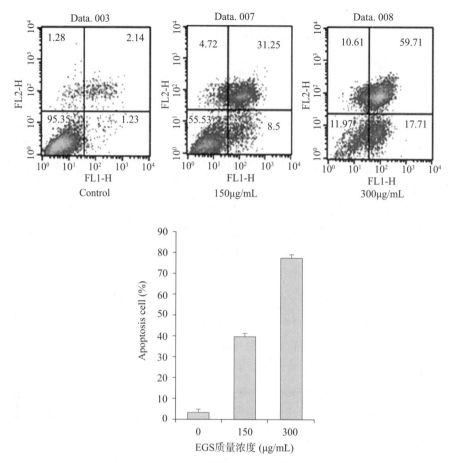

图 5-7 EGS 诱导 A549 细胞凋亡

9. 抑制肿瘤细胞自噬

寿仙谷药业开展了破壁灵芝孢子粉水提物抑制结肠癌 HCT116 细胞自噬及其机制研究，发现其诱导自噬体积累通过抑制自噬流，加强自身的抗肿瘤活性且不影响溶酶体 PH，对溶酶体组织水解酶活性无影响（见图5-8 ～ 5-11）。

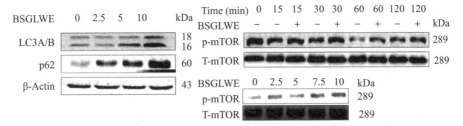

图 5-8　不同浓度破壁灵芝孢子粉对结直肠癌细胞 **LC3A/B，P62，P-mTOR** 和 **T-mTOR** 蛋白表达的影响

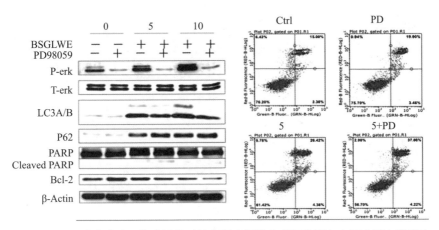

图 5-9　不同浓度破壁灵芝孢子粉对结直肠癌细胞自噬相关蛋白水平及凋亡的影响

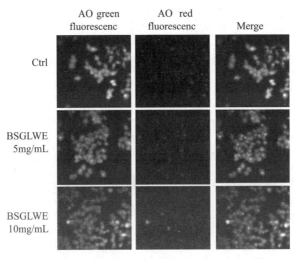

图 5-10　破壁灵芝孢子粉对溶酶体 **PH** 的影响

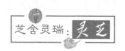

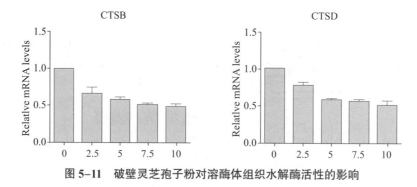

图 5-11 破壁灵芝孢子粉对溶酶体组织水解酶活性的影响

10. 抗氧化作用

灵芝孢子及子实体的提取物均有抗氧化活性，并确定其抗氧化活性物质主要为水提多糖和醇提物。以破壁与未破壁灵芝孢子粉的醇提物和水提物为研究对象，分别利用 DPPH、ABTS、FRAP、羟自由基的清除能力和超氧阴离子清除能力，测定抗氧化活性，结果表明，破壁与未破壁灵芝孢子粉均有抗氧化活性，破壁后其活性明显增强。尚德静等用浓度为 2.5、5.0 和 10.0g/L 的灵芝硒多糖（SeGLP-1）溶液皮下注射 BALB-C 小鼠，以浓度为 510g/L GLP-1 溶液为对照，连续注射 14 天后的次日，测定小鼠血液和肝中 SOD、GSH-PX 活性，MDA 含量，并称肿瘤重量。结果表明，SeGLP-1 对小鼠（HCaf）肿瘤的抑制作用较显著（$P < 0.105$），抑瘤率可达 40% 以上，可以明显增加患有（HCa-f）肿瘤的小鼠血液和肝 GSH-PX、SOD 的活性，降低小鼠血液和肝 MDA 含量。说明 SeGLP-1 可通过提高机体抗氧化能力而抑制肿瘤的生长。

寿仙谷药业与华东师范大学合作研究，评价了灵芝孢子粉水提物（AGS）和醇提物（EGS）总抗氧化能力（T-AOC）和对 DPPH 自由基、OH 自由基的清除能力。按照南京建成生物工程公司 T-AOC 测试盒操作说明进行，AGS 和 EGS 都具有较好的总抗氧能力，且随着浓度的升高，各提取物的总抗氧能力均明显增强，尤其是 EGS，在 1mg/mL 时总抗氧能力值达到了 23.67U/mL；而 AGS 也表现出较强的抗氧化能力，在 6mg/mL 时总抗氧化能力值达到了 25.04U/mL（见图 12）。

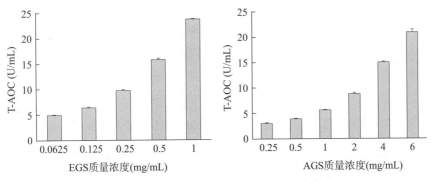

图 5-12 灵芝孢子粉提取物 EGS 和 AGS 总抗氧化能力

按照 Tepe 的方法略作改动，进行灵芝孢子粉对 DPPH 自由基清除能力的测定，结果见图 5-13。可知，灵芝孢子粉提取物 EGS 和 AGS 对 DPPH 自由基均具明显的清除作用，而且在较低浓度下即有较高的清除效果。其中，EGS 在 1mg/mL 时，清除率高达 82.22%；AGS 在 6mg/mL 时，清除率高达 64.32%。

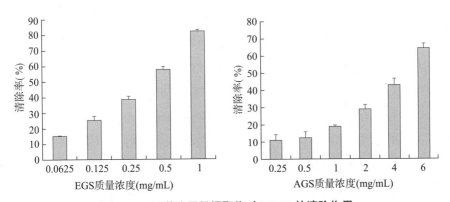

图 5-13 灵芝孢子粉提取物对 DPPH 的清除作用

按照 Smirnoff 的方法略作改动，进行灵芝孢子粉对 OH 自由基清除能力的测定，结果见图 5-14。灵芝孢子粉的两种提取物对 OH 自由基均有较强清除能力，且清除率呈现明显的浓度梯度效应。对比发现，EGS 在 1.0mg/mL 时，清除率达到 65.88%，而 AGS 在此浓度下，清除率较小，约 20%；但是随着浓度的增大，AGS 对 OH 自由基的清除力显著增强，在 6mg/mL 时达到了 79.47%。

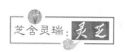

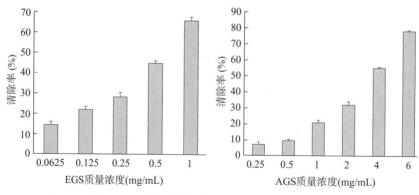

图 5-14　灵芝孢子粉提取物对 **OH** 的清除作用

11. 抑制肿瘤血管生成

肿瘤血管生成是指从已存在的微血管上芽生出新的毛细血管的过程，肿瘤血管生成是肿瘤细胞生长和转移的基础，研究表明，肿瘤新生血管的形成与肿瘤的生长和转移、扩散密切相关，肿瘤的血管密度与实体瘤的预后有关，抑制新生血管的形成，则能抑制肿瘤的生长和转移。

王顺官等研究了灵芝孢子粉提取物对裸鼠移植性人肝癌血管生成的影响，结果表明，灵芝孢子粉组与空白对照组相比，肿瘤坏死组织较多，细胞异型性较小。灵芝孢子粉组血管内皮生长因子（VEGF）、微血管密度（MVD）表达水平较空白对照组有明显下降，提示高浓度及大剂量的灵芝孢子粉对肝肿瘤有明显的抑制作用，并能抑制肿瘤新生血管生成，其机制可能与对 VEGF 表达的抑制以及降低肿瘤组织 MVD 表达有关。研究报道，灵芝提取物可以通过对前列腺癌细胞的 VEGF 和转化生长因子 β1（TGF-β1）的抑制作用而抑制肿瘤血管形成。在肿瘤血管生成相关的细胞因子中，VEGF 被认为是最主要的血管生成刺激因子之一，其生物学特性主要表现在增加微血管的通透性并特异性地与血管内皮细胞受体结合，引发一系列信号转导，从而促进血管内皮细胞的分裂和增殖，进而导致新生血管的生成。VEGF 是一种能特异性促使内皮细胞激活、增殖及直接参与血管增生的结合型糖蛋白，是肿瘤血管生长的最主要调节者，与肿瘤的血管生成密切相关，它既可以促进肿瘤新生血管的形成，又可以增加血管的通透性，在肿瘤的生长、浸润和转移中起着极其重要的作用。研究资料表明，多种肿瘤都大量表达 VEGF，而正常组织极少表达，并且肿瘤组织中 VEGF 的表达水平及血清中

VEGF 的含量与肿瘤微血管密度、恶性程度和转移情况呈高度正相关，而与患者的预后则呈负相关。

（二）药效研究

1. 灵芝孢子粉抑制肿瘤的研究

使用 CM-Dil 标记人胃癌（SGC-7901）细胞，以显微注射的方式移植到 2dpf 野生型 AB 品系斑马鱼卵黄囊内，每尾移植约 200 个细胞，建立斑马鱼人胃癌（SGC-7901）移植模型。以顺铂为阳性对照，进行抗胃癌药效研究。数据表明，灵芝孢子粉不同浓度组对胃癌斑马鱼模型的肿瘤抑制率均高达 50% 以上，且效果均优于阳性对照（见图 5-15、图 5-16），表明灵芝孢子粉对胃癌有一定抑制作用。在对胃癌荷瘤小鼠的肿瘤抑制作用研究中发现，灵芝孢子粉高剂量组对胃癌的肿瘤抑制率为 34.38%，与环磷酰胺相比具有同等的抑制效果。同时破壁灵芝孢子粉的效果要优于破壁和未破壁灵芝孢子粉（见图 5-17）。同样的研究方法表明灵芝孢子粉对抑制人肺腺癌、淋巴瘤等均有一定作用。用 MTT 法检测破壁灵芝孢子粉对人结肠癌 HCT116 细胞增殖的影响，实验研究表明 HCT116 细胞分别经浓度为 0、1.25、2.5、5.0、7.5 和 10mg/mL 的三种提取方法的破壁灵芝孢子粉处理 24 小时后，可观察到三种提取物在 1.25mg/mL 浓度对细胞无杀，伤甚至 1%DMSO 提取组有轻微的促进细胞增殖的作用；在 2.5mg/mL 时三种提取方式的破壁灵芝孢子粉均抑制细胞生长，抑制作用大小排序为：50% 乙醇提取 > 水提 >1%DMSO 提取；在 5mg/mL 时，1%DMSO 提取破壁灵芝孢子粉处理后大部分细胞形态都产生皱缩而死亡。而 50% 醇提和水提破壁灵芝孢子粉在 5.0mg/mL 时，以及三种样品在 7.5mg/mL 和 10mg/mL 时杀伤均很强，几乎全部细胞形态都产生皱缩而死亡。另有研究比较传统破壁灵芝孢子粉与去壁灵芝孢子粉对结肠癌细胞 HCT116 的作用，亦采用 MTT 法检测得出，传统破壁灵芝孢子粉与去壁灵芝孢子粉对结肠癌细胞 HCT116 均有不同程度的抑制作用，且去壁灵芝孢子粉效果明显优于传统破壁灵芝孢子粉（见图 5-18）。

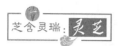

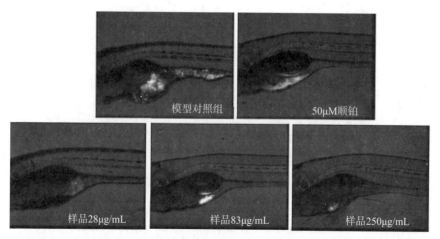

图 5-15 灵芝孢子粉对斑马鱼人胃癌（SGC-7901）移植瘤的抑制作用表型图

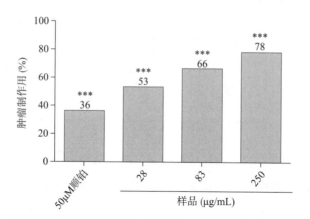

图 5-16 破壁灵芝孢子粉对斑马鱼人胃癌（SGC-7901）移植瘤的抑制作用

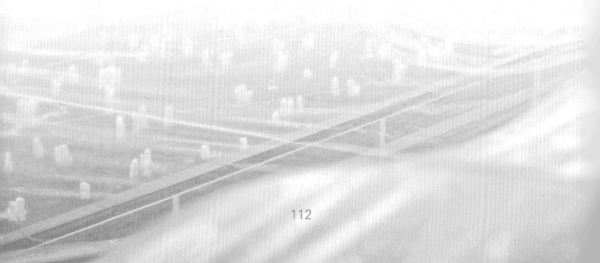

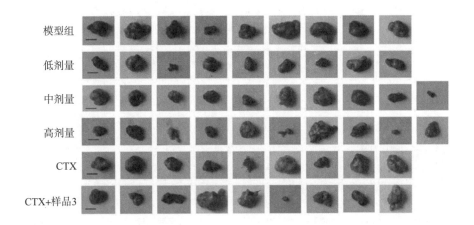

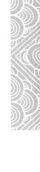

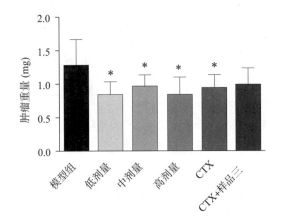

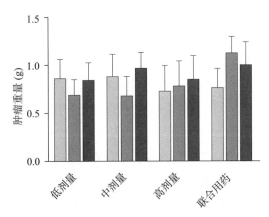

图 5-17 破壁灵芝孢子粉对胃癌荷瘤小鼠的肿瘤抑制作用

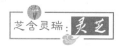

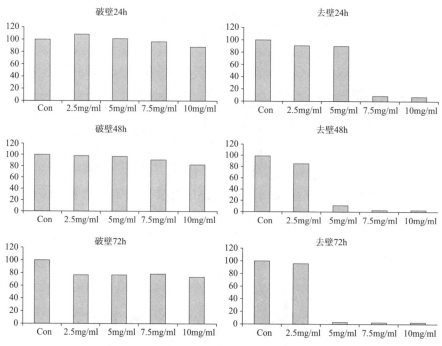

**图 5-18　MTT 法检测传统破壁灵芝孢子粉和寿仙谷牌破（去）壁灵芝孢子粉
对 HCT116 细胞增殖的影响**

2. 灵芝孢子粉减轻放、化疗不良反应作用研究

灵芝孢子粉有效成分可改善骨髓造血机能，防止癌症患者在放疗、化疗中白细胞下降，且对已下降的白细胞有升高作用，还可缓解放疗、化疗造成的恶心、呕吐，提高食欲，改善睡眠。

由于氨甲蝶呤（MTX）作用的非选择性，在杀伤肿瘤细胞的同时也杀伤正常组织，尤其是增殖迅速的组织如肠道的损害，导致肠道功能失调而引起化疗后肠道副反应。实验研究可以证实灵芝孢子具有扶正减毒、降低化疗副反应的作用。以正常和 H22 荷瘤小鼠为研究对象，观察口服不同剂量灵芝孢子油（2.5、1.25、0.625g/kg）对于环磷酰胺（CTX）化疗及 ^{60}Co 放疗的减毒作用，结果表明，灵芝孢子油中高剂量组均可明显对抗由大剂量 CTX、^{60}Co 照射造成的正常及荷瘤小鼠外周血 WBC、骨髓有核细胞数、脾脏指数和胸腺指数的下降。因此可以推断灵芝孢子油可减低 CTX 和 ^{60}Co 所致的骨髓抑制毒性。通过观察灵芝孢子油对化学性肝损伤的小鼠模型的 ALT、AST 以及肝组织病理学变化，得出结论，灵芝孢子油对 CCl$_4$ 化学性肝损伤具有保护作用。还有研究表明，灵芝孢子粉还可以降低顺铂引起的肾毒性。

灵芝多糖可预防鼠骨髓核酸化细胞由于辐射诱发的微核形成。殷勤燕曾报道以 ^{60}Co 致死量诱发鼠患严重的辐射病，辐射前、后 20 天以灵芝制剂灌胃，结果表明，灵芝制剂可以明显减少实验动物死亡率，辐射后给药，不能改变 ^{60}Co 的致死作用，但可延长其存活期。

（1）灵芝孢子粉对化疗引起的中性粒细胞减少症的治疗作用

寿仙谷药业与杭州环特生物科技股份有限公司开展灵芝孢子粉对化疗药物引起的斑马鱼中性粒细胞减少症的治疗作用评价。实验采用化疗药物"长春瑞滨"建立中性粒细胞减少症斑马鱼模型、巨噬细胞减少症斑马鱼模型，以及通过给予墨汁建立巨噬细胞吞噬功能斑马鱼模型，并进行染色处理等实验手段，统计各指标数值的变化情况，通过与正常对照组、正常模型组进行比对，实验数据表明，破壁灵芝孢子粉对斑马鱼模型使用"长春瑞滨"引起的中性粒细胞减少症有治疗作用，对 rag1 和 rag2 表达均有抑制作用，可显著促进巨噬细胞的形成和吞噬功能。上述斑马鱼实验表明，破壁灵芝孢子粉可以对化疗药物引起的免疫功能下降等症状具有免疫调节的作用。

（2）灵芝孢子粉抗辐射研究

南京医科大学学者对破壁灵芝孢子粉开展了抗辐射研究。实验设计经口给予小鼠不同剂量的破壁灵芝孢子粉 20 天，再进行 ^{60}Co-γ 射线照射，照射后第 3 天和第 14 天测定白细胞总数。结果显示，不服用破壁灵芝孢子粉的对照组在辐射后第 3 天，白细胞显著下降。而服用破壁灵芝孢子粉后再进行辐射，白细胞下降幅度要低于对照组，且高剂量组具有显著的效果（见表 5-1）。

表5-1　灵芝孢子粉对小鼠辐照后白细胞的影响

组别	辐射前（$\times 10^9$/L）	P 值	辐射后（$\times 10^9$/L）			
			第 3 天	P 值	第 14 天	P 值
对照	4.33±0.98		1.21±0.43	0.000*	2.17±0.59	
低剂量	4.40±1.01	0.996	1.36±0.61	0.854	2.41±0.51	0.537
中剂量	4.50±0.92	0.951	1.45±0.52	0.603	2.50±0.24	0.274
高剂量	4.58±0.59	0.873	1.84±0.49	0.026	2.78±0.43	0.015

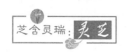

同时，实验设计经口给予小鼠不同剂量的破壁灵芝孢子粉20天，再进行^{60}Co-γ射线照射，照射后第3天测定小鼠骨髓有核细胞数。结果显示，服用破壁灵芝孢子粉后，小鼠骨髓有核细胞数均比对照组要高，且高剂量组与对照组相比具有显著性效果（见表2）。

表5-2　灵芝孢子粉对小鼠辐照后骨髓有核细胞的影响

组别	骨髓有核细胞数（10^7/mL）	P值
对照	1.47±0.31	
低剂量	1.63±0.18	0.247
中剂量	1.73±0.59	0.436
高剂量	2.01±0.45	0.005

（3）灵芝孢子粉逆转耐药作用研究

华东师范大学学者进行了去壁灵芝孢子粉逆转耐药作用的研究，取传代稳定的对数生长期的MCF-7及MCF-7/ADR细胞，PC-9及PC-9/ER细胞，分别孵育72小时后用SRB的方法检测细胞的存活率并计算IC_{50}值，计算耐药指数分别为806.6、1820.7。取抑制率10%浓度的去壁灵芝孢子粉浓度作为无毒剂量的逆转浓度。

实验组分为耐药株、耐药株+无毒浓度孢子粉，分别加入不同浓度的化疗药和靶向药。同时设对照组，观察用药前后化疗药和靶向药对三种肿瘤细胞杀伤作用的变化。72小时后SRB法检测，得出去壁灵芝孢子粉逆转倍数分别为6.5倍和12倍（见表5-3）。

表5-3　去壁灵芝孢子粉逆转耐药作用

	浓度（mg/mL）		逆转倍数	
	MCF-7/ADR	PC-9/ER	MCF-7/ADR	PC-9/ER
去壁	1.2	2	6.5±0.6	12.0±0.5
破壁	2.5	3	−0.4±1.5	0.5±0.8

（4）灵芝孢子粉增强免疫功能研究

在斑马鱼研究进行的同时，设计了小鼠实验进行验证。以加刀豆蛋白A（ConA）孔与不加ConA孔吸光度的差值、耳壳增重、溶血空斑数、HC_{50}、NK细胞活性等指标为考察对象，统计正常对照组与破壁灵芝孢子粉高、中、低剂量组的数据，进一步研究破壁灵芝孢子粉对免疫功能的作用。结果显示，不论是细胞免疫、体液免疫，还是 NK 细胞活性，破壁灵芝孢子粉低、中、高剂量与正常对照组比较，均能不同程度提高小鼠免疫活性，且高剂量组具有显著效果，与前期的研究结果趋势一致（见表 5-4）。

表 5-4　对小鼠细胞免疫、体液免疫、NK 细胞活性的影响

组别	加 ConA 孔与不加 ConA 孔吸光度的差值	耳壳增重（mg）	溶血空斑数（个 /10^6 脾细胞）	HC50	NK 细胞活性（%）
正常对照	0.017±0.003	11.6±3.0	95±28	94±12	27.9±7.1
低剂量	0.019±0.005	14.2±3.5	122±30	107±25	30.0±9.0
中剂量	0.021±0.006	14.0±3.2	117±24	107±14	33.5±7.4
高剂量	0.022±0.004*	15.7±3.1*	132±23**	123±15**	37.7±7.4*
与正常对照组比：*$P < 0.05$，**$P < 0.01$					

同时对不同加工工艺的灵芝孢子粉对免疫功能的影响进行了进一步的研究。实验设计以小鼠足趾肿胀率为考察指标，开展对迟发型变态反应（DTH）的影响研究；以脾淋巴细胞增殖作用为考察指标，开展对 ConA 诱导的小鼠淋巴细胞转化的影响研究。通过观察和统计正常对照组、胸腺肽对照组、去壁灵芝孢子粉组（来源于寿仙谷药业）、传统破壁灵芝孢子粉组、孢子壁组各组的数据，结果表明，去壁灵芝孢子粉、传统破壁灵芝孢子粉均可增强免疫力，去壁灵芝孢子粉作用比传统破壁灵芝孢子粉效果更显著，而孢子壁无明显作用（见图 5-19）。

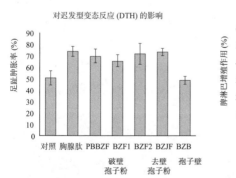
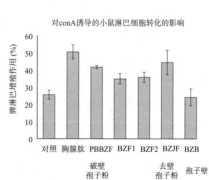

图 5-19　不同加工工艺灵芝孢子粉对免疫功能的影响

经多角度的免疫药效研究，各类数据证明，去壁灵芝孢子粉、传统破壁灵芝孢子粉均具有免疫调节作用，可以增强机体免疫力，去壁灵芝孢子粉作

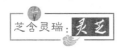

用比传统破壁灵芝孢子粉效果更显著。

（三）临床研究

灵芝孢子粉的临床应用是作为抗肿瘤的辅助性药物。临床观察证实，灵芝孢子粉配合化疗对消化系统肿瘤如胃癌、食管癌、肝癌和大肠癌等具有良好的治疗作用，是一种有效的化疗增效和减毒剂。其疗效特点如下：减轻化疗和放疗引起的白细胞减少、血小板减少、食欲缺乏、恶心、呕吐、腹泻、肝肾功能损伤等严重不良反应；提高肿瘤患者的免疫功能，增强机体的抗感染免疫力与抗肿瘤免疫力；提高肿瘤患者的生活质量，延长患者的生存期。这些结果均表明，灵芝可作为肿瘤化疗或放疗的辅助治疗药，发挥增效减毒作用。因此灵芝孢子粉作为化疗的辅助药物，用于抗肿瘤的辅助治疗，具有较高的应用价值。

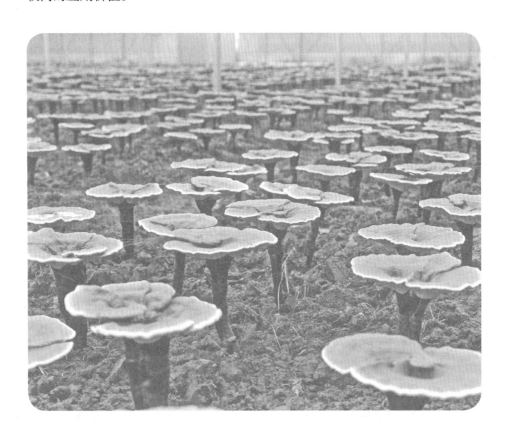

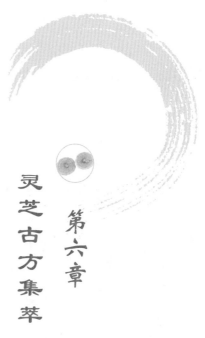

第六章

灵芝古方集萃

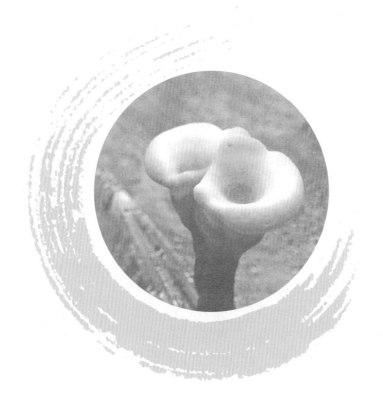

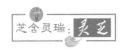

一、安神保精，补益虚劳——紫芝丸

【来源】《奇效良方》卷22;《圣济总录》卷90;《本草纲目》菜部第28卷

【组成】紫芝一两半，山萸（焙）、天雄（炮，去皮、脐）、柏子仁（炒香）、枳实（去瓤，麸炒）、巴戟（去心）、白茯苓（去皮），以上各三钱五分，生地黄（洗，焙）、麦门冬（去心，焙）、五味子（炒）、半夏（汤洗去滑，炒）、附子（炮，去皮、脐）、牡丹皮、人参，以上各七钱五分，远志（去心）、蓣实各二钱五分，瓜子仁（炒香）、泽泻各五钱。

【功效】安神保精，补益虚劳。

【主治】虚劳短气，胸胁苦伤，唇口干燥，手足逆冷，或时烦躁，目视眈眈，腹内时痛，不思饮食，舌质淡胖有齿痕，苔白滑，脉细弱或沉缓无力。

【用法】上为细末，炼蜜和丸，如梧桐子大。每服十五丸，渐加至三十丸，用温酒送下，空腹，日三服。

【方解】本方主治脾肾阳虚之虚劳。脾肾阳气虚衰，不能温煦肢体，则手足逆冷，腹内时痛；脾之阳气虚衰，化源不足，气血虚少出现形神衰惫，目视眈眈；脾阳虚衰，运化失健，则不思饮食；舌质淡胖有齿痕，苔白滑，细弱或沉缓无力均为脾肾阳气虚的表现。方中紫芝保神，益精气，山萸益气健脾，天雄祛风益火助阳，配伍人参、麦门冬、五味子、生地黄等益气养阴，柏子仁、远志养心安神，附子、巴戟天、半夏、蓣实温阳化饮，其中附子取"少火生气"之义；合用牡丹皮、茯苓、泽泻清热利水渗湿；枳实、瓜子仁消积润肠，诸药共奏安神保精，补益虚劳之功。

【临床运用】紫芝丸常用于治疗虚劳短气，不思饮食。以虚劳短气，唇口干燥，手足逆冷，或时烦躁，目视眈眈，不思饮食为临床主症。另，灵芝具有补气安神，止咳平喘的功效，单独使用还可以用于治疗失眠、惊悸和痰饮证。

二、杀虫祛瘀，理气化痰——雷丸丸

【来源】《圣济总录》卷143

【组成】雷丸三两，紫芝、白芷、紫菀各二两，贯众五两，秦艽（去苗土）、厚朴（去粗皮，生姜汁炙）各一两，藁本（去苗土）二两，乱发灰三两，䗪虫（炒）、石南（炙）各半两，猪悬蹄（炙焦）十枚。

【功效】杀虫祛瘀，理气化痰。

【主治】五痔瘘血日久，众药不愈久痔。

【用法】上为末，炼羊脂为丸，如梧桐子大。每服二十丸，空腹煎米饮送下，日晚再服。

【方解】痔疮为平素饮食不节，过食厚味辛辣，饥饱失常，饮酒过度，内伤房劳；久坐久立，负重远行，长期便秘或腹泻，妊娠分娩等，致肠胃机能失调，火毒湿热内生，风燥湿热蕴结，气血不调，经络阻滞，瘀血浊气下注肛门而形成。此方中运用雷丸杀虫消积；贯众清热解毒，止血杀虫；石南杀虫祛风邪，配伍䗪虫加强破坚下血之功；紫芝保神，益精气，配伍紫菀下气化痰，白芷祛风燥湿通络；秦艽配伍藁本加强祛风除湿止痹痛，厚朴燥湿消痰；诸药共奏杀虫祛瘀、理气化痰之效。

【临床运用】本方常用于五痔瘘血日久，众药不愈者，症见肛边肿痒，脓水间下，经久不愈，或愈而复发者。

三、益寿延年——华佗云母丸

【来源】《千金翼方》卷十二引华佗方。

【组成】云母粉、钟乳石（炼）、白石英、肉苁蓉、石膏、天门冬（去心）、人参、续断、石菖蒲、菌桂、泽泻、秦艽、紫芝、五加皮、鹿茸、地肤子、山药、石斛、杜仲（炙）、桑寄生、细辛、干地黄、紫荆花、侧柏叶、

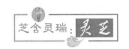

赤箭、酸枣仁、五味子、牛膝、菊花、远志（去心）、萆薢、茜根、巴戟天、赤石脂、地黄花、枸杞子、桑螵蛸、菴蔄子、茯苓、天雄（炮，去皮）、山茱萸、白术、菟丝子、松实、黄芪、麦门冬（去心）、柏子仁、荠菜子、冬瓜子、蛇床子、决明子、蒺藜子、车前子。

【功效】延年益寿，身体轻强，耳目聪明，流通荣卫，补养五脏，调和六腑，颜色充壮，不知衰老。

【主治】真元虚损，精血不足证。全身瘦削，阳痿遗精，两目昏花，腰膝酸软。

【用法】上五十三味，等分，随人多少，捣下细筛，炼白蜜和为丸如梧子，先食服十丸，可至二十丸，日三服。药无所忌，当勤相续不得废缺。

【方解】本方证的病机为肾之阴精、元阳亏虚。气血生化于脾胃，精血藏养于肝肾，故无论先天禀赋不足，抑或后天脾胃失养及病后失调，均可使肾精不足，真元虚损，以致阴阳精血俱亏。由于病本在肾，虚及阴阳精血，故见身体消瘦、腰膝酸软、两目昏花、阳痿遗精。治宜填精补髓，益气养血，阴阳并补。方中云母为君药，取云母补中下气，人参、紫芝、山药、赤箭、白术、松实、黄芪益气，钟乳石、肉苁蓉、鹿茸、巴戟天、桑螵蛸、天雄助阳，天门冬、石斛、干地黄、枸杞子、麦门冬滋阴，茜根、赤石脂、菴蔄子理血，石膏、紫荆花、侧柏叶、菊花、蒺藜子清热，泽泻、秦艽、五加皮、地肤子、细辛、萆薢、冬瓜子、蛇床子祛湿，续断、菌桂、杜仲、桑寄生、牛膝、地黄花、山茱萸、菟丝子补肝肾，荠菜子、决明子、车前子明目，白石英、石菖蒲、酸枣仁、五味子、远志、柏子仁安神益智。上五十三味药物合用，阴阳并补，气血兼顾，故能疗病治疾，益寿延年。

【临床运用】本方可用于发育不良、重症贫血、神经衰弱，以及性功能减退等属阴阳两虚者。

四、清热解毒，益气养阴——灵芝膏

【来源】《喉科金钥全书·实火门·内用服药驱邪队》

【组成】古桑树灵芝（或古枫树，或古塘，或石洞中者）一支，生绵黄芪（北口产者）八两，金银花、土茯苓、生首乌、生甘草各四两，天花粉、北连翘、玄参、赤芍、生地黄、浙贝母、当归各三两，忍冬藤（连根一斤），冬虫夏草一两，黑豆半升。

【功效】清热解毒，益气养阴。

【主治】杨梅疮久毒，咽喉腐败。

【用法】用瓦锅熬取浓汁，滤去渣，归并铜锅，加阿胶、白蜜各四两收膏，每日早晚，空腹开水冲服一碗，一月痊愈。

【方解】本方主治梅毒日久，咽喉腐败。梅毒之邪上攻咽喉，热毒壅聚，气滞血瘀，痰结，咽喉红肿。毒聚咽喉，治宜清热解毒，梅毒日久，气阴亏虚，治宜益气养阴。灵芝益气为君药，黄芪增强益气之效，冬虫夏草补肺化痰为臣药；金银花、土茯苓、生首乌、生甘草、天花粉、连翘、浙贝、忍冬藤清热解毒、消肿排脓，生地黄滋阴，当归、赤芍、黑豆活血为佐药。诸药配伍，共收清热解毒、益气养阴之功。

【临床运用】本方可用于治疗梅毒、丹毒、扁桃体炎、淋巴结炎伴咽喉肿痛等属风热毒侵、气血亏虚者。

五、凉肝息风，益气解痉——紫芝丸

【来源】《幼幼新书·百病第十七》

【组成】紫芝、胡黄连、当归、羚羊角、赤石脂、人参、马齿（炙）各一分，川椒、杏仁、蚱蝉、乌梢蛇、雀瓮（并炒）、蜂房、丹参、干姜、芍药、龙骨、细辛、黄连、川芎各二分，朱砂（熬十上下）、牛黄各五分，东门上鸡头（炙）一枚。

【功效】凉肝息风，益气解痉。

【主治】治百病惊痫。高热痉厥，牙关紧闭，手足抽搐，头目仰视等。

【用法】一岁儿食前乳汁和丸如大豆，二丸，日三。不知，加。一有蜣螂、桂心各三分，主病甚多，常带令不病。

【方解】本方主治百病所致小儿惊痫。热入厥阴，肝经热盛，热极动风。肝经热盛，故高热不退；热扰心神，则烦闷躁扰，甚则神昏；热极动风，风

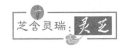

火相煽，灼伤津液，筋脉失养，以致手足抽搐，发为痉厥。治宜凉肝息风，益气解痉。方中紫芝补气血、安心神、健脾胃为君药；羚羊角、马齿、蚱蝉、乌梢蛇、雀瓮、蜂房、龙骨、牛黄息风止痉为臣药；人参益气，东门上鸡头补肝肾、宣阳通络，胡黄连、黄连清热，朱砂清心镇惊、安神解毒，干姜、川椒温中，杏仁降气，芍药柔肝息风，当归、丹参、川芎、赤石脂理血为佐药。综观全方，以扶正息风为主，配伍清热、镇惊、祛风、安神、行气、理血之品，标本兼治。

【临床运用】本方可用于治疗流脑、乙脑、高热所致头痛、头晕、抽搐等属肝经热盛，热极动风者。

六、消痞除满，健脾和胃——大鳖头足丸方

【来源】《幼幼新书·痞结第六》。

【组成】鳖头、足（一具，酒浸一宿。炙令黄），干漆（炒）二分，紫芝、芍药、人参、天花粉各三分，甘草四分。

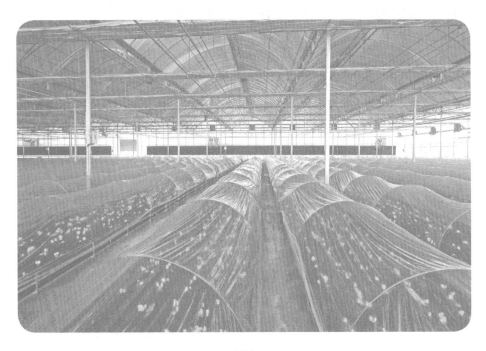

【功效】消痞除满，健脾和胃。

【主治】脾虚气滞之痞结。症见心下痞满，不欲饮食，倦怠乏力，大便不畅，苔腻，脉弦。

【用法】药物为末，蜜和丸如胡豆大。一丸，日进三服。鳖截之，去颔、下段足，取腕前。

【方解】本方主治脾胃虚弱，升降失职，寒热互结，气虚湿壅所致痞满。脾胃纳运无力，故见不欲饮食，倦怠乏力，大便不畅；食积阻滞气机，生湿化热，故心下痞满，苔腻，脉弦。鳖头、足补气为君药；紫芝、人参加强益气功效为臣药；干漆消积，白芍柔肝，天花粉清热生津为佐药；甘草调和诸药为使药。全方用药有补有消，有寒有热，体现了消补兼施，寒温并用的配伍特点。

【临床运用】本方可用于治疗小儿慢性胃肠炎、消化不良属脾虚气滞者。

七、降心火，益肾水——紫芝丹

【来源】《普济方》卷225；《御药院方·补虚损门》

【组成】紫芝半两，朱砂二两，白石英二两，石决明一两，黄连半两，黄芩半两，茯苓半两，白矾、冬瓜子半两。

【功效】降心火，益肾水，秘真气，建阳事。

【主治】肾阴不足，心火亢盛之阳痿。阳事不举，或举而不坚，伴腰膝酸软，眩晕耳鸣，失眠多梦，遗精，形体消瘦，舌红少津，脉细数。

【用法】药物捣罗细末，炼蜜和丸，如梧桐子大。每服十丸，温酒下，食前服。

【方解】本方主治肾阴不足，心火亢盛之阳痿。肾为水火之脏，本应既济以并存，真阴亏虚，则心火亢盛而生虚火、虚热之证。真阴亏损，则阳事不举，或举而不坚，腰膝酸软，眩晕耳鸣，遗精，形体消瘦。虚火上扰心神，心火亢盛，失眠多梦，舌红少津，脉细数。紫芝益气血，安心神，健脾胃为君药；朱砂、白石英镇静安神为臣药；石决明平肝潜阳，黄连、黄芩、白矾、冬瓜子清热泻火，茯苓健脾宁心为佐药。合而用之，标本兼治，清中

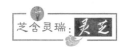

有养，使心火得清，肾水得充，心神得养，则勃起功能得以恢复。

【临床运用】本方可用于治疗男性性功能障碍，围绝经期（更年期）综合征属阴虚火旺者。

八、麻风专方——百花膏

【来源】《解围元薮·疠风》

【组成】透骨草、忍冬藤、蒲公英、鹤虱草、九龙藤、野天麻、旱莲草、半枝莲、地杨梅、豨莶草、苍耳草、紫花地丁、地锦草、旱辣藜、大小青、薄荷叶、灵芝草、鱼腥草、见肿消、血见愁、淡竹叶、南天竹、枸杞头、橘树头、枳椇叶、五加叶、接骨木、石楠头、地蜈蚣、萹蓄草、马齿苋、野芥菜、蛇床叶、长青草、慎火草、太湖葱。

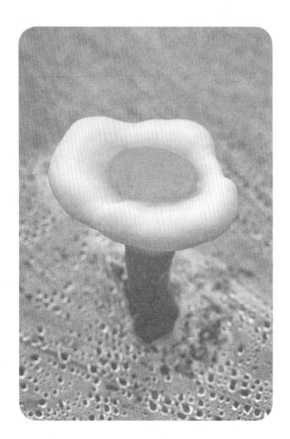

【功效】解毒消肿，祛风除湿。

【主治】麻风。面上或身上风热浮肿，痒如虫行，肌肤干燥，时起白屑，时发极痒，抓破时流黄水，或破烂见血，痛楚难堪。肌肉关节酸痛，皮肤红色斑疹、斑块，眉、睫、发稀疏脱落，"狮面"样外观。

【用法】药物各等分，捣汁煎加蜜，炼成膏。再加沉香、檀香、冰片、麝香各等分为末，入内收贮瓷瓶，勿泄气。每服一匙酒下，日进三次。

【方解】麻风古称疠风。疠者，荣气热，脏气不清，故使鼻柱坏而色败，肌肤疡腐，风寒客络脉而不去，名曰疠风。是症风湿、湿毒、毒疠诸种，侵袭肌表、经络、脏腑。肺司皮毛，胃主肌肉，肺虚则腠理不密，胃气薄则肌肉疏豁，易于触受，或暴露阴湿晦雾，或坐卧湿地，气血滞而不行。初起一点麻木，不知痛痒，毛窍闭塞，汗孔不透，渐次延及遍身，斑如云片，微微扛起，或白或红。然在上者多风，风为阳邪，阳从上受，白而红者风兼热也。在下多湿，湿为阴邪，从下袭红而扛者，湿兼热也。毒疠则由口鼻吸入，阳明独受其邪，血壅热蒸，初起身面疙瘩成块，扛起日久，脚趾常起，鼻柱坏，节脱气移，肌肤疡腐。治宜解毒消肿，祛风除湿。方中透骨草祛风除湿，舒筋活络，散瘀消肿为君药。忍冬藤、蒲公英、半枝莲、地杨梅、苍耳草、紫花地丁、地锦草、旱辣藜、大小青、薄荷叶、鱼腥草、见肿消、血见愁、枳椇叶、萹蓄草、马齿苋、蛇床叶、慎火草、太湖葱解毒，野芥菜消肿散结，野天麻、南天竹、枸杞头、接骨木、祛风通络，九龙藤、豨莶草、五加叶、石楠头、祛风除湿，行气活血，橘树头行气止痛，地蜈蚣降火活络，长青草舒筋活络，淡竹叶清热除烦，鹤虱草杀虫消积，旱莲草滋补肝肾，灵芝草补气血。

【临床运用】本方可用于治疗麻风病。

注：本书辑以上古方，仅为让读者了解古代中医典籍中对于灵芝的使用。读者如欲参照服用治病，务必咨询正规医疗机构的中医师、中药师！

九、药膳食疗方精选

（一）茶疗方

1. 灵芝茶

【原料】灵芝 10g。

【制法】将灵芝切成薄片或磨成粉。

【用法】沸水冲泡 30 分钟后服用，1 剂可冲泡数次，直至水色变淡为止。

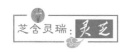

常服。

【功效】具有补中益气、养颜聪耳、益寿延年等功效，适用于肾虚气弱、听觉不灵和面色少华、高血脂、高血压等症。

2. 灵芝刺五加茶

【原料】灵芝 10g，刺五加 8g，淫羊藿 6g。

【制法】将灵芝、刺五加、淫羊藿切成薄片，用沸水冲泡，5 分钟后即可服用。

【用法】代茶饮，直接冲泡直至无茶色，常服。

【功效】具有壮筋骨、强心力等作用。适用于老年人体衰乏力、健忘等症。

3. 灵芝蜜

【原料】灵芝 10g，蜂蜜 20g。

【制法】取灵芝 10g，加水 400mL，煎煮 20 分钟后，加入蜂蜜 20g。

【用法】温饮代茶，每日 1 剂，长期服用。

【功效】具有补虚强身、安神定志之功效。

4. 灵芝茯苓茶

【原料】灵芝 6g，茯苓 10g，茶叶 2g。

【制法】将灵芝、茯苓粉碎，与茶叶混合，装入纤维纸或纱布小袋，每袋 6g。

【用法】用开水冲泡服用，每天冲服 2 ～ 3 袋。

【功效】能祛除老年斑，并预防感冒、降低血脂、通便。

5. 灵芝红枣茶

【原料】灵芝 6g，红枣 9 枚。

【制法】将灵芝研末或切片，开水冲泡，趁温饮用。

【用法】每日代茶饮用。

【功效】改善虚弱体质，提高免疫力，安神养心，更有助美容，适宜常服。

6. 灵芝薄荷饮

【原料】灵芝 6g，薄荷、谷芽各 5g，白糖 25g，水 250mL。

【制法】灵芝洗净切片，薄荷切节，谷芽炒香与灵芝加水和白糖煮熟至汤浓，下薄荷煎熬 10 分钟即成。

【用法】代茶饮，每日适量。

【功效】味清香怡人，是补脑益智的上乘佳品。适用于夏季烦热、气虚烦劳时饮用。

（二）酒疗方

1. 灵芝黄酒

【原料】灵芝 90g，绍兴黄酒 500mL。

【制法】将灵芝切碎，放入黄酒中浸泡 10 天，即可饮用。

【用法】取上层清液饮用，日服 2 次，每次 15mL。

【功效】适用于积年胃病者饮用。此外，有健脾胃、助消化、降血糖、降低胆固醇、升高白细胞数量、提高机体抗病能力的作用。对于肝炎、糖尿病、高血脂、白细胞减少症及神经衰弱患者，均有不同程度的辅助疗效，感冒时不宜服用。

2. 灵芝米酒

【原料】灵芝 50g，米酒 500mL。

【制法】将灵芝切薄片，浸于米酒中，7 ～ 10 天后即可服用。

【用法】每日服 2 次，日服 20 ～ 30mL。

【功效】治疗硬皮症。

3. 灵芝人参酒

【原料】灵芝 50g，人参 20g，冰糖 500g，白酒 1500mL。

【制法】先将灵芝、人参洗净，切成薄片，晾干后与冰糖同入布袋，置容器中，加入白酒，密封。浸泡 10 天后去药袋，搅拌后静置 3 日，取上清液饮用。

【用法】日服 2 次，每次 15 ～ 20mL。

【功效】益肺气，强筋骨，利关节，用于肺痨久咳、痰多、肺虚气喘、消化不良、失眠等症。

4. 灵芝蜜酒

【原料】灵芝 50g，高粱酒 1000mL，蜂蜜 20g。

【制法】将灵芝切薄片，与蜂蜜一起入酒，密封浸泡 15 ～ 30 天后服用。

【用法】每日两次，日服 40mL。

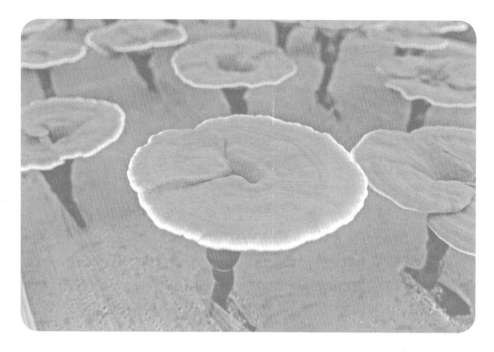

【功效】能治疗胃癌，且能养颜美容。

5. 灵芝黄芪酒

【原料】白酒 10kg，灵芝、黄芪各 120g，党参 90g，白术 60g，白糖或冰糖 2kg。

【制法】将药材洗净后切片，用纱布袋包好，在白酒内浸泡 20～30 天，并加入白糖或冰糖即可饮用。

【用法】根据个人的体质，适量饮用。

【功效】该酒橘红色，药香纯正，酒体柔软，口味爽，余香长，每天适量饮用，能显著提高人体巨噬细胞的吞噬能力，并可刺激人体产生干扰素，对慢性气管炎、慢性胃炎、神经衰弱等多种慢性病以及肝、肾疾病均有不同治疗效果。

6. 灵芝五味蛇胆酒

【原料】灵芝 30g，五味子 50g，蛇胆 20g。

【制法】放入 5kg 白酒泡服。

【用法】每晚服用 25g。

【功效】具有行气化痰、祛风除湿、清肝明目、平肝息风的功效，灵芝具有抗肿瘤、免疫调节、延缓衰老、护肝、镇静、镇痛等作用，五味子具有敛肺、滋肾、生津、涩精等作用，蛇胆具有行气祛痰，祛风除湿，清肝明目等功能。

7. 灵芝参七酒

【原料】灵芝 30g，丹参、三七各 10g，白酒 500g。

【制法】将三七、丹参、灵芝洗净切片，装入酒坛，加酒，每天搅拌一次，盖好密封浸泡 15 天即可。

【用法】每日适量服用。

【功效】灵芝、丹参调制出来的酒能调节气血，可用于治疗神经衰弱、失眠、黑眼圈等，也可养颜美容，宜长期服用。

（三）粥疗方

1. 灵芝粥

【原料】灵芝 10g，粳米 100g，麦芽糖 50g。

【制法】将灵芝剪碎，放入砂锅内，加水用文火煎煮，取头煎液与二煎液，合并 2 次煎液，加入粳米，用文火煮成稠粥，服用时加入麦芽糖调味即可。

【用法】每日 1 剂，分 2 次服完，宜长期服用。

【功效】具有养肝补肝、安心宁神等作用，能提高机体免疫力，用于肝炎患者的辅助治疗。

2. 灵芝糯米粥

【原料】灵芝 10g，糯米 50g，小麦 60g，白糖 30g。

【制法】将灵芝洗净，切片，用纱布包好，糯米、小麦淘洗干净。一起放入砂锅，加水 3 大碗，用文火煮熟，然后捞出纱布包，加入白糖后服用。

【用法】每日服 1 次，晚饭后服用。

【功效】具有养心、益肾、补虚等功效，能治疗心神不宁、失眠、乏力、自汗盗汗、畏寒等症。

3. 灵芝大麦粥

【原料】灵芝 10g，大麦 50g，白糖适量。

【制法】灵芝切碎，水煎熬取汁，大麦磨碎与灵芝同煮粥。

【用法】加适量白糖后服用，每日 1 次，可当早餐或晚餐。

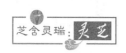

【功效】能治疗神经衰弱、高血压、高血脂等症，并可增强抗病能力。

4. 灵芝枣米粥

【原料】灵芝 15g，大枣、花生仁各 10g，粳米 100g。

【制法】灵芝切碎，水煮取汁，加入大枣、花生仁、粳米煨煮成稠粥。

【用法】加入白糖后 1 次服完，长期服用。

【功效】具有补气养血、健脾安神等功效，能治疗血小板减少症。

5. 灵芝麦片粥

【原料】灵芝 10g，小麦片 50g，白糖适量。

【制法】灵芝切碎，水煎取汁，加小麦片，同煮粥，加白糖 1 匙。

【用法】每日服用 1 次，睡前服用。

【功效】治神经衰弱、夜不安眠。

6. 人参灵芝核桃粥

【原料】人参粉 5g，灵芝粉 6g，核桃仁 30g，炒白芝麻 5g，小米 100g，白糖适量。

【制法】小米淘洗干净，芝麻炒香，核桃仁切碎粒。小米加水煮熟后，加入人参粉、灵芝粉、核桃仁，再煮 10 分钟后，调入白糖和芝麻即可。

【用法】常年佐餐食用。

【功效】补元气，润脏腑，坚筋骨，通经脉，延年益寿。

（四）汤疗方

1. 灵芝银耳汤

【原料】水发银耳、水发黑木耳各 30g，灵芝 10g，冰糖适量。

【制法】将灵芝、银耳、黑木耳洗净剪碎，放入碗内加冰糖和水，上蒸笼蒸至酥烂。

【用法】喝汤、吃黑木耳和银耳，1 天服完。

【功效】活血化瘀，增加血液供氧量，能治疗血管硬化、高血压等症。

2. 灵芝首乌汤

【原料】灵芝 10g，制首乌 20g。

【制法】将灵芝、制首乌洗净，放入砂锅加水煎熬，用文火保持沸腾 1 小时后，倒出头煎液，再加水煎熬，取二煎液。

【用法】将所得的煎液合并，分早、晚 2 次服完，连服 1 个月。

【功效】具有补气、滋阴、生津等功效。能治疗体虚、乏力、腰腿酸软、面色少华等症。

3. 紫芝桂圆汤

【原料】紫芝 15g，桂圆肉 10g。

【制法】将紫芝切片和桂圆一起放入砂锅加水煎煮，用文火保持沸腾 1 小时后，倒出头煎液，再加水煎熬，取二煎液。

【用法】将所得的煎液合并，分早、晚 2 次服完，连服半个月。

【功效】能治疗心脾虚弱所致失眠、畏寒、食欲不振等症。

4. 灵芝茯苓汤

【原料】木耳 50g，茯苓 50g，灵芝 10g，糖适量。

【制法】将灵芝、茯苓切片与木耳一起用磨粉机磨成细粉，加水共煮。

【用法】每日 2 次，每次 6g。

【功效】长期服用，能治疗肺癌。

5. 灵芝二仁汤

【原料】灵芝 15g，核桃仁 15g，甜杏仁 12g，冰糖适量。

【制法】剪碎灵芝，加水煎煮 2 次，每次 1 小时，取汁，将核桃仁、甜

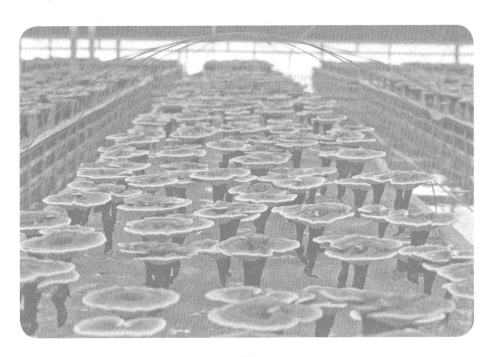

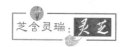

杏仁、冰糖放入碗内，倒入灵芝煎液，用文火炖熟即可。

【用法】每日清晨服用。

【功效】适用于支气管炎，咳嗽多痰等。

6. 灵芝人参汤

【原料】灵芝 10g，人参 5g。

【制法】将灵芝切片和人参一起加水用文火共煮，捞去灵芝后，喝汤吃参。

【用法】上述量 1 天服完，连服 1 个月。

【功效】能补益强壮，治疗神经衰弱及其他因阳虚引起的头昏、耳鸣、心悸、失眠、食欲不振、贫血萎黄、少气乏力等症，尤其适宜大病初愈或手术后服用。

7. 寿星燕窝汤

【原料】燕窝、灵芝各 10g，红参 5g，红枣 15g，冰糖 25g。

【制法】燕窝用沸水浸泡，除去绒毛。灵芝切成薄片，红参切斜片，冰糖用水溶化，红枣洗净去核。将燕窝、灵芝放入蒸杯内，置武火上蒸 3 ～ 4 个小时，至起丝为度。

【用法】每日 1 剂。

【功效】补虚弱，养阴润燥，适用于咯血、咳嗽、肺虚痰多、肾亏遗精等。

8. 灵芝大枣汤

【原料】灵芝 15 ～ 20g，大枣 50g，蜂蜜 5g。

【制法】灵芝、大枣入锅加水共煎，取煎液两次，合并后加入蜂蜜再煮沸即成。

【用法】每日 1 剂。

【功效】对肿瘤细胞有抑制作用，可防治癌症。

9. 灵芝三果益发汤

【原料】椰子肉 1 个，石榴 2 个，灵芝 6g，龙眼肉 10g，冰糖 8g。

【制法】炖服。

【用法】每日 1 剂。

【功效】能生津止渴、滋养补血、乌黑头发，用于治疗脱发、早生白发、糖尿病等。

10. 灵芝黄芪猪肉汤

【原料】灵芝 15g，黄芪 15g，瘦猪肉 200g，料酒、精盐、葱、生姜、胡椒粉等适量。

【制法】将灵芝、生姜浸润洗净，切成薄片，葱、姜拍松；猪肉洗净入沸水，煮去血水，捞出用清水洗净，切成方块。将黄芪、猪肉、葱、姜、料酒一起放入锅内，加入适量清水，用旺火煮沸，撇去浮沫，改用文火煨至猪肉熟烂，加入盐、胡椒等调味品即成。

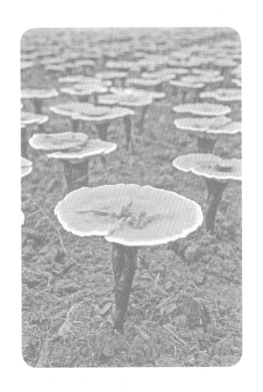

【用法】每剂 1 天服完，连服 1 个月。

【功效】具有补气养血、补益肺肾、养心安神等功效，能治疗畏寒、乏力、纳差等症。

11. 灵芝猪蹄汤

【原料】猪蹄 2 只，灵芝 10g，生姜、胡椒粉各适量。

【制法】将灵芝浸泡，猪蹄去毛，洗净切块，共放砂锅内，加生姜、胡椒，炖至熟烂即可佐餐食用。

【用法】去药渣吃肉喝汤，早、晚两次服用。

【功效】灵芝具有补肺益肾、健脾安神以及提高人体免疫力的作用；猪蹄含有丰富的胶原蛋白，人体若缺乏胶原蛋白就会造成细胞脱水、弹性降低而导致脸上皮肤松弛出现皱纹。常食此汤既能抗衰老，又能柔嫩肌肤、减少皱纹、护肤美容。

12. 灵芝猪心汤

【原料】灵芝 15g，猪心 500g。

【制法】灵芝切片浸泡，同猪心共煮食用。

【用法】常服。

【功效】治疗心悸怔忡、烦躁易惊、失眠等症。

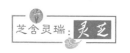

13. 灵芝猪肺汤

【原料】猪肺 1 副，灵芝 15g，盐适量。

【制法】猪肺灌水，挤出水分，重复三四次，至猪肺变白，切块，放入热水中滚 5 分钟盛起；灵芝切成薄片，一起放入锅内加水煮至熟烂，放盐调味即可食用。

【用法】将猪肺与汤 1 天内分两次服完。

【功效】具有补肺、平喘等功效。能治疗支气管哮喘及肺气虚弱、感冒、咳嗽、哮喘等疾病。

14. 灵芝猪胰汤

【原料】猪胰脏 1 条，灵芝 10g，盐适量。

【制法】炖两个小时后服用。

【用法】分早晚两次服用，宜长期服用。

【功效】主治糖尿病。

15. 灵芝脑羹

【原料】猪脑 1 个，灵芝 10g，枸杞子 10g，盐适量。

【制法】加适量水，以文火炖 1 个小时成稠厚羹汤。

【用法】捞去药渣，一日内分次喝汤吃猪脑。

【功效】治神经衰弱有良效。

16. 灵芝焦楂枸杞汤

【原料】灵芝 6g，枸杞子 20g，焦山楂 30g，牛肉 150g，葱、蒜、油、盐各适量。

【制法】炖服。

【用法】早、晚喝汤。

【功效】补益肝肾，健脾养胃，补血，补中益气。

17. 灵芝莲子清鸡汤

【原料】灵芝 6g，莲子 50g，陈皮 15g，鸡 1 只。

【制法】炖服。

【用法】吃肉喝汤，宜长期服用。

【功效】健脾开胃，补益身体。适用于病后体虚，产后、手术后，脾胃虚弱，血气不足，头晕眼花者。

18. 灵芝莲心百合瘦肉汤

【原料】灵芝 10g，莲子 30g，百合 30g，瘦肉 200g，盐适量。

【制法】上药和瘦肉同煮，煮熟后食用。

【用法】吃肉喝汤，宜长期服用。

【功效】安神健脾，清肺燥，止干咳，适用于阴虚咳嗽或肺结核患者。

19. 灵芝金菇芽菜肉片汤

【原料】灵芝 10g，金针菇 100g，大豆芽菜 150g，瘦肉 200g，姜、盐各适量。

【制法】将瘦肉先炒，然后与上述配料共煮，煮熟后服用。

【用法】每日分两次吃完。

【功效】健脾开胃，祛湿除烦，降胆固醇，去水肿利尿。

20. 灵芝黑白木耳汤

【原料】灵芝 10g，黑木耳、白木耳各 20g，蜜枣 6 枚，瘦猪肉 200g，盐适量。

【制法】炖服。

【用法】每日分两次服用。

【功效】滋补肺胃，活血润燥，强心补脑，可用于防癌抗癌，降血压，降血脂，预防冠心病。

21. 芝芪乌鸡汤

【原料】灵芝 10g，焦山楂 20g，黄芪 20g，天花粉 10g，龙眼肉 20g，乌鸡半只，花椒、大料适当。

【制法】高压锅炖服。

【用法】早晚两次服用。

【功效】有益气补血、养血安神、健脾助消化、滋肝阴、润肌肤的作用。可治疗肝硬化。

22. 灵芝枸杞子牛肉汤

【原料】灵芝 10g，枸杞子 20g，牛肉 150g，葱、蒜、盐各适量。

【制法】上药和牛肉同煮，煮熟后可食用。

【用法】吃肉喝汤，宜长期服用。

【功效】能补益肝肾，健脾养胃，补血，补中益气。

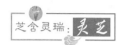

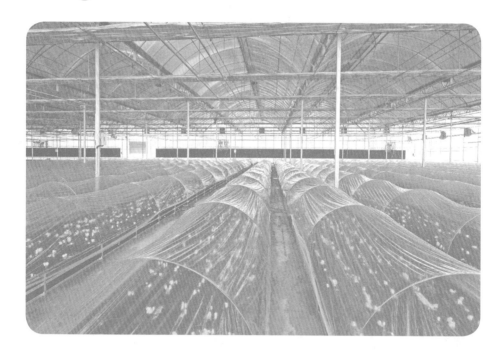

（五）食疗方

1. 灵芝河蚌煲冰糖

【原料】灵芝 20g，蚌肉 250g，冰糖 60g。

【制法】将蚌肉洗净，灵芝切片。先将灵芝放入砂锅内，加水煎煮 1 个小时，然后再放入蚌肉煮熟，加入冰糖，待糖溶化后即可食用。

【用法】蚌肉与汤 1 天服完，每 2～3 天服 1 次。

【功效】常服可治急慢性支气管炎、老年慢性支气管炎、支气管哮喘、白细胞减少症、冠心病、高血脂、心律失常、神经衰弱、早期肝硬化等疾病。

2. 人参灵芝煲兔肉

【原料】兔肉 100g，人参 10g，灵芝 10g，葱 10g，姜 5g，绍酒、盐、素油各适量。

【制法】人参切片，灵芝润透切片，兔肉洗净，切块，葱切段，姜拍松。把人参、灵芝、兔肉放入锅内，加入绍酒、盐拌匀，腌制 30 分钟。把锅置中火上，加入素油，烧六成熟时，下入兔肉，加上汤 400mL，加入人参、灵芝片、姜、葱，用武火烧沸，文火煲 25 分钟即成。

【用法】每日 1 次，每次食兔肉 30g，吃人参（灵芝可弃去不吃）。

【功效】滋阴养心，补益气血，疏肝行气，适合心肝失调之冠心病患者食用。

3. 灵芝舌片

【原料】猪舌 1～2 只，灵芝 10g，胡椒、生姜、料酒、盐各适量。

【制法】灵芝切片，加水煎煮两次，每次煎 30～40 分钟，将两次煎液合并备用。猪舌洗净放入锅中，倒入灵芝煎液，加入调料煮至熟透捞起，切成片，再将锅内灵芝汁浓缩于猪舌上即可服用。

【用法】每日分中、晚两次服完，连服 5～7 天。

【功效】适于体弱多病、神疲乏力、食欲不振、睡眠不深者服用。

4. 灵芝炖牛肉

【原料】灵芝 20g，枸杞子 10g，牛肉 300g，姜片、八角、小茴香、桂皮、花椒、砂仁、陈皮、料酒、盐各适量。

【制法】将牛肉洗净，剔去筋膜，切成薄片；再将灵芝洗净，晒干或烘干，研为细粉，与姜片、八角、茴香、桂皮、花椒、砂仁、陈皮、精盐、料酒等调料和牛肉一同放入锅中，加适量水，大火煮沸后，改中火煨煮 2 小时，待牛肉熟透、汤汁稠浓即成。

【用法】佐餐，随量食用。

【功效】温中散寒，健脾开胃，护膜防癌。适用于脾胃虚寒型慢性胃窦炎，治肠癌有良效。

5. 灵芝片炖肉

【原料】瘦猪肉 300g，灵芝 10g，盐、酱油各适量。

【制法】共入锅中，加水 1000mL，慢火炖两个小时，加盐少许食用。

【用法】去药渣，食肉喝汤。

【功效】其味清香甘美，为炖品之最，可治疗神经衰弱、失眠等。

6. 人参灵芝炖甲鱼

【原料】高丽参 10g，灵芝 10g，甲鱼 500g，红枣 6 枚，料酒、姜、葱各 10g，盐适量。

【制法】高丽参切片，灵芝切片，甲鱼去内脏及爪，红枣洗净，姜切片，葱切段备用。砂锅置武火上，放入甲鱼、高丽参、灵芝、红枣、料酒、姜、

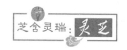

葱、盐、水适量（没过料），炖熟即成。

【用法】佐餐食用。

【功效】滋补肝肾，大补元气，适用于体虚、肾虚、肝虚及癌症患者等症。

7. 灵芝杞枣炖乳鸽

【原料】灵芝 10g，红枣 30g，枸杞子 20g，乳鸽 2 只。

【制法】乳鸽斩块，余水，共炖。

【用法】早、晚喝汤。

【功效】健脾开胃，补益气血，养心安神，益精明目的功效。可治疗精神不振，心悸失眠，头晕眼花。常食之，强壮身体，减少疾病，延缓衰老。

8. 灵芝炖蘑菇

【原料】鲜蘑菇 150g，灵芝、当归、龟板、枸杞子各 10g，盐适量。

【制法】将当归、龟板、枸杞子煎汤去药渣，加入灵芝、蘑菇煮熟，加盐调味服食。

【用法】每日 1 剂，连服 15 日。

【功效】治白血病有效。

（六）粉疗方

1. 灵芝粉

【原料】灵芝。

【制法】灵芝烘干，磨成细粉。

【用法】用蜂蜜送服，每日 6 ～ 10g，常服。

【功效】能治疗神经衰弱、失眠、心悸气短、疲乏无力、高血脂、高血压等，常服可显著增强抵抗各种疾病的能力。

2. 灵芝黄豆粉

【原料】灵芝 100g，黄豆 300g。

【制法】将灵芝切片，黄豆炒熟，分别磨成细粉再混合。

【用法】每日服 3 次，每次服 9 ～ 15g，连服 15 ～ 30 天。

【功效】能治疗冠心病、心绞痛。

3. 纯灵芝孢子粉

【原料】灵芝孢子粉。

【制法】保存备用。

【用法】鼻出血：将孢子粉装入塑料管内，吹入鼻孔。外伤出血：可用孢子粉撒于伤口表面。支气管出血、大小便出血：孢子粉用温开水吞服，每日服两次，每次 1 ~ 2g。

【功效】孢子粉具有止血、防止伤口感染的作用。

4. 灵芝丹参田七粉

【原料】灵芝 30g，丹参 20g，田七 15g。

【制法】共研细末。

【用法】每次 3g，每日 2 次。

【功效】适用于心悸胸闷，心前区疼痛以及冠心病、心绞痛等。

5. 灵芝丹芎红延粉

【原料】灵芝 15g，丹参 15g，川芎 10g，红花 6g，延胡索 6g。

【制作】烘干研末。

【用法】每次 6 ~ 9g，白糖开水送服，早晚各 1 次。

【功效】活血化瘀，对冠心病、心律不齐有效。

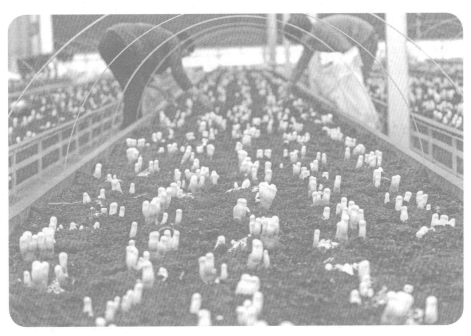

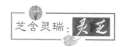

（七）膏疗方

1. 铁皮枫斗灵芝浸膏

【原料】铁皮石斛200g，破壁灵芝孢子粉66.7g，西洋参66.7g。

【制法】铁皮石斛粉碎，过筛，西洋参洗、润、切片，烘干。将铁皮石斛、西洋参和灵芝孢子粉加适量水煎煮两次，合并两次煎液，减压浓缩，收膏即得。

【用法】每日2次，每次3g，开水冲饮。

【功效】铁皮枫斗灵芝浸膏，是根据传统中医"清补养生"理论，针对现代人身体状况，科学配伍，清补调理身体，一方面可清除体内的毒素等，另一方面全面调理机体，均衡营养，提高免疫力。

2. 灵芝川贝膏

【原料】灵芝100g，白及60g，川贝100g，白糖100g，蜜糖50g。

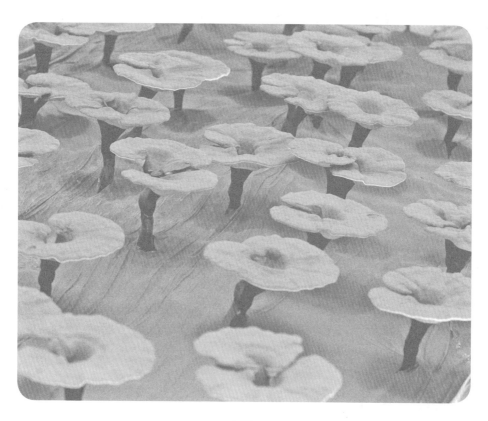

【制法】灵芝切片，加适量水煎取汁液两次，每次30~40分钟。合并两次煎液，文火加温浓缩，先加蜂蜜熬至浓稠后再加白糖，最后加白及粉和川贝粉，搅拌均匀成膏状，即可起锅。

【用法】每天早晚各服1次，每次一汤匙，连服1个月或更长。

【功效】适于治疗咳嗽痰喘病症。

3. 灵芝葆春膏

【原料】灵芝、黄芪、枇杷叶、谷芽、麦芽各150g，生晒人参60g，西洋参、牡蛎、北沙参、续断、地黄各90g，制五味子、九节菖蒲各15g，桑葚、制女贞子、虎杖、陈皮各45g，当归、淫羊藿、制远志各30g，甘松18g，淡菜60g，珍珠粉3g，制香附50g。

【制法】生晒人参，切片后水煎两次，第1次文火煎2小时，第2次文火煎1小时，合并两次煎汁。其余的22味（除珍珠粉外），均切片或捣碎后水煎两次，第1次文火煎1.5小时，第2次文火煎1小时，合并两次煎汁，微火浓缩后，兑入生晒人参汁。两种汁液搅拌均匀后继续微火浓缩至流膏状时，加入事先用水溶化的珍珠粉，拌匀后再按1：1.1的比例，分别加入白砂糖或蜂蜜，调匀后成膏状即可起锅。

【用法】日服2次，每次一汤匙（约15g），用温开水化服。

【功效】补益气血，协调阴阳，醒胃益肾，健脑宁神。治气血两虚、产后虚弱、病后失调、头昏目眩、盗汗失眠、腰膝酸软等症，久服百体受益，可葆青春。

4. 灵乌二仁膏

【原料】灵芝500g，制首乌500g，薏苡仁200g，核桃仁200g，蜂蜜适量。

【制法】灵芝、制首乌切成片后，和薏苡仁一起置锅中，水煎3次，去渣，合并滤汁，微火浓缩后加蜂蜜熬成膏状，兑入研成细末的核桃仁粉，趁热搅匀。

【用法】日服3次，每次1汤匙，温开水化服。

【功效】滋养肝肾，补益精血，调和脾肺。适于肝肾阳虚、精血亏损、头昏头痛、健忘心悸、失眠多梦、大便不通等症，亦可作脑动脉硬化、高血压病、冠心病、脂肪肝及高胆固醇血症的食疗。

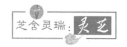

（八）营养保健方

1. 灵芝仔鸡

【原料】仔鸡 1 只，灵芝 10g，虾仁 3g，料酒、姜、大蒜、盐各适量。

【制法】灵芝切成薄片，仔鸡宰杀、去毛、去内脏洗净。灵芝加水煎煮两次，每次加水 250g 左右，煎沸后文火保持沸腾 30 ～ 40 分钟，将两次煎液合并。鸡切成块，放入锅中，倒入灵芝煎液，再适量加些水煮沸，用文火焖煮 10 分钟左右，再加入各种调料，烧至鸡肉酥烂即可食用。

【用法】连汁带鸡、虾仁 1 天分两次吃完，连服 5 ～ 7 次。

【功效】具有补虚强身、美容养颜的功用，常食可使皮肤白嫩，也可用于辅助治疗体弱多病、神经衰弱、睡眠不足等。

2. 灵芝鸭

【原料】灵芝、肉桂、草果各 5g，鸭子 1 只，生姜、葱、盐、绍酒、卤汁、冰糖、香油各适量。

【制法】鸭子宰杀后，去毛，除去内脏，用清水洗净；灵芝、肉桂、草果用水煎熬两次，每次水沸后 20 分钟滤去药汁，两次共收滤液约 3000mL，生姜、葱洗净，切片，备用。将药液放入锅中，加生姜、葱，再把鸭子放入锅中，文火煮熟，捞起晾凉。将处理过的鸭子放入卤汁内卤熟，捞出。取适量的卤汁放入锅中，加盐、冰糖拌匀，调好色味，放入鸭子，在文火上烧煮，直到卤汁均匀地粘在鸭子上，颜色红亮时捞出，再均匀地涂上香油即可。

【用法】吃肉喝汤，可长期食用。

【功效】滋阴补肺，益肾止咳。适用于肺虚咳嗽、支气管炎、哮喘等。

3. 灵芝乌龟煲

【原料】乌龟 1 只，灵芝片 20g，无核红枣 10 枚，调料适量。

【制法】将乌龟宰杀洗净，切块略炒后放进瓦罐内，加灵芝片、无核红枣，上笼蒸熟煲汤，加调料煮入味。

【用法】吃肉喝汤。

【功效】提高机体免疫能力，可防治癌症。

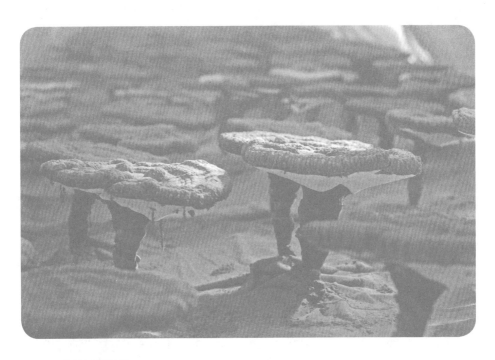

4. 灵芝炒猪腰

【原料】猪腰 300g，灵芝 10g，生姜 10g，葱 10g，料酒 20g，酱油 10g，味精 2g，精盐 3g，白糖 5g，湿淀粉 50g，食用油适量。

【制法】灵芝用清水洗净，熬煮 2 次，收取汁液 50mL，生姜洗净，切成指甲大小的片，葱洗净，切段，猪腰洗净，剔除腰臊，切成腰花。将猪腰花加湿淀粉 25g，料酒 10g，精盐 3g 腌渍入味，备用，碗中放入湿淀粉 25g，料酒 10g，味精、白糖和灵芝汁兑成调味汁，备用。倒入食用油大火烧至八成热，放入腰花、酱油、葱、生姜快速煸炒，倒入兑好的调味汁，翻炒均匀，起锅即成。

【用法】佐餐食用。

【功效】补肝肾，强筋骨。

5. 灵芝烧猪心

【原料】猪心 500g，灵芝 10g，生姜 10g，葱 10g，精盐 3g，胡椒粉 2g，味精 2g，酱油 10g，料酒 20g，湿淀粉 40g，猪油 50g。

【制法】将灵芝去根，研成细末，猪心对切成两块，洗净，生姜洗净，剁成细末，葱洗净切成小片。锅内注入清水，上火烧至水沸，放入猪心，煮至七成熟，捞出晾凉，切成薄片，煮猪心的原汁留着备用。净锅置火上，注

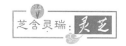

入猪油烧至六成热时下姜、葱煸香，注入煮猪心的原汁和酱油、料酒，放入精盐、胡椒粉、猪心片、味精，烧入味后，下湿淀粉收汁装盘即成。

【用法】佐餐食用。

【功效】此菜汤浓味鲜，味道香醇，而且有养心安神的功效。心悸、失眠、健忘、精神恍惚的人，可以多吃此菜，是神经衰弱、冠心病、心律失常患者的进补佳品。

6. 灵芝鳜鱼

【原料】鳜鱼1条（约500g），灵芝10g，油菜心、精盐、味精、猪肥肉、葱、姜各适量，清汤150mL。

【制法】将鳜鱼放开水锅中烫过后，捞出，去净鳞、内脏，洗净后，在鱼身两面打上十字花刀；灵芝用温水浸泡软，切成片；猪肥肉洗净切成片，葱切成段，姜切成片。将鳜鱼放入深盘中，加入灵芝片、肥肉片、葱、姜，加入适量清汤，放入蒸笼内用旺火蒸15分钟左右取出，将汤倒入炒勺内，炒勺内加入菜心、精盐、味精调好口味，拣去葱、姜，倒在鳜鱼上面即成。

【用法】佐餐食用。

【功效】鳜鱼不仅味美，而且补益功效甚佳，主要为补虚劳，益脾胃，

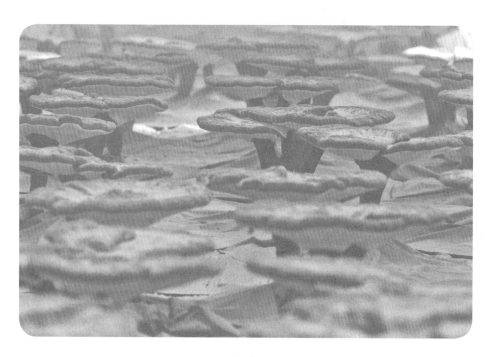

养血气，常食可使人体健壮；灵芝有强志补虚，轻身不老的功效，是"延年神仙"的灵圣之品，所以灵芝鳜鱼之补功可不言而喻。

7. 灵芝鸽蛋

【原料】灵芝 10g，鸽蛋 8 个，冰糖 25g，蜂蜜、猪油各适量。

【制法】将灵芝用温水浸泡发软后，用刀切成小片，加入清水锅中，用小火煎煮 1 小时左右；取 8 个酒杯，内抹上猪油，将鸽蛋打入每个酒杯内，每杯 1 个鸽蛋，然后将盛鸽蛋的酒杯放入蒸笼内蒸约 3 分钟，取出，扣入清水中。将灵芝片投入锅内，加水烧开，加入冰糖、蜂蜜及少许猪油，烧到冰糖溶化，再加入蒸好的鸽蛋，同煮，盛出分装碗内即成。

【用法】每日 1 次，晨起空腹或午餐前 1 小时服。

【功效】强身健体，老年人可延年益寿。

8. 灵芝酥糖

【原料】灵芝 20g，芝麻 15g，精白面粉 10g，白糖 40g，粳米 10g，食用油适量。

【制法】将粳米洗净，晾干，加工成粳米粉；把精白面粉和粳米粉一起放入锅内炒熟，备用。在煮锅里放入适量水，用旺火煮开，把灵芝洗净，放入锅内，煮出味，捞去渣。加入白糖熬至变稠，加入炒好的精白面粉和粳米粉，调匀成糊状，关火。趁热将糊倒在表面涂过食用油的大搪瓷盘中，把已炒熟的芝麻撒在上面，待稍冷后压平，用刀划成小块。

【用法】当零食食用。

【功效】延年益寿，防衰老，为老年人保健食品，对神经衰弱者也有一定疗效。

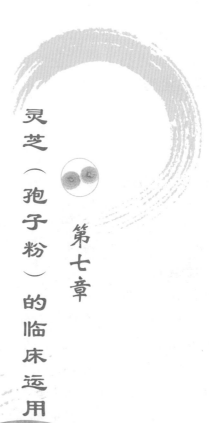

第七章

灵芝（孢子粉）的临床运用

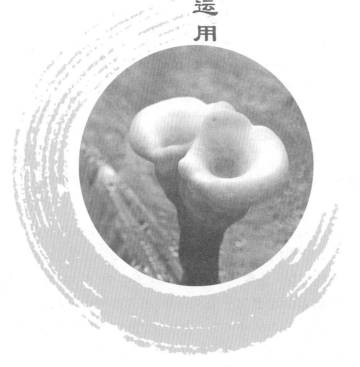

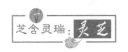
一、适宜证候

（一）肺气不足证

指肺气虚弱，呼吸乏力，卫表不固，以咳嗽无力、气短而喘、自汗等为主要表现的虚弱证候。

【临床表现】

咳嗽无力，气短而喘，动则尤甚，咳痰清稀，声低懒言，或有自汗、畏风，易于感冒，神疲体倦，面色淡白，舌淡苔白，脉弱。

【证候分析】

肺气不足证多系反复咳喘，耗伤肺气；或因脾虚失运，生化不足，肺失充养所致。由于肺气亏虚，呼吸功能减弱，宣降无权、而成咳嗽，加之又有宗气不足，以致咳嗽无力，气短而喘；肺气虚衰，宗气虚少，发声无力，则声低懒言。肺虚，津液不得布散，聚而为痰，故吐痰清稀。肺气亏虚，不能宣发卫气于肤表，腠理失密，卫表不固，故见自汗、畏风，且易受外邪侵袭而反复感冒。面色淡白，神疲体倦，舌淡苔白，脉弱，均为气虚不能推动气血，机能衰减之象，本证多见于久病体虚或年老体弱之人。

【灵芝的适宜原因】

早在《神农本草经》中就已记载"白芝，味辛平。主治咳逆上气，益肺气，通利口鼻"，言灵芝有补益肺气之功。肺气不足患者多见于久病体虚之人，由于病程缠绵，患者正气耗伤，而肺主一身之气，难免肺气被伤。年老体弱之人则本身正气虚弱，肺为清虚之脏，直接与外界相通，故年老体弱之人也多表现为肺气亏耗，出现容易咳嗽气逆之象。灵芝因其有补益肺气之功，以增强肺气抵御外邪，因此《中国药典》总结其功效，认为其功能主治"止咳平喘。用于……肺虚咳喘，虚劳短气"。《中华本草》认为其能"益气血……主虚劳……久咳气喘"。现代药理学研究也发现，灵芝对肺部疾病有一定药理作用。如小鼠气管酚红排泌实验表明，灵芝发酵液腹腔注射有祛痰作用。通过小鼠氨雾引咳法表明，灵芝发酵液腹腔注射有较好的止咳作用。赤芝酊、赤芝菌丝体醇提液及浓缩发酵液对组胺引起的离体豚鼠气管平滑肌收缩有解痉作用，对组胺喷雾引起的豚鼠"喘息"，腹腔注射赤芝发酵液或菌丝体醇提液只能保护少数动物，但可使"喘息"潜伏期显著延长。灵芝发酵液能对抗组胺、乙酰胆碱和氯化钡引起的离体豚鼠气管平滑肌痉挛，还能显著抑制抗原引起的卵蛋白主动致敏豚鼠肺释放组胺。赤芝水浸液对离体豚鼠气管平滑肌有轻度松弛作用，尚能拮抗过敏反应介质组胺和迟缓反应物质对气管的收缩作用。这些较早期研究就已表明灵芝有缓解咳嗽，增强肺部功能的作用。

【灵芝调理】

1.芝芪煮猪肉

【配方】灵芝10g，黄芪18g，当归5g，瘦猪肉100g。

【制法】先将灵芝、黄芪等洗净，放入砂锅内加清水浸泡30分钟，煎取汁。猪肉洗净切块，放入锅内，煮沸后加入灵芝、黄芪煎取汁，再煮片刻即成。

【功效】益气补肺。

【用法】去药渣吃肉喝汤。每日1次，连服10～15天为1疗程。

2.清蒸灵芝鹧鸪

【配方】灵芝10g，鹧鸪1只。

【制法】灵芝切片，鹧鸪宰杀，洗干净，放入盅内，加水适量，生姜一片，葱一根，隔水炖熟，加盐、味精适量即可。

【功效】补五脏，止咳嗽。适用于身体弱、脏腑功能减退、久咳不止、糖尿病、冠心病等。

3.灵芝鸭

【配方】灵芝10g，肉桂

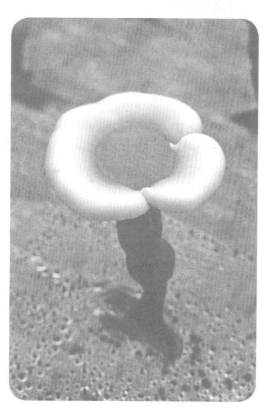

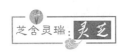

5g，草果 5g，鸭子 1 只，卤汁适量。

【制法】用清水将灵芝、肉桂、草果煎成药液约 300mL，鸭子宰杀，洗干净，放入药液中，加生姜、葱煮八成熟，捞起晾凉后放入汁中，煮熟后即可。

【功效】滋阴补肺，益肾止咳。适用于肺虚咳嗽、支气管炎、哮喘等症。

（二）血虚证

指血液亏虚，不能养脏腑、经络、组织，以面睑唇舌色白，脉细为主要表现的症候。

【临床表现】

面色淡白或萎黄，眼睑、口唇、舌质、爪甲的颜色淡白，头晕，或见眼花、两目干涩，心悸，多梦，健忘，神疲，手足发麻，妇女则可见月经量少、色淡、延期，并出现脉细无力等表现。

【证候分析】

通常导致血虚主要有两个方面：一是血液耗损过多，新血补充不及时，如各种出血或手术之后，或久病、大病之后，或劳神太过，阴血暗耗；二是血液生化不足，可见于脾胃运化机能减退，或进食不足，或因其他脏腑功能减退不能化生血液，或瘀血阻塞脉络，使局部血运障碍，影响新血化生，即所谓"瘀血不去，新血不生"等。血液亏虚，脉络空虚，形体组织缺乏濡养荣润，则见颜面、眼睑、口唇、舌质、爪甲的颜色淡白，脉细无力；血虚而脏器、组织得不到足够的营养，则见头晕，眼花，两目干涩，心悸，手足发麻，妇女月经量少、色淡；血虚失养而心神不守，故症见多梦，健忘。在临床中血虚证的辨证依据是：病体虚弱，以肌肤黏膜的颜色淡白、脉细为主要表现。

【灵芝的适宜原因】

灵芝有补气养血之功。《中华本草》言其能"益气血，安心神"，对血虚不足所导致的心神失养而出现失眠、健忘等有一定疗效。

【灵芝调理】

1. 灵芝糖浆

【配方】灵芝 200g，防腐剂适量，蔗糖 600g。

【制法】取灵芝，粉碎成粗粉，用食用乙醇适量浸泡 7 天，压榨，滤过，滤液回收乙醇，浓缩至适量。滤渣加水煎煮 2 次，合并煎液，静置，滤过，滤液浓缩至适量，加入上述浓缩液、蔗糖和防腐剂，煮沸溶解，滤过，加水至 1000mL，混匀，即得。本品为棕色黏稠液体，味甜、微苦。

【功效】镇静，健胃。用于神经衰弱、失眠、食欲不振。口服，每次 20mL，每日 3 次（《湖北省药品标准》1980 年）。

2. 灵芝猪蹄汤

见第 135 页。

3. 灵芝猪脑汤

【配方】猪脑 1 个，灵芝 10g，枸杞子 10g。

【制法】加适量水，以文火炖 1 小时成稠厚羹汤，捞去渣。一日内分次喝汤吃猪脑。

【功效】治神经衰弱有良效。

4. 灵芝炖乌龟

【配方】乌龟 1 只（约 200g），灵芝 25g。

【制法】将乌龟洗净与灵芝炖熟，加盐调味服食。

【功效】滋阴益气养血。

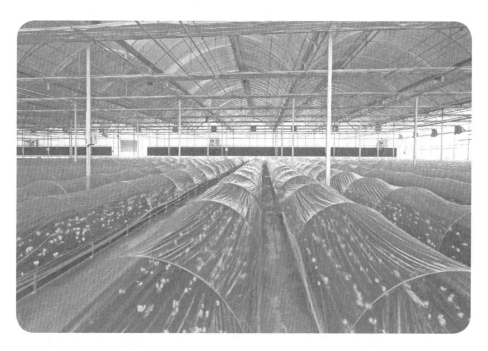

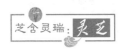

5.灵芝煨鸭

【配方】灵芝 30g，鸭肉 500g，姜 20g。

【制法】共入锅加水将鸭肉煮烂，吃肉喝汤，每日 1 次。

【功效】滋阴养血。

（三）心脾两虚证

指脾气亏虚，心血不足，以心悸、神疲、头晕、食少、腹胀、便溏等为主要表现的虚弱证候，简称心脾两虚证。

【临床表现】

心悸怔忡，头晕，多梦，健忘，食欲不振，腹胀，便溏，神疲乏力，女子月经量少、色淡、淋漓不尽，面色萎黄，舌淡嫩，脉弱。

【证候分析】

本证多因久病失调，思虑过度；或因饮食不节，损伤脾胃，生化不足；或因慢性失血，血亏气耗，导致心脾气血两虚。脾主运化，脾虚气弱，运化失职，水谷不化，故食欲不振而食少，腹胀，便溏；脾气亏损，气血生化不足，心血不足，心失所养，心神不宁，则心悸怔忡，失眠多梦，头晕，健

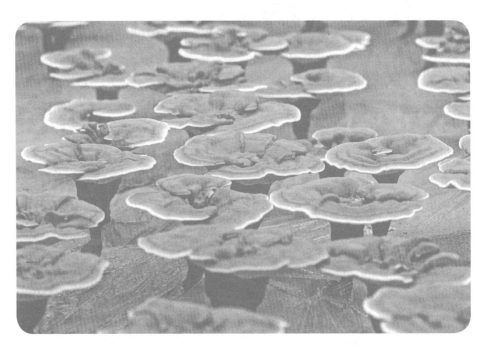

忘。女子月经量少、色淡、淋漓不尽，面色萎黄，倦怠乏力，舌质淡嫩，脉弱，均为气血亏虚之象。临床以心悸、神疲、头晕、食少、腹胀、便溏等为辨证的主要依据。

【灵芝适宜原因】

前已述及灵芝有益气补血之效，对气虚和血虚均有一定疗效。心脾两虚证作为脾气亏虚合并心血不足，表现为气血两虚，灵芝更为对证，作用也更加显著。如治疗心脾两虚常见的失眠多梦症状，灵芝历来就是常用之药。已有研究表明，赤芝发酵总碱和菌丝体醇提取物可扩张离体豚鼠心脏冠状动脉，对抗垂体后叶素引起的冠状血管收缩，小鼠腹腔注射上述两制剂可提高耐常压缺氧的能力。赤芝浸膏能对抗氯化钡引起的室性心律失常，对烫伤大鼠心肌线粒体有稳定保护作用，能提高血浆和心肌 cAMP 水平，降低小鼠耗氧量和提高耐缺氧能力。麻醉犬静脉注射赤芝发酵总碱（发酵液用生物碱提取方法）使冠状动脉血流明显增加，冠状动脉血管阻力和心肌耗氧降低。麻醉猫静脉注射灵芝菌丝体醇提取物，冠状动脉血流和脑血流均增加。这些研究均表明灵芝有可能通过调整机体心血管系统功能，降低机体消耗，提高机体耐受力，这对心脾两虚证患者大有益处。

【灵芝调理】

1. 人参灵芝煲兔肉

见第 138 页。

2. 灵芝莲子清鸡汤

【配方】灵芝 10g，莲子 50g，陈皮 10g，鸡 1 只，调料适量。

【制法】先将灵芝、莲子、陈皮洗净，放入砂锅内，加清水浸泡 30 分钟煎取汁。鸡去毛及内脏，洗净切块，放入锅内，煮沸后加入灵芝、莲子、陈皮煎取汁，再煮片刻加入调味品即成。

【功效】健脾开胃，补益身体，适用于病后、产后、术后体虚脾胃虚弱，血气不足，头晕眼花者。

【用法】吃肉喝汤，分两天食用，可长期服用。

3. 灵芝心子

【配方】灵芝 15g，猪心 500g，卤汁适量。

【制法】将灵芝切碎，用水煎熬 2 次制成灵芝药液。将猪心破开，洗净血水，置灵芝药液内，加生姜、葱煮至六成熟，捞起放凉。再将猪心放到卤

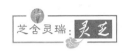

汁锅内，用文火煮熟。

【功效】安神守心。适用于病体虚弱、心血不足、心烦不眠、惊悸、冠心病等。

4.灵芝舌片

见第139页。

二、适宜人群

（一）亚健康人群

【人群特点】

根据中华中医药学会亚健康分会发布的《亚健康中医临床指南》，亚健康是指人体处于健康和疾病之间的一种状态。处于亚健康状态者，不能达到健康的标准，表现为一定时间内的活力降低、功能和适应能力减退的症状，但不符合现代医学有关疾病的临床或亚临床诊断标准。临床上亚健康大多数为慢性非传染性疾病的病前状态，许多恶性肿瘤、心脑血管疾病和内分泌代谢疾病等均是亚健康人群自身免疫功能低下、多种应激因素综合作用和长期积累所致，根据不同的临床表现可以分为躯体亚健康、心理亚健康和社会亚健康。临床上，上述三种亚健康表现常常相兼出现，因此亚健康人群的特点常表现为有较明显的不适，但达不到诊断标准，如不早期干预调理，后期将进一步加重进入疾病状态，长期精神压力大、过劳、中老年人群尤其容易进入亚健康状态。

【灵芝的适宜原因】

《黄帝内经》有言"邪之所凑，其气必虚"，人体之所以进入亚健康状态，与自身随着年龄增长，或长期过劳耗伤气血导致气血不足有直接联系。灵芝通过益气养血，调整自身机能，可增强正气、缓解疲劳，有助于从根源上抑制亚健康的发生或促使亚健康向健康转变。

【灵芝调理】

亚健康人群多种多样，不同的人其亚健康状态不完全相同。目前临床上多采用综合分类的方式对亚健康进行分类判断，因此在实际生活中可能根据自身不同的亚健康特点，以及自身亚健康的中医证候，选择适当的含有灵芝的药膳、方剂、酒剂等进行调理，或可适当服用灵芝孢子粉进行调理。

（二）老年人群

【人群特点】

1. 阴阳脏腑渐衰

人体阴阳气血之盛衰取决于脏腑功能的强弱，其中又以五脏为主。人的脏腑功能实际在老年到来之前就已开始衰退，《灵枢·天年》指出："四十岁，五藏六府十二经脉，皆大盛以平定，腠理始疏，荣华颓落，发颇斑白，平盛不摇，故好坐。五十岁，肝气始衰，肝叶始薄，胆汁始灭，目始不明。六十岁，心气始衰，苦忧悲，血气懈堕，故好卧。七十岁，脾气虚，皮肤枯。八十岁，肺气衰，魄离，故言善误。九十岁，肾气焦，四藏经脉空虚。百岁，五藏皆虚，神气皆去，形骸独居而终矣。"随着年龄的增长，人进入老

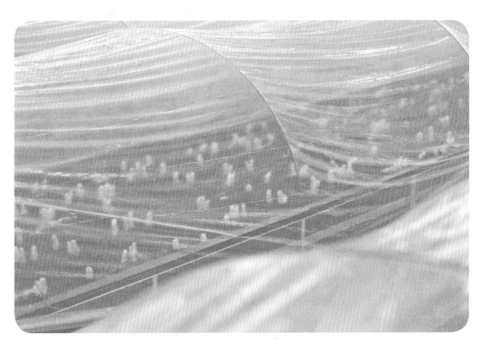

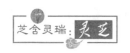

年以后，脏腑功能会按照一定的规律不断衰退，最终致脏腑功能下降。

人体的生理机能活动，以阴阳协调、平衡为健康的保证。老年以后，新陈代谢机能衰退，脏腑、气血的阴阳平衡失调，在生理上会出现多种衰老的征象。人进入老年以后首先易表现为阴气的不足。《素问·阴阳应象大论》言："年四十，而阴气自半也，起居衰矣。"从阴气亏虚描述了老年生理变化的特点，阴虚容易导致阳气相对亢盛。朱丹溪《养老论》亦指出："人身之阴，难成易亏，六七十后，阴不足以配阳，孤阳几欲飞越。""夫老人内虚脾弱，阴亏性急。内虚胃热则易饥而思食，脾弱难化则食已而再饱。阴虚难降则气郁而成疾。"但老年人群也不仅是阴虚阳亢，随着脏腑日益衰减，肾阳及其他脏腑阳气也会日渐衰减，只是相对阴而言衰减偏少，如孙思邈《养老大例》载："人年五十以上，阳气日衰，损与日至。"

2. 易感邪易加重

老年人脏腑功能下降，精气不足，阴不能营守于内，阳不能卫护于外，适应能力和防御能力都比较低下，即所谓"腠理不密，卫外不固"，容易感受外邪而发病，且老年人易于感邪与青壮年相比主要有以下特点。

（1）易感阴邪：老年人正气虚衰，以阳气不足较为突出。阳虚不能温运气血，寒自内生，"阴得阴助"，故外感常以寒、湿、阴邪居多。老年人风寒感冒、寒凝腹痛、寒湿吐下以及寒痹、湿痹等阴邪引起的病证较多。

（2）微邪即感：老年人脏腑虚弱，难适寒温，正常气候的变化也可成为致病的原因。故临床中春夏之交或季节变换时，老年人易患感冒，夏月中暑、秋冬喘咳等病的发生率都明显高于青年人，而且患病之后常呈迁延性，日久难愈。

（3）易成重症：《医原纪略·风无定休论》记载："邪乘虚人，一分虚则感一分邪以凑之，十分虚则感十分邪。"指出在一般情况下，正气虚弱的程度决定若感邪的浅深轻重。因此，老年人脏腑虚衰，气血不足，感受外邪时年龄越大，感邪越重。临床上，年龄愈大的老人，当感受外邪侵袭后，愈容易在出现恶寒、发热、头痛、身痛等一般表证的同时，呈现既吐且利、大汗出、脉反沉或微细欲绝等心肾机能衰减的全身性虚寒证候。

3. 情志不宁

老年人由于心力渐退，肝胆气衰，疏泄和决断功能下降，易伴有思想意识和精神活动低下。加上经济、家庭、交际等多种社会因素的影响，对生活的激情、未来的期盼，以及各种精神刺激的耐受能力不如青壮年人，较容易产生异常情感，并为异常情志所伤而发病，临床表现为健忘、语言善误、寤寐失调、视听不稳、情志抑郁、性情不定等。

老年人容易产生的异常情志，大体而言，主要有以下两类。

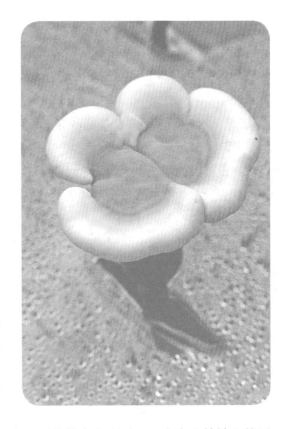

（1）性情不定：老年人与青壮年人相比，性格不够稳定，情绪容易变化，即所谓"性气不定"。老年人持有一定的经验，容易形成独特的心理模式。其情志态度、好恶习惯等常是经历的概括，容易表现得主观、保守、固执。当经验脱离实际，客观不能符合主观时，又会产生精神上的压力，表现为急迫、沮丧，或自卑、自怜而喜怒无常。《千金方》曰："老年之性，必恃其老，无有籍在，率多骄恣，不循轨度，忽有所好，即须称情。"

（2）情志抑郁：老年人与青壮年人相比，还容易产生忧、思、悲、哀、惊、恐等负面情感而情志抑郁。因为老年人经历了沧海桑田，酸甜苦辣，荣辱富贱，常常沉溺在回忆过去有留恋也有遗憾的情感之中，即使境遇顺利者，也难免有"夕阳无限好，只是近黄昏"的感慨。如果境遇坎坷，家庭不和，所愿不遂，或疾病伤害，亲友死别，甚至天灾人祸，意外损伤，势必怨嗟烦恼，忧思悲哀或惊恐不定，产生所谓的"老朽感""孤独感""被遗弃感""忧郁感"，甚至"死亡感"而表现得心灰意冷，郁郁寡欢，或爱唠叨，爱发脾气，或怕痛恐病，经常自寻烦恼，或猜疑他人，对他人的行为总爱追根问底，如果怀疑受到了别人的冷落挖苦，就闷闷不乐，甚至感到生不如死。

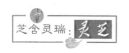

4. 易生积滞

老年人脾胃虚弱，易生积滞，容易出现食欲减退，受纳减少。此外，老年人牙齿松动，咀嚼困难，或儿孙孝敬，食纵口福，调养身体，进补无度，以及起居不慎，饮食不洁，偏食五味，嗜好烟酒等，亦是积滞易停的不可忽略的原因。临床上经常出现口淡纳呆、脘腹胀满等不适。

5. 体质偏颇复杂

随着年龄的增长，生理功能逐渐衰老，各器官功能退化，再加上步入老年期后心理上的空虚孤独、悲观失落，老年体质与其他年龄段相比，多为非正常体质，这些体质对某些病因的易感性和疾病转变的倾向性都大大增加。

（1）气虚阳虚偏多

《素问·上古天真论》云："丈夫八岁，肾气实，发长齿更……五八，肾气衰，发堕齿槁。六八，阳气衰竭于上，面焦，发鬓斑白。七八，肝气衰，筋不能动。八八，天癸竭，精少，肾藏衰，形体皆极。"老年肾精亏虚，肾气衰少，天癸随之减少，生殖功能减退。后天之精失于先天之精的充养，气血化生不足，不能滋养脏腑、肌肤，则出现皮肤老化、头发脱落、头晕目眩、食少纳呆、骨质疏松等症状，故老年人体质的首要特点就是肾气亏虚。

（2）瘀血痰浊相兼

痰浊和瘀血既是病理产物，又是致病因素。两者均为阴邪，同气相求，在病理上相互影响，既可因瘀生痰，亦可因痰生瘀，形成痰瘀同病。最早提出痰瘀相关的是金元四大家之一的朱丹溪，他在《局方发挥》中提出"自气成积，自积成痰，痰夹瘀血，遂成窠囊"。老年人外感六淫邪气、内伤七情、饮食所伤，都能引起脏腑功能失调，导致痰瘀内生，而痰和瘀又可成为新的致病因素，进一步影响脏腑功能，形成恶性循环。

（3）多种体质并存

老年人由于脏腑虚衰，阴阳失调，对于疾病的易感性高于其他年龄段，不但受遗传等先天因素影响，同时受到起居、饮食、情志、环境等综合因素的长期作用，常常多病兼杂，形成偏颇体质，即常以一种体质为主，兼夹其他体质，例如气虚阳虚并存的体质。再如气郁体质的老人，肝气不疏，气滞无力推动血行，血行不畅，瘀血内生，故气郁质与血瘀质并见。气滞血瘀日久，影响津液的代谢，停而为饮，痰饮内生，故气郁质、血瘀质及痰湿质三种体质并见。

（4）虚实夹杂突出

明张介宾《景岳全书·论证》云："盖痰涎之化，本因水谷，果使脾强胃健如少壮者流，则随食随化，皆成血气，焉得留而为痰。"由此可见，老年期痰浊是因脏腑机能衰退，特别是脾胃逐渐虚弱，气虚无力运化水谷精微而形成。《灵枢·天年》亦有"血气虚，脉不通"之说，指出肾精亏虚精不化血，或脾虚生化乏源，或久病耗伤气血，皆可致瘀。虚是瘀之因，为本；瘀是虚之果，为标；虚实夹杂，互为因果。

【灵芝的适宜原因】

衰老是人生的必经阶段，古人在《神农本草经》中就已提出灵芝有抗衰老的作用，并相传灵芝为"仙草"，认为长期服用灵芝可"轻身不老，延年神仙"。这其中虽有夸张和神化的成分，但也说明当时人们对灵芝的普遍看法。现代医学研究表明，灵芝有抗氧化、抗衰老作用。如研究表明，赤芝多糖 GLA、GLB、GLC 对超氧阴离子自由基（O_2^-）的产生和红细胞脂质过氧化均有抑制作用，并对羟基自由基有清除作用，具有超氧化物歧化酶样活性，是灵芝延缓衰老的重要因素。灵芝多糖对人胚肺二倍体细胞 DNA 合成和细胞分裂代数的影响，提示灵芝多糖有促进 DNA 合成和延缓衰老的作用。

【灵芝调理】

1. 灵乌二仁膏

见第 143 页。

2. 老人灵芝饮料

【配方】灵芝 3g，五味子 5g，远志 5g，何首乌 2g，枸杞子 5g，覆盆子 5g，紫苏 1g，当归 5g，川芎 5g，甘草 4g，桂皮 2g，八角 1g，陈皮 1g，肉豆蔻 1g，糖适量。

【制法】将各种原料洗净，粉碎，加水煎 2 次，每次 1～2 小时。把两次煎液合并，放置 6～8 小时，用数层纱布过滤。根据口感加入适量白糖溶解后再加水 1000mL，如有沉淀可再过滤。然后装瓶封口，每瓶 100mL，灭菌 30 分钟即成。

【功效】滋阴益肾。

3. 灵芝河蚌煲冰糖

见第 138 页。

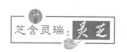

4. 灵芝燕窝汤

【配方】燕窝 10g，灵芝 10g，红参 5g，冰糖 25g，红枣 15g。

【制法】燕窝用沸水浸泡，除尽绒毛。灵芝切成薄片，红参切斜片，红枣去核。冰糖用水溶化，将配料放入杯中，置武火上蒸 30 分钟至 1 小时，以起丝为度。

【功效】补虚弱，养阴润燥。适用于咯血、咳嗽、肺虚痰多、肾亏遗精等症。

5. 灵芝双鞭

【配方】灵芝 10g，枸杞子 10g，肉苁蓉 6g，牛鞭 100g，狗鞭 10g，鸡肉 500g，菟丝子 10g。

【制法】将牛鞭加水发胀，去净表皮，顺尿道对剖两块，用清水洗净，再用冷水漂 30 分钟；狗鞭用油砂炒酥，用温水泡约 30 分钟，刷洗干净。将双鞭放入炒锅，将鸡块、生姜、菟丝子、肉苁蓉、枸杞子、灵芝用纱布包好放入砂锅，加清水烧沸后，改文火，至酥烂时，加盐、味精调味即可。

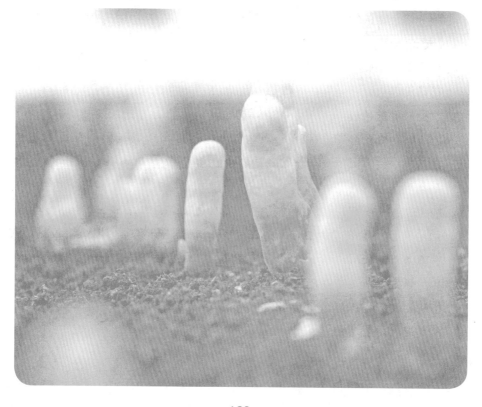

【功效】补肾壮阳，抗老延年。适于虚损劳伤、肾气虚衰、阳痿不举、神经衰弱、失眠症。

6.灵芝人参酒

见第 129 页。

7.灵芝黑白木耳汤

见第 137 页。

（三）肿瘤患者

【人群特点】

随着现代社会的发展，环境污染日益严重，加之受不良生活习惯的影响，中国肿瘤患者的数量越来越多。中医早在《黄帝内经》时期就重视对肿瘤的防治，如在《灵枢·水胀》中，黄帝问于岐伯曰："水与肤胀、鼓胀、肠覃、石瘕、石水，何以别之？"其中肠覃、石瘕很可能就是肠道和女性生殖系统的肿瘤。中医认为肿瘤患者其病机主要有以下特点：

1.气滞血瘀

中医学理论中气与血是构成人体和维持人体生命活动的最基本物质，它们对人体生命活动具有十分重要的功能，故《类经·摄生类》曰："人之有生，全赖此气。"在正常情况下，气在全身上下，流畅无阻，升降出入，无处不到，借以执行其推动、温煦、营养、气化、防御、固摄的功能，维持着人体的生理活动和机体的健康。血在气的推动下，亦循环全身，内致五藏六府，外达皮肉筋骨，四肢百骸，对全身组织器官起着营养和濡润作用。由于气血之间生理上存在着联系，病理上亦相互影响，气病可以及血，血病可以及气。若某些原因而导致气机不畅，血运失调，引起气血不足，便会出现气滞血瘀、气血两虚等多种病理变化而产生疾病。临床大多数肿瘤患者均有气滞血瘀之征象，所以古人认为肿瘤与气滞血瘀关系密切。《古今医统》亦曰："凡食下有碍，觉屈曲而下，微作痛，此必有死血。"上述说明噎嗝的形成与气滞血瘀有关。此外，历代医家在论述乳岩（癌）时均认为其发病与肝脾有关，由于郁怒伤肝，肝气不舒，思虑伤脾，脾失健运，痰湿内生，痰气互结，气滞血瘀而成。如《医宗金鉴·外科心法要诀》曰："乳房结核坚硬……由肝脾二经，气郁结滞而成……轻成乳核，重成乳岩。"故在乳腺肿瘤初期

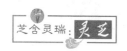

多以理气为治，随肿块加大，通常配以活血化瘀之品。《奇效良方》论"积"成因时曰："气上逆，则六腑不通，但气不行，凝血蕴里不散，津液凝涩渗着不去而成积矣。"《医林改错》亦曰："肚腹结块者，必有形之血。"这些均说明，气滞血瘀是肿瘤发生的基本病机之一。

2. 脏腑失调，正气虚弱

同时肿瘤发病与脏腑功能失调，正气虚弱有关。若脏腑功能失调，则气机紊乱或先天脏腑禀赋不足，皆可成为肿瘤发生的内在因素。《诸病源候论·卷十九·积聚候》曰："积聚者，由阴阳不和，藏府虚弱，受之风邪，搏于藏府之气所为也。"将积聚的产生归之于脏腑虚弱、阴阳不和、感受外邪、内外合邪所致。陈藏器亦言："夫众病积聚，皆起于虚也，虚生百病，积者五脏之所积，聚者六腑之所聚。"简明扼要地说明了"积聚"之病与正虚，脏腑之间的内在关系。

3. 癌毒内生，正虚失固

恶性肿瘤区别于一般内、外、妇、儿各科疾病的一个根本特点，是其具有独特的致病因素——癌毒。癌毒是导致恶性肿瘤发生和发展的根本病因之一，既不同于一般的六淫邪气，亦不同于一般的内生五邪及气滞、血瘀痰凝诸邪，而是由于各种致病因素长期刺激，综合作用而产生的一类特殊毒邪。归纳起来，癌毒具有如下特性：①癌毒为"阴毒"。其性深伏，为病缠绵。②癌毒为实邪。从整体上讲，恶性肿瘤性疾病是一类全身性疾病，而癌毒及其所致的肿瘤是全身性疾病的局部表现，其本为正虚，其标为邪实。③易于耗散正气，导致正虚不固。恶性肿瘤自始至终表现为一系列的正气被癌毒所耗散的过程。④易于扩散。癌毒淫溢流窜，正气耗散，此消彼长，癌毒的扩散转移趋势愈盛，病情更趋深重。⑤癌毒非外邪。癌毒是一类特殊毒邪，毒自内生是其重要特点之一。在正虚的基础上，多种致病因素相互作用，机体阴阳失调，脏腑经络气血功能障碍，导致病理产物聚结，日久则发生质的改变——产生癌毒，发生肿瘤。癌毒既是病理产物，又是肿瘤的直接致病因素。

因此，恶性肿瘤与"正虚"及"癌毒"关系最为密切。换言之，肿瘤病机的本质性特征，一是肿瘤患者自始至终表现正气耗散、正虚失于固摄的过程，二是癌毒本身具有易于扩散转移的特性。从生理上讲，正气与癌毒之间的关系表现为：正气具有抗癌、固癌的双重作用，正气具有抗邪的本能，癌毒一旦产生，正气即做出反应，发挥其抗癌能力。正气还具有固摄癌毒，抑制癌毒扩散的作用，这一作用贯穿疾病全程。只有在癌毒的扩散能力超过了正气的固摄能力的情况下，才会发生癌毒扩散，肿瘤转移。从病理上讲，正虚与癌毒又互相联系，互相影响。正虚是导致癌毒产生的病理基础，如《医学汇编》所谓"正气虚则为岩"。同时，正虚失于固摄，又使癌毒更易于扩散，形成转移，癌毒耗散正气，又可以加重正虚。

【灵芝的适宜原因】

灵芝可增强人体正气，补益人之气血，正气充足方能防止癌毒扩散，肿瘤方有向愈之机。现代药理研究和临床研究均表明灵芝（孢子粉）具有抗肿瘤效果。如有研究表明，灵芝多糖可通过激活 p38、JNK/MAPK 途径诱导 HL-60 急性髓细胞性白血病细胞周期阻滞和凋亡。破壁灵芝孢子粉中提取的多糖能以时间、剂量依赖方式抑制 HCT116 细胞增殖，将细胞周期阻滞在 G_2/M 期，并诱导细胞凋亡；可显著抑制裸鼠 HCT116 移植瘤发生发展，并缓解 5- 氟尿嘧啶所引起的小鼠体重明显降低；灵芝水提物抗肿瘤作用可能与激活促凋亡基因 NAG-1 有关。有学者分别采用 MTT 比色法、AnnexinV-FITC/PI 双染色法、荧光定量聚合酶链反应法（FQ-PCR）及蛋白质印迹法检测灵芝多糖对急性早幼粒细胞白血病（APL）NB4 细胞增殖、凋亡的抑制作用，并对其作用机制进行了初步探讨。结果表明，灵芝多糖对 NB4 细胞的增殖抑制率

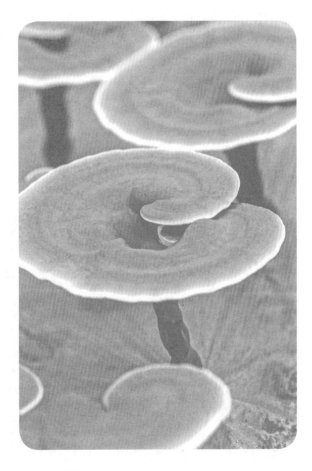

和促凋亡率分别可达 33.50％和 18.77％，其作用机制可能与上调早期生长反应因子 1（Egr-1）编码基因的表达有关。

【灵芝调理】

1. 灵芝甜辣汁

【配方】灵芝 10g，生姜 15g。

【制法】灵芝、生姜洗净加胡萝卜汁煎煮成半杯汁液，加入蜂蜜适量，饮服，每日 3 次。

【功效】可用于体虚、胃寒者食用。

2. 灵芝粉蒸肉饼

【配方】灵芝 10g，猪瘦肉 100g。

【制法】灵芝洗净，晾干研末，猪瘦肉洗净剁成肉酱。把灵芝末与肉酱放入容器内，加酱油及生油少许，食盐适量，拌匀，隔水蒸熟即可。随量食用，或佐膳。

【功效】补气益血，养心健脾。适用于神疲倦怠、心悸、失眠、食少懒言。

3. 灵芝大枣汤

见第 134 页。

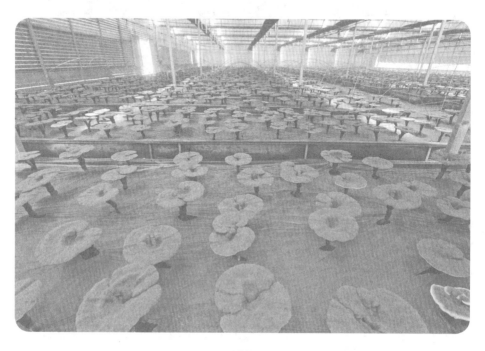

4.芝参白糖饮

【配方】灵芝6g，人参6g，黄芪10g，白花蛇舌草5g，山楂20g，陈皮6g，制半夏6g，白糖适量。

【制法】将灵芝等一起放入砂锅加水煎熬，用文火保持沸腾半小时后，取汁；再加水煎取汁，将两次煎液合并，加入白糖服用。

【功效】能减轻肿瘤化疗后的毒副反应。

5.灵芝粉葛猪肠汤

【配方】灵芝6g，新鲜粉葛根300g，猪肠200g，赤小豆60g，调料适量。

【制法】将灵芝、葛根洗净，放入砂锅内，加清水浸泡30分钟，煎取汁。猪肠洗净与赤小豆放入锅内，煮熟后加入灵芝、葛根煎取汁，再煮片刻，加入调味品即成。每日分两次服用，可长期服用。

【功效】益气养阴。

6.灵芝炖牛肉

见第139页。

三、适宜体质

（一）特禀质

定义：由于先天禀赋不足和禀赋遗传等因素造成的一种特殊体质，包括先天性、遗传性的生理缺陷与疾病，过敏反应等。

成因：先天禀赋不足、遗传等，或环境因素、药物因素等。

特征：①形体特征：无特殊，或有畸形，或有先天生理缺陷。②心理特征：因禀赋特异情况不同而不同。③常见表现：遗传性疾病有垂直遗传、先天性、家族性特征；胎传性疾病为母体影响胎儿个体生长发育及相关疾病特征。④对外界环境适应能力：适应能力差，如过敏体质者对过敏季节适应能力差，易引发宿疾。⑤发病倾向：过敏体质者易药物过敏，易患花粉症；遗

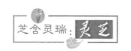

传疾病如血友病、唐氏综合征（先天愚型）及中医所称"五迟""五软""解颅"等；胎传疾病如胎寒、胎热、胎惊、胎肥、胎弱等。

体质分析：由于先天禀赋不足、遗传等因素，或环境因素、药物因素等的不同影响，故特禀体质的形体特征、心理特征、常见表现、发病倾向等方面存在诸多差异，病机各异。

调治原则：特禀质多是由于先天性或遗传因素所形成的一种特殊体质类型。对于先天性、遗传性疾病或生理缺陷，一般无特殊调治方法，或从亲代调治，防止疾病遗传。过敏质是特禀质的一种特殊类型，主要因肺气不足、卫表不固、津亏血热而成，调理之法或益气固表，或凉血息风，总以纠正过敏体质为法。

辨体用方：调理过敏体质的基础方为过敏体质调体方，是国医大师王琦教授经验方。主要药物为乌梅、蝉蜕、制何首乌、无柄灵芝。此四味药相配，可补气养血、调节肺卫，对改善过敏性体质的禀赋不耐及肺卫适应性调节失衡有很好的作用，是调节过敏体质的基本用药。

肺系过敏性疾病包括变应性鼻炎、支气管哮喘、咳嗽变异性哮喘等。肺为"娇脏"，喜润恶燥，因百合具有润肺的作用，故调体固本在调体方基础上配伍百合。肺系过敏性疾病表现出的喷嚏、咳嗽、喘等皆为肺气上逆的现象，此为"邪热怫郁于肺"之象，治则在调体固本的同时主以"宣透邪热、清泻肺热、宣降肺气"，同时兼顾卫表不固、肺有寒饮、肺阴不足等证候。

过敏性皮肤疾病包括荨麻疹、湿疹、接触性皮炎、特应性皮痒、过敏性紫癜等。过敏性皮肤病，其基本病机均为"热伏血分"，总治则为"清热凉血"，主方"四草四皮汤"，药为紫草、茜草、甘草、墨旱莲、冬瓜皮、白鲜皮、牡丹皮、地骨皮。临床中抓住皮肤病变"红肿、瘙痒、渗出、糜烂、出血、干裂"的不同侧重，在"四草四皮汤"的基础上辨证加减论治。

（二）气虚质

定义：由于一身之气不足，以气息低弱，脏腑功能低下为主要特征的体质状态。

成因：先天禀赋不足，后天失养，如孕育时父母体弱、早产、人工喂养不当、偏食、厌食，或因病后气亏、年老气弱等。

特征：①形体特征：肌肉松软。②心理特征：性格内向，情绪不稳定，胆小而不喜欢冒险。③常见表现：主项为平素气短懒言，语声低怯，精神不振，肢体容易疲乏，易出汗，舌淡红、胖嫩、边有齿痕，脉象虚缓。副项为面色萎黄或淡白，目光少神，口淡，唇色少华，毛发不泽，头晕，健忘，大便正常，或虽便秘但不硬结，或大便不成形，便后仍觉未尽，小便正常或偏多。④对外界适应能力：不耐受寒邪、风邪、暑邪。⑤发病倾向：平素体质虚弱，卫表不固，易患感冒；或病后抗病能力弱，易迁延不愈，易患内脏下垂、虚劳等病。

体质分析：由于一身之气不足，脏腑功能减退，故出现气短懒言，语声低怯，精神不振，目光少神。气虚不能推动营血上荣，则头晕，健忘，唇色少华，舌淡红；卫气虚弱，不能固护肤表，故易出汗；脾气亏虚，则口淡，肌肉松软，肢体疲乏，大便不成形，便后仍觉未尽；脾虚气血不充则舌胖嫩、边有齿痕；气血生化乏源，机体失养，则面色萎黄，毛发不泽；气虚推

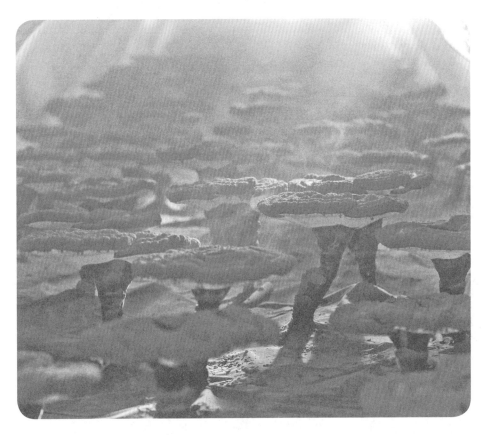

169

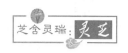

动无力，则便秘而不结硬；气化无权，水津直趋膀胱，则小便偏多；气虚鼓动血行之力不足，则脉象虚缓；气虚阳弱，故性格内向，情绪不稳定，胆小而不喜欢冒险；气虚卫外失固，故不耐受寒邪、风邪、暑邪，易患感冒；气虚升举无力，故多见内脏下垂、虚劳，或病后迁延不愈。

调治原则：气虚质者多元气虚弱，调治原则为培补元气、补气健脾。

调治方法：灵芝、枸杞子、麦门冬、黄精、白术、薏苡仁、茯苓。灵芝味苦、平、无毒，益心气，活血，入心充血，助心充脉，安神，益肺气。现代研究发现，灵芝多糖能够促进 T 淋巴细胞的增殖，显著增强腹腔巨噬细胞的吞噬功能，提高其分泌 iNOS 的活力和 NO 的生产量，同时还能促进腹腔巨噬细胞产生 TNF-α，这可能是灵芝多糖增强机体免疫力的重要机制之一，同时配伍枸杞子益精补血，麦门冬、黄精滋阴润肺，白术、薏苡仁、茯苓健脾渗湿。以灵芝为主，诸药配伍具有提升免疫力、补益、抗氧化及延缓衰老的作用，使灵芝保健功效进一步加强。

四、适宜亚健康状态

（一）失眠

失眠（或睡眠减少亚健康），是指经常（持续两周以上）不能获得正常睡眠，如入睡、续睡困难、多梦、易惊醒或睡眠不实、早醒等，晨起后有明显不适感或不解乏，并排除各种疾病（如抑郁症、精神分裂症、心功能不全等）导致的睡眠减少。

【判断依据】

1.以睡眠减少为主要不适感，其他不适感均为继发，包括难以入睡、睡眠不深、易醒、多梦、早醒、醒后不易再睡，醒后感到不适、疲乏或白天困倦。

2.上述睡眠障碍情况每周发生不超过 3 次，并持续两周以上。

3.引起明显的苦恼，或精神活动效率下降，或轻微妨碍社会功能。

4. 不为任何一种躯体疾病或精神障碍不适感的一部分。

5. 应排除已诊断为失眠症者或全身性疾病，如疼痛、发热、咳嗽、手术和外界环境干扰因素引起的睡眠减少者；酗酒或精神活性物质、药物滥用者和依赖者（含安眠药物）所致睡眠减少者，以及合并有心血管、肺、肝、肾和造血系统等严重原发性疾病和严重脑器质性疾病者及精神病患者。

【发生原因】

1. 遭遇重大事件，产生心理、精神压力。

2. 不良生活习惯，不规律的生活时间，如睡眠时间不固定、生活规律经常变更以及白天工作过于静态。

3. 身体状况不良，如鼾症、肌肉痉挛、皮肤瘙痒、关节疼痛等。

4. 睡眠环境不良或突然改变。

5. 睡前使用了刺激性物质如浓茶、咖啡、烟酒等。

【灵芝药膳调理】

1. 灵芝心子

见第 155 页。

2. 灵芝舌片

见第 139 页。

3. 灵芝兔

【配方】灵芝 30g，兔 1 只，卤汁适量。

【制法】将灵芝切碎，用素油炸酥。兔宰杀，洗干净，入沸水锅内，氽去血水，放入锅内，加水、生姜、葱，煮六成熟，再放入卤汁中卤 1 小时，捞出放凉切块。把味精、芝麻油调匀，倒入盘中，拌入灵芝酥即可。

【功效】补中益气，养心安神。适用于阴虚失眠、心悸、气血亏损、高血脂、冠心病、糖尿病等的食疗。

4. 灵芝团鱼

【配方】灵芝 10g，团鱼 1 只，火腿 30g，生猪板油 25g，葱适量，生姜 2 片，鸡汤适量，黄酒适量。

【制法】用小刀刮去团鱼背部和裙边上的黑膜，再剥去四脚上的白衣，斩去爪尾，剖开腹甲，除去内脏，洗净后放入沸水中氽去血水，撕去黄油，切块。将火腿切成小片，板油切成丁，盖在团鱼上，加入鸡汤、黄酒、葱 2 根，生姜 1 片，灵芝片蒸 3 小时，拣去葱、姜，加盐、味精调味即可。

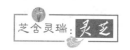

【功效】滋阴补肺，止咳嗽。适用于脾肺虚弱、体虚、咳嗽、心悸、失眠、神经衰弱等症。

（二）自汗

自汗是指不因劳累、炎热、衣着过暖、服用发汗药等因素而时时汗出，动辄尤甚的异常症状，又称自汗出。

【判断依据】

1. 不因外界环境影响，在头、面、颈部、四肢、全身出汗者，活动尤甚，可伴有气短、乏力、神疲等表现。

2. 清醒时汗出，睡眠中无汗出。

3. 排除已诊断为高热、甲状腺功能亢进者或全身性疾病，如心脏病、颈部肿块、手术和外界环境干扰因素引起汗出者。

【发生原因】

1. 多见于老人、小孩及产后等气虚体质状态，气虚不能摄津。

2. 思虑烦劳过度，纳差，消化不良，致气虚不能摄津。

3. 进食过于辛辣、肥甘厚味之物，痰热内生，迫津外泄。

4. 湿热体质，热盛迫津。

5. 情绪不稳定，肝郁化火，热盛迫津。

【灵芝药膳调理】

1. 灵芝乳鸽

【配方】灵芝 10g，乳鸽 1 只。

【制法】将乳鸽宰杀，洗干净，加入灵芝片及清水，隔水炖熟，加盐、味精调味即可。

【功效】补中益气。适用于中气虚弱、体倦乏力、表虚自汗，白细胞减少症。

（三）糖尿病前期

糖尿病前期是指血糖调节正常发展为糖调节受损（IGR），但血糖升高尚未达到糖尿病诊断标准的一段时期。包括空腹血糖受损（IFG）、糖耐量受损（IGT），二者可单独或合并出现。此期有的人 2 ～ 3 年，有的人 3 ～ 7 年，甚至可达 10 年左右。血糖可能没有到糖尿病诊断标准，但胰岛 B 细胞分泌胰岛素的功能受到影响，或分泌的胰岛素质量较低，或有胰岛素抗体或受体的功能障碍。此期往往没什么明显的症状，有症状者可归属于中医"脾瘅""消渴"范畴。

【判断依据】

1.空腹静脉血浆血糖为 5.6 ～ 7.0mmol/L（100 ～ 126mg/dL），至少有 2 次以上不同日的血糖测试记录；或糖负荷后 2 小时静脉血浆血糖为 7.8 ～ 11.1mmol/L（140 ～ 200mg/dL）；血糖测试前应禁用糖皮质激素、噻嗪类利尿药、水杨酸制剂、口服避孕药等影响血糖药物至少 3 ～ 7 天。

2.可以没有症状。或表现为胃口大开，多食善饥，常觉口渴，饮水增多，尿频，尿量多，体重减轻（约 6 个月内），疲劳，皮肤发痒，女性会阴瘙痒，易出现泌尿道感染和伤口不易愈合等。

3.常伴有高胰岛素血症及腹型肥胖等表现。

4.除外在急性感染、外伤、手术或其他应激情况下测出以上血糖值者；既往有糖尿病史，目前正在使用降血糖药物者；其他内分泌疾病如甲状腺功能亢进、肢端肥大症、皮质醇增多症等引起的继发性血糖升高，以及肝炎、

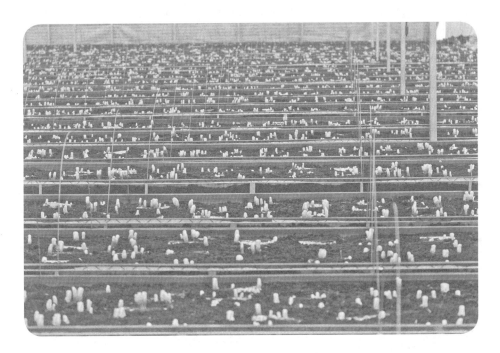

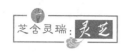

肝硬化等肝脏疾病引起肝糖原储备减少所致的餐后血糖一过性升高者。

【调理原则】

通过改善生活方式，使血糖达到理想值，即空腹静脉血浆血糖为3.9～6.1mmol/L（70～109mg/dL），糖负荷后2小时静脉血浆血糖为6.1～7.8mmol/L（109～140mg/dL）。

【灵芝药膳调理】

1. 灵芝兔

见第171页。

（四）高脂血症前期

高脂血症前期是指血液中脂质（胆固醇、中性脂肪）含量过剩的状态，总胆固醇介于5.17～5.7mmol/L之间；和（或）甘油三酯介于1.65～1.7mmol/L之间；和（或）低密度脂蛋白在3.15～3.64mmol/L之间、高密度脂蛋白介于0.9～1.04mmol/L之间，此期往往没有明显的症状。

【判断依据】

1. 在禁食12小时以上的情况下，血清胆固醇水平（比色法或酶法，TC）为5.2～5.7mmol/L；甘油三酯（荧光法或酶法，TG）为1.65～1.7mmol/L；低密度脂蛋白（沉淀法，LDL-C）在3.15～3.64mmol/L之间，高密度脂蛋白胆固醇（沉淀法，HDL-C）为0.9～1.04mmol/L，至少应有2次不同日的血脂化验记录。

2. 可以没有不适感，也可以出现胸腹憋闷、肢体麻木，走路时步履沉重，头部昏眩晕痛，视力模糊，耳鸣，心悸，失眠多梦，腰酸背痛，面色苍白，少动懒言，胃口不佳，乏力，心悸怔忡，心前区偶有憋闷感等不适症状，舌苔厚腻，脉象细弱或无力，或弦滑。

3. 在眼睑、肌腱、肘等部位可能见到凸于皮肤的黄色瘤。

4. 除继发性高脂血症如肾病综合征、甲状腺功能减低、痛风、急性或慢性肝病、糖尿病等疾病所致的高脂血症和由药物（吩噻嗪类、β受体阻滞剂、肾上腺皮质类固醇及某些避孕药等）引起的高脂血症，以及正在使用肝素、甲状腺素干预或其他影响血脂代谢药物者及近1周内曾服用其他降血脂药者。

【调理原则】

通过调整饮食结构，改善生活方式，使血脂达到正常值即血清 TC <
5.20mmol/L，TG < 1.70mmol/L，LDL-C < 3.12mmol/L，HDL-C >
1.04mmol/L。

【灵芝药膳调理】

1. 灵芝兔

见第 171 页。

2. 灵芝河蚌煲冰糖

见第 138 页。

（五）慢性疲劳综合征

慢性疲劳综合征以原因不明的慢性、虚弱性疲劳为主要特征，疲劳的症
状表现持续 6 个月以上，而且由于疲劳的出现导致患者活动量明显下降，并
且这种疲劳经休息或加强营养后不能被缓解。慢性疲劳综合征与个体身体
状况、心理应激因素、社会应激因素等密切相关。除疲劳的症状表现外，还
可伴随咽痛、淋巴结肿痛、肌肉痛、关节痛、头痛等一系列躯体症状，以及
短期记忆力下降、集中注意力困难、睡眠紊乱（嗜睡或失眠）等认知功能障
碍、情绪变化（抑郁或焦虑）等精神神经症状，且尚未发现特异的实验室诊
断指标。

【判断依据】

1. 临床不能解释的持续或者反复发作的慢性疲劳：①该疲劳是近患或有
明确开始时间；②不是持续用力的结果；③经休息后不能明显缓解；④导致
个人日常活动水平较前有明显的下降。

2. 下述的症状中同时出现 4 项或 4 项以上，且这些症状已经持续存在或
反复发作 6 个月或更长的时间，但不应该早于疲劳：①短期记忆力或集中
注意力的明显下降；②咽痛；③颈部或腋下淋巴结肿大、触痛；④肌肉痛；
⑤没有红肿的多关节的疼痛；⑥一种类型新、程度重的头痛；⑦不能解乏的
睡眠；⑧运动后的疲劳持续超过 24 小时。

【调理原则】

去除影响因素，积极开展健康教育，调畅情志，均衡饮食。早发现、早

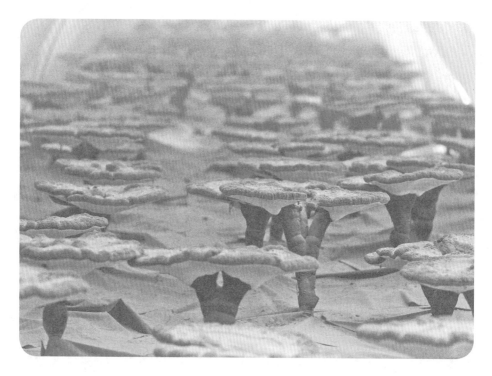

诊断、早处理，综合干预，辨证调护。

【灵芝药膳调理】

1. 灵芝乳鸽

见第 172 页。

（六）免疫力下降

人们通常把人体对外来侵袭、识别和排除异物的抵抗力称为"免疫力"，免疫力下降即当人体在受到外来的侵害时，如细菌、病毒入侵时，身体抵抗能力下降的状态。

【判断依据】

1. 常感到神疲乏力，容易疲劳，不能胜任工作，但各项检查结果均无异常，休息后稍缓解，但不能持久。

2. 感冒不断，气候变化之时，易感外邪，且病程较长。

3. 伤口容易感染，愈合时间较长，或身体不同部位易长细小疖肿。

4. 肠胃虚弱，易出现餐后胃肠功能紊乱。

5. 易受传染病的攻击，如易被感冒传染等。

【调理原则】

调节肺卫和脾胃功能，保持健康的心态和充足的体力。

【灵芝药膳调理】

1. 灵芝燕窝汤

见第 162 页。

2. 清蒸灵芝鹧鸪

见第 151 页。

3. 灵芝团鱼

见第 171 页。

4. 灵芝田七鸡

【配方】灵芝 10g，田七 10g，子鸡 500g。

【制法】将子鸡宰杀干净，余去血水，灵芝切片，田七蒸软切片。把灵芝片、田七片和子鸡置盆中，加 1 片姜，2 根葱及水适量，蒸熟即可。

【功效】大补气血。适用于贫血、面色萎黄、久病体虚、产后血虚。

五、适宜疾病

灵芝自古以来就被当作吉祥、美好、长寿的象征，有"神芝""仙草"之称，传说灵芝有起死回生之效，食之可以长生不老。

古代医家将灵芝分为青芝、赤芝、黄芝、白芝、黑芝、紫芝等六种，其中《神农本草经》和《本草纲目》对灵芝均有较为详细的记载，灵芝作为一味滋补强壮、扶正培本的传统名贵中药的地位毋庸置疑。而根据灵芝的植物特性，《中国药典》中录入了赤芝和紫芝，其功能与主治为：补气安神，止咳平喘。用于心神不宁，失眠心悸，肺虚咳喘，虚劳短气，不思饮食。

现代医学研究表明，灵芝虽非仙草亦为良药，目前灵芝的主要作用还是用来调节人体免疫力，用灵芝开发的各种制剂，主要用于治疗神经衰弱、失眠、食欲不振、痰多咳嗽、喘促、久病体虚等。还用以治疗冠心病、高脂血症、血管硬化症、糖尿病、慢性气管炎、神经衰弱、慢性肝炎、白细胞减少

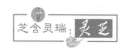

等症，同时灵芝还可辅助治疗癌症及一些虚损性疾病，而并非直接的、主导性的治疗。由于国内暂时缺乏严格的大规模的临床研究，关于灵芝的具体疗效我们还没有严谨的数据，而凡是治疗疾病的药品均须经由严格的人体试验证实，要对某种疾病或症状有肯定的疗效，只能允许有限的人体可忍受的毒副作用，质量稳定，可以被控制于恒定的水平，三者缺一不可。所以，对于灵芝在疾病方面的应用建议采取科学的态度对待，具体临床应用还须在医生的指导下进行。

（一）免疫性疾病

【疾病相关知识】

免疫性疾病是指免疫调节失去平衡，影响机体的免疫应答而引起的疾病。这里主要指由于免疫力低下或亢进引起的免疫性疾病以及过敏反应等。众所周知，免疫力是人体自身的防御机制，是人体识别和消灭外来侵入的任何异物（病毒、细菌等），处理衰老、损伤、死亡、变性的自身细胞，以及识别和处理体内突变细胞和病毒感染细胞的能力。事实上，西医学的免疫力大致相当于中医所说的正气。《黄帝内经》中指出"正气存内，邪不可干"，也就是说，只要人体的正气充足，外邪就很难侵袭人体使人得病。此外，"免疫"一词，最早见于中国明代医书《免疫类方》，指的是"免除疫疠"，也就是防治传染病的意思，这与现代医学的免疫功能正常亦有相通之处。

【疾病特点】

由于各种原因导致免疫系统不能正常发挥保护作用，身体呈现消极抵抗甚至不抵抗状态，在此情况下，极易招致细菌、病毒、真菌等感染，因此免疫力低下最直接的表现就是容易生病。因经常患病，加重了机体的消耗，所以一般有体质虚弱、营养不良、精神萎靡、疲乏无力、食欲降低、睡眠障碍等表现，生病、打针吃药便成了家常便饭。每次生病都要很长时间才能恢复，而且常常反复发作，长此以往会导致身体和智力发育不良，还易诱发重大疾病。而随着医学研究的发展，因身体的免疫功能亢进，不适合地产生了许多"抗"自身组织的"抗体"，如抗皮肤的抗体让病人脸上生"狼疮"，抗关节软骨的抗体损伤病人的关节等。"大水冲了龙王庙"，人体因此生病，而此类疾病治疗不易，根治更难或无望。总而言之，免疫性疾病早期最常见的特点就是易生病（包括易过敏）。

【灵芝的理化作用】

灵芝孢子粉中的有效成分具有双向调节免疫的作用，既能阻断变态反应介质的释放，也能抑制亢进的免疫反应，加强机体的稳态调节能力，改善各种致病因素对机体重要器官的损害，从而保持机体自身免疫的稳定。此外，还能激活巨噬细胞的吞噬功能，对糖皮质激素有拮抗作用；能提高人体内巨噬细胞吞噬和血清凝集功能作用；能增强非特异性免疫功能，提高体液免疫水平和细胞免疫水平。同时，灵芝中还含有丰富的锗元素，锗能加速身体的新陈代谢，延缓细胞的衰老，能通过诱导人体产生干扰素而发挥其抗癌作用，从而增强人体免疫力。

【灵芝的临床妙用】

免疫功能紊乱的人群，可食用灵芝制品扶正固本，补气健脾，祛瘀安神，对提高机体免疫力，升高白细胞效果显著。

（二）慢性支气管炎及哮喘

【疾病相关知识】

慢性支气管炎是气管、支气管黏膜及周围组织的慢性非特异性炎症。临床以咳嗽、咳痰为主要症状，每年发病持续 3 个月，连续两年或两年以上。需要进一步排除具有咳嗽、咳痰、喘息症状的其他疾病。哮喘又称支气管哮喘，是由多种细胞和细胞组分参与的气道慢性炎症为特征的异质性疾病，这种慢性炎症与气道高反应性相关，通常出现广泛而多变的可逆性呼气气流受限，导致反复发作的喘息、气促、胸闷和（或）咳嗽等症状，强度随时间变化。这两类疾病都属于呼吸系统疾病，在中医内科中属于肺系疾病，与肺卫之气息息相关，因此概而论之。

【疾病特点】

慢性支气管炎起病缓慢，病程长，反复急性发作而病情加重，主要症状为咳嗽、咳痰，或伴有喘息。急性加重系指咳嗽、咳痰、喘息等症状突然加重，而哮喘发作性伴有哮鸣音的呼气性呼吸困难或发作性咳嗽、胸闷，多在夜间和（或）清晨发作、加剧，多数患者可自行缓解或经治疗缓解。

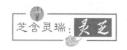

【灵芝的理化作用】

灵芝具有止咳（非中枢性镇咳）祛痰平喘的功效，对支气管哮喘和慢性支气管炎哮喘型疗效明显。灵芝的止咳平喘作用与抑制组胺和慢反应物质（SRS-A，白三烯类）释放有关，抑制辅助型 T 细胞 2（Th2 细胞）的增殖，将 Th2 细胞转换为 Th0 细胞从而重新建立 Th1/Th2 平衡，且灵芝还能提高 IFN-γ 的分泌。抑制气道的高反应性，减轻气道炎症，下调 Th2 的应答。并可降低致敏原诱发的免疫性炎症反应，同时灵芝能保护气管的纤毛上皮细胞、杯状细胞和软骨组织，减少过敏性支气管炎的炎症因子分泌和炎性渗出，从而减轻支气管肺泡的炎性病变。

【灵芝的临床妙用】

灵芝具有的祛火止咳、补血理气、平喘化痰之功，对于肺气亏虚，内有蕴热证的治疗效果良好，安全性高，是慢性支气管炎及哮喘非发作期良好的补充和辅助治疗。

（三）高血压病

【疾病相关知识】

高血压病是指以体循环动脉血压（收缩压和/或舒张压）增高为主要特征（收缩压 ≥ 140mmHg，舒张压 ≥ 90mmHg），可伴有心、脑、肾等器官的功能或器质性损害的临床综合征。高血压病是最常见的慢性病，也是心脑血管病最主要的危险因素。有研究表明，6 成以上的冠心病患者、8 成以上脑梗死患者、9 成脑出血患者都有高血压史。可以说，高血压病是人类健康最主要的"杀手"。中医认为，高血压病的病位在脑，初起时与肝脾相关，继而影响到心肾，最终导致心肝脾肾俱损。病理变化主要是心肝脾肾的气血阴阳失调，病理因素不外乎风、火、痰、瘀、虚，属于本虚标实证。其发病初期为实证热证，久则肝、脾、肾三脏出现亏虚。

【疾病特点】

高血压病的症状因人而异。早期可能无症状或症状不明显，常见的是头晕、头痛、颈项板紧、疲劳、心悸等。仅在劳累、精神紧张、情绪波动后发生血压升高，并在休息后恢复正常。随着病程延长，血压明显持续升高，逐渐会出现各种症状，此时被称为缓进型高血压病。缓进型高血压病常见的临床症状有头痛、头晕、注意力不集中、记忆力减退、肢体麻木、夜尿增多、心悸、胸闷、乏力等。高血压病的症状与血压水平有一定关联，多数症状在紧张或劳累后可加重，清晨活动后血压可迅速升高，出现清晨高血压，导致心脑血管事件多发生在清晨。

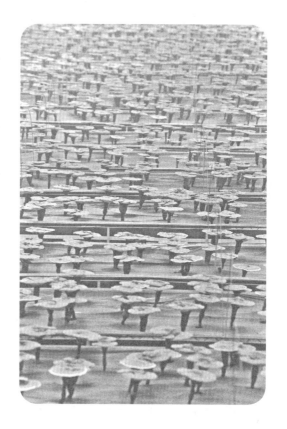

当血压突然升高到一定程度时甚至会出现剧烈头痛、呕吐、心悸、眩晕等症状，严重时会发生神志不清、抽搐，这就属于急进型高血压和高血压危重症，多会在短期内发生严重的心、脑、肾等器官的损害和病变，如中风（脑卒中）、肾功能能衰竭、心肌梗死等。症状与血压升高的水平并无一致的关系。

【灵芝的理化作用】

灵芝对血压具有双向调节作用。灵芝对高血压病的收缩压和舒张压都有降低作用，对心率无影响。灵芝中的活性成分三萜类化合物——灵芝酸，对血管紧张素转化酶有抑制作用，在此基础上会产生较强的控制血压效果。灵芝活性成分的此种作用与其有效成分进入机体后可调整血液流变性，降低血浆及全血黏稠度有直接关联。灵芝与降压药合用有协同作用，可显著降低难治性高血压患者的血压并防治其并发症。灵芝降低血脂、调理血糖、降低血黏度、改善微循环的作用均有助于血压的稳定。

【灵芝的临床妙用】

高血压病的患者，可取酒浸灵芝制品扶正固本，化瘀疏肝之功，调整患者体内的阴阳平衡、补虚养血，最终纠正高血压。

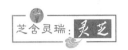
（四）糖尿病

【疾病相关知识】

糖尿病是由于胰岛素分泌绝对或相对不足，以及机体靶组织或靶器官对胰岛素敏感性降低引起的以血糖水平升高，可伴有血脂异常等特征的代谢性疾病。当前，糖尿病的发病率越来越高，已成为继肿瘤、心血管疾病之后的第三位严重的慢性非传染性疾病，我国甚至一跃成为"大糖盛世"，糖尿病患病人数已经位列世界第一。糖尿病属于中医"脾瘅""消渴病"等范畴，在长期与疾病作斗争的过程中，中医对糖尿病的认识逐步完善并积累了丰富的经验。

【疾病特点】

糖尿病分为 1 型糖尿病和 2 型糖尿病。糖尿病早期病情较轻，一般无明显症状和体征。后期以多饮、多尿、多食和不明原因的消瘦等症状为主要临床特点。其中严重高血糖时出现典型的"三多一少"症状，多见于 1 型糖尿病，而疲乏无力，肥胖多见于 2 型糖尿病。2 型糖尿病发病前常有肥胖，若得不到及时诊断，体重会逐渐下降。

【灵芝的理化作用】

灵芝的有效成分能有效降低糖尿病的高血糖并防治糖尿病并发症。其中灵芝 Pganoderal A、Pganoderal B 和 Pganoderal C 降低血糖作用较为明显。灵芝对肾脏内过高表达的 TGF-β1 有显著降低作用，可延迟糖尿病肾病的发生，降低早期糖尿病肾病尿微量白蛋白排泄率。动物实验证实，灵芝能抑制肾小球系膜细胞增生、肥大和细胞外基质积聚，促进细胞周期趋于正常，防治糖尿病肾病，延缓肾小球硬化和慢性肾衰竭的发生和进展。灵芝对糖尿病患者的性功能与生殖功能有保护作用，同时能改善口渴、乏力等糖尿病症状。

【灵芝的临床妙用】

灵芝入五脏，补一身之气，尤补脾肾之气，既补益脾肾之虚，资先后天之本，同时又利水消肿，灵芝孢子粉制剂对糖尿病气阴两虚证以及糖尿病肾病有较好的治疗效果。

（五）肝病

【疾病相关知识】

肝病是指发生在肝脏的病变。包括乙型肝炎、甲型肝炎、丙型肝炎、肝硬化、脂肪化、肝癌、酒精肝等多种肝病。肝脏是人体内最大的消化腺，是体内物质能量代谢的中心站。据估计，在肝脏中发生的化学反应有 500 种以上。首先它分泌胆汁，帮助消化；它把吸收的氨基酸合成蛋白质供给我们机体能量，让我们能够精力充沛地完成一天的工作；它能贮藏和燃烧体内的脂肪，控制我们的体形；它是脂溶性维生素的贮存器官；它还能够氧化、还原、分解体内的毒素，吞噬体内的细菌，是人体最大的解毒器官。从中医的角度来说，肝主疏泄，主要表现在调节精神情志，促进消化吸收，以及维持气血、津液的运行三方面。

【疾病特点】

肝病的表现是很隐晦的，最突出的症状就是疲倦乏力和不思饮食。常见症状有胀痛或不适、恶心、厌油腻，食后胀满或有黄疸、口干、大便或干或溏、小便黄、低烧、头昏耳鸣、面色萎黄无华等。如果是肝硬化，除有肝炎

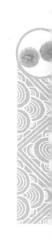

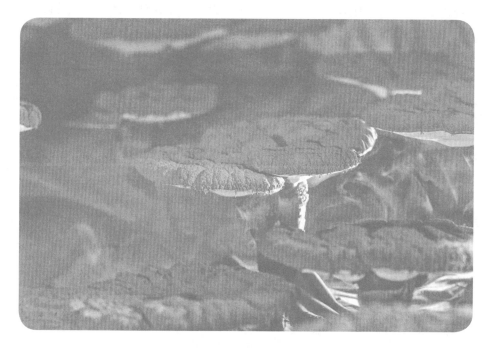

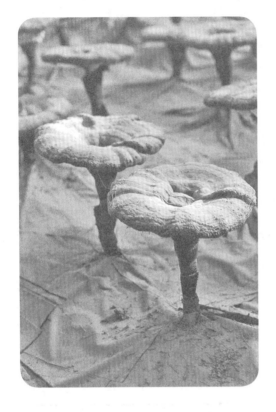

的临床表现之外，还有腹水、腹壁血管突出、周身水肿、尿少、肝掌、蜘蛛痣，严重者还可能大出血。

【灵芝的理化作用】

灵芝孢子粉对多种理化及生物因素引起的肝损伤有独特的保护作用。灵芝三萜类化合物（GLT）和灵芝多糖（GLP）通过清除自由基，提高肝脏超氧化物歧化酶（SOD）活性，抑制肝脏一氧化氮合酶（iNOS）表达及一氧化氮（NO）生成，减轻肝细胞膜脂质过氧化损伤，抑制肝细胞内肿瘤坏死因子（TNF-α）生成，减轻炎性因子的肝毒性。灵芝酸 A 抑制 β- 葡萄糖苷酶活性，有明显的保肝作用。灵芝能促进肝脏对药物、毒物的代谢，对中毒性肝病有确切疗效。灵芝提取物通过减少 TGF-β1 分泌而改善肝纤维化。灵芝酸在体外有抗乙肝病毒复制和减少肝损伤作用。灵芝制剂可有效改善肝功能，促使各项指标趋于正常。灵芝能明显减轻慢性肝病的乏力、恶心、肝区不适等症状。

【灵芝的临床妙用】

灵芝具有益肾保肝、扶正固本等功效，灵芝孢子粉制剂对乙型病毒性肝炎有较好的治疗效果。

（六）消化性溃疡

【疾病相关知识】

消化性溃疡主要指发生于胃和十二指肠的慢性溃疡，是一种多发病、常见病。溃疡的形成有各种因素，其中酸性胃液对黏膜的消化作用是溃疡形成的基本因素，因此得名。酸性胃液接触的任何部位，如食管下段、胃肠吻合术后吻合口、空肠以及具有异位胃黏膜的 Meckel 憩室，绝大多数的溃疡发生于胃和十二指肠，故又称胃、十二指肠溃疡。消化性溃疡在中医中属"胃脘痛""腹痛"范畴。

【疾病特点】

周期性上腹疼痛呈反复周期性发作，为消化性溃疡的特征之一，尤以十二指肠溃疡更为突出。疼痛性质多呈钝痛、灼痛或饥饿样痛，一般较轻而能耐受，持续性剧痛提示溃疡穿透或穿孔。此外，还尚可有唾液分泌增多、胃灼热、反胃、嗳酸、嗳气、恶心、呕吐等其他胃肠道症状。食欲多保持正常，但也可因食后疼痛发作而惧食，以致体重减轻。全身症状可有失眠等神经官能症的表现，或有缓脉、多汗等自主神经紊乱的症状。

【灵芝的理化作用】

当出现消化性溃疡时，胃肠道黏膜上皮细胞通过增殖反应进行再生与更新，增殖过程受某些炎性因子和多胺类所调控。GLP 抑制炎性细胞因子的产生，同时刺激胃上皮细胞增殖，提高黏膜修复能力，促进溃疡修复。GLP 能抑制鸟氨酸脱羧酶（ODC）表达和活化机制而产生抗溃疡效应，同时抑制

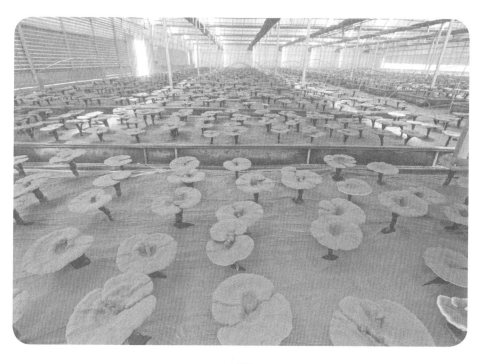

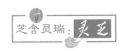

胃酸分泌，促进胃黏液分泌，增加胃黏膜血流量，加强胃黏膜屏障，灵芝通过提高 SOD 数量和活性，清除胃和十二指肠的自由基，灵芝中所含氨基酸及微量元素锌、硒、锗都能促使消化性溃疡处的胶原细胞生长，增长速度加快，形成新的保护层，使溃疡得以愈合。灵芝的阿托品样作用，能减轻迷走神经对胃肠黏膜细胞的刺激，抑制胃酸分泌而保护胃肠黏膜细胞。灵芝的镇痛安神作用有利于消化性溃疡的康复。

【灵芝的临床妙用】

灵芝药性平和，具有扶正固本、益气健脾之功效，灵芝孢子粉制剂对缓解消化性溃疡的症状有较好效果。

（七）其他

除以上几种疾病外，还有部分研究表明，灵芝中的有效成分具有抗肿瘤、改善脑部血液循环、镇痛、镇静、催眠安神、抗焦虑、抗抑郁和抗惊厥等作用，可用于治疗肿瘤、失眠和神经衰弱等疾病。

六、使用方法

灵芝素有"仙草"之美誉，其作为一味名贵中药的地位已毋庸置疑。传统医学认为，灵芝味甘、微苦，归心、肺、肝、肾经，主要功效为益气健脾，养心安神，止咳平喘。应用时应配合其他药物，如治疗虚弱劳损，配党参、黄芪、熟地等；治疗心悸失眠、短气咳喘，配人参、麦门冬、五味子、远志、柏子仁；治疗慢性咳嗽，配百部、紫菀、甘草；治疗脾虚食欲不振，配白术、山药、陈皮等。灵芝相对来说药性平和，《本草纲目》将其归在"菜部"，补益作用比较和缓，可以较长时间服用。目前灵芝产品有新鲜灵芝子实体、干品灵芝子实体、灵芝片、灵芝粉、灵芝茶、灵芝胶囊、灵芝冲剂、灵芝孢子、破壁灵芝孢子，以及灵芝产品与其他食品或药品组成的复方产品等。不同形式的灵芝产品食用方法有所不同，凡是定量包装的深加工产品都有食用说明书，用法用量按说明书或咨询生产厂家和保健医生，不要随意改变食用量和食用方法。

那么如何使灵芝药尽其力，最大限度地发挥作用呢？这就要求我们在煎煮方法、服法、用量、服用时间、服用温度等方面多加讲究，根据不同病症采用不同的服用方法，方能取得满意的疗效，如果服药的方法不当，则很可能事倍功半，达不到预期的治疗效果。那么，灵芝有哪些使用方法，使用时需要特别注意哪些问题呢？下面按照新鲜灵芝和干灵芝为分类标准，为大家一一介绍。

（一）鲜灵芝的使用方法

1. 取汁

称取鲜灵芝约 50g，用刀切成黄豆粒大小的小块，然后用食物搅拌机研磨至絮状，加清水 50mL，充分拌匀，用单层医用纱布挤压过滤，将滤液装入瓷碗或瓦罐中（最好不要用金属容器），将过滤后的渣再放入食物搅拌机中，加水 50mL 后再搅拌挤压过滤一次，将两次的滤液加在一起，用陶制或玻璃制容器小火煮沸即可，分两次饮用，要温服，不要冷饮。如口感不佳，可加适量温开水后再服用，也可加少许蜂蜜服用，半空腹时即饭后约 2 小时服用最佳。

2. 泡茶

可泡成鲜灵芝红枣枸杞茶或鲜灵芝菊花茶，具体做法是将适量鲜灵芝剪碎或切成灵芝片，放入砂锅内，加适量红枣和枸杞子，或 5 ～ 10g 菊花，煎熬成汤，可加入少量冰糖，温服。也可冷却后，将汤装入温水瓶做凉茶饮，每人每天用新鲜灵芝量 20 ～ 30g。

3. 煲汤

可以在煲汤时加入新鲜灵芝，鲜灵芝 30 ～ 50g，枸杞子 30g，大枣 10 枚，乳鸽 1 只，生姜 2 片，按传统煲汤或炖汤方法烹饪即可。煲汤时，无论猪肉、牛肉、羊肉、鸡肉都可以加入新鲜灵芝，按各自的饮食习惯加入调料，喝汤吃肉即可。

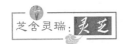
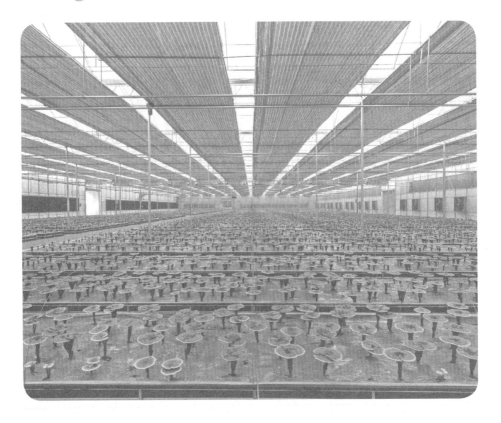

（二）干灵芝的使用方法

干灵芝食用之前一定要洗干净，一些销售人员或其他经营者通常会介绍灵芝菌盖上有孢子粉，孢子粉很珍贵，为了不浪费，建议购买者不要洗，直接食用，其实这是一种误导。绝大部分灵芝在生长、晒干、运输及销售（散装销售）过程中均会受到灰尘等污染，一些保管不好的灵芝还会发霉、生虫，不洗干净就食用是不卫生的，会对身体造成不良影响，所以，散装的灵芝食用前尽可能用清水洗去灵芝表面的灰尘等杂质。为了方便，可以先将一段时间内要食用的灵芝一起洗好，然后切片（灵芝吸水后容易切片），再晒干或烘干，含水量尽可能低于10%，然后密封保存，为了防止生虫变质，最好放冰箱冷藏，食用时按需要量取出，这样可以省去每次食用时都要清洗和切片的程序。与鲜灵芝使用方法相似，干灵芝也可泡茶煲汤，但灵芝孢子粉这种特殊的干灵芝使用时还有以下几项注意事项：

1. 灵芝孢子粉一般空腹服用，建议在 3 个时间段服用，即早餐前半小时、午饭前半小时和晚上睡前半小时。如果肠胃吸收不好或者有慢性肠胃炎的患者，饭后 1 小时左右服用。

2. 血压偏低、寒凉体质的人士建议咨询中医，用温补型的药食同源的食材煮水冲服。

3. 饮酒的人士，可以在饮酒前 1 个小时或酒后半小时服用灵芝孢子粉。

4. 服用灵芝孢子粉的量要根据自身的体质而定，也是需要针对不同的用途。日常保健人群建议每天用量 2g，可以 1 次服完，也可以分 2 次服用。用于辅助治疗的用量要咨询医生，建议每天服用 4g，早晚各服 1 次，酒前、酒后建议服用 2g 左右。

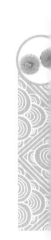

5. 高温会破坏破壁灵芝孢子粉活性营养物，勿用开水冲饮，建议使用温水冲泡。

6. 破壁灵芝孢子粉不宜与酸辣、刺激性及油炸食物同食。

7. 老人和小孩如果服用，应当减少三分之一至二分之一的用量。

七、使用禁忌

灵芝为《神农本草经》草部上品之首，并说灵芝："养命以应天，无毒，多服久服不伤人，轻身益气，不老延年。"灵芝甘平无毒，是性质温和的良药，对于人体具有非常好的治病效果。尽管目前对灵芝及灵芝孢子粉不良反应的研究与禁忌证研究并不多，灵芝几乎能够和所有的食品、药品一起吃，但需要注意的是，服用灵芝是具有一定的禁忌人群的。

1. 灵芝属于补药，外感初期、急性感染期不宜使用。

2. 对于一些灵芝孢子过敏的人群来说，不宜食用灵芝孢子粉。

3. 对于孕妇来说，灵芝孢子粉要谨慎使用。

4. 患有出血病患者的人群就不宜食用，并且对于需要进行手术的患者来说，在手术前一周或后一周之内都不宜食用灵芝孢子粉。

5. 阴虚内热者宜少服用或不服用。

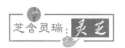

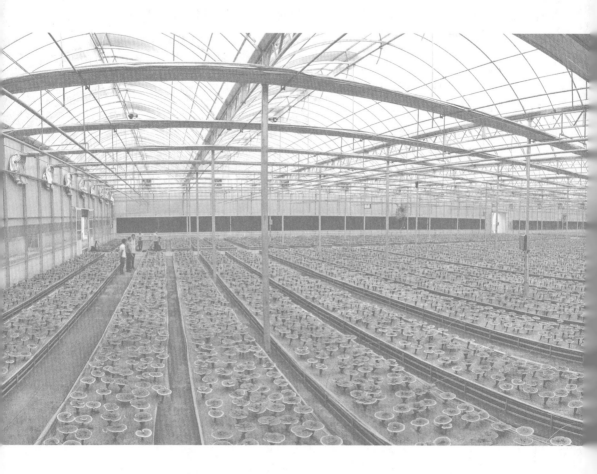

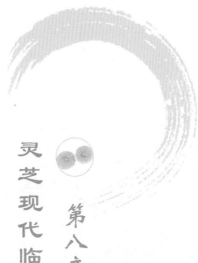

第八章

灵芝现代临床研究

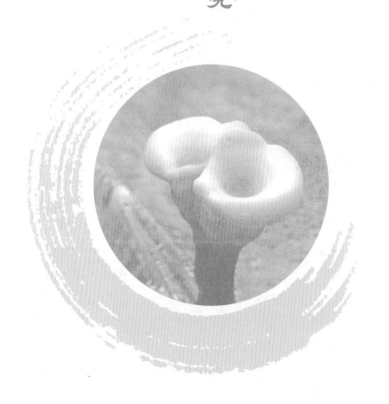

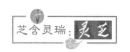

灵芝自古被誉为"仙草"，具有扶正固本、补肾安神、益气健脾、止咳平喘的作用，是我国著名的药用真菌，在我国有着悠久的运用历史，近现代的大量临床实践也验证了灵芝（孢子粉）的功效。目前，广泛用于慢性肝炎、高血压、高血脂、高血糖、神经衰弱、失眠、支气管炎、胃溃疡及肿瘤辅助治疗等，在疾病的预防上也起到一定作用，是亚健康人群的"未病药"。按照灵芝（孢子粉）的临床功效，本章分别对近现代运用灵芝（孢子粉）的临床研究进行梳理、归纳和总结。

一、扶正固本

灵芝（孢子粉），古称瑞草，又称林中灵、琼珍，是多孔菌科真菌灵芝的子实体。《神农本草经》将它列为上品，主治胸中结，益心气，被历代医药家视为滋补强壮、扶正固本的神奇珍品。

（一）免疫调节作用

免疫是机体抵抗外源致病微生物及消除机体自身病变、死亡细胞和吞噬、杀死肿瘤细胞的重要手段。自然界中存在着各种致病微生物，人体自身也会随时因基因突变而产生异常细胞（包括肿瘤细胞），一个人每天约有100万个正常细胞突变为异常细胞，致病微生物或异常细胞在人体内若不能及时清除，机体就会患病或产生肿瘤。健康的人很少生病，主要是由于机体内具有杀死各种致病微生物及病变细胞的免疫球蛋白的缘故。

人体免疫有体液免疫和细胞免疫两个系统。前者是由 IgG、IgM、IgA 等各种免疫球蛋白组成，免疫球蛋白对进入人体的各种致病微生物具有识别、毒杀等能力，对肿瘤细胞免疫球蛋白能起到包围、阻断其营养物质来源的作用。后者有巨噬细胞、NK 细胞（自然杀伤细胞）、T 淋巴细胞、中性粒细胞、嗜酸性粒细胞和嗜碱性粒细胞等，它们能吞噬或毒杀外源致病微生物和机体所产生的异常细胞。1 个致病微生物或癌细胞，通常需要 25 ～ 500 个淋巴细胞经 96 小时才能杀死，一个健康成人体内约有 100 亿个淋巴细胞，当病毒进入机体后，数量在 100 万个以内，机体内的免疫细胞能轻易地将它消灭。当机体衰老、衰弱、过度疲劳或受刺激而使免疫细胞功能低下时，进入体内的病菌、病毒或突变的异常细胞就不能及时被杀死，这些病菌、病毒、癌细胞就在体内繁殖，造成疾病。

免疫力低下，白细胞减少会造成"血证""虚劳""精气不足""湿蕴内结"，使脏腑功能不足，气血生化无源，导致气血、脾、肾虚损。治疗以"急则治标，缓则治本"为原则，"益气安神""扶正固本"为纲。灵芝具有补气、益肾、健脾、抗疲劳、安心神、疗虚劳之功效。灵芝孢子粉对提高机体免疫力、升高白细胞效果明显，并可使机体许多症状改善，临床使用疗效确切。

大量体内外实验已表明，灵芝对人和动物的免疫功能具有广泛的作用。灵芝多糖能增强小鼠的体液免疫，促进脾淋巴细胞增殖、脾淋巴细胞 DNA 的合成，在免疫抑制剂氟尿嘧啶、丝裂霉素和阿糖胞苷等诱导下，能拮抗其

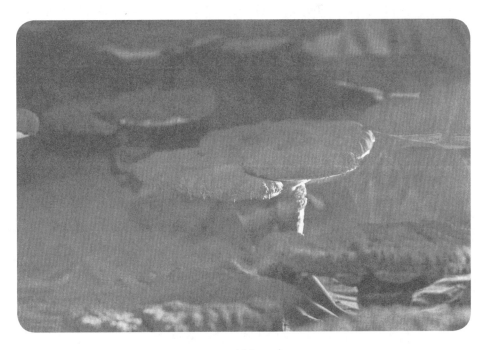

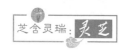

对淋巴细胞的抑制作用，增强细胞毒性 T 细胞的功能等。

2015 年 1 月到 2018 年 1 月，白雪松选取 80 例社区中老年人，平均年龄在（65±3）岁，平均体重在（63±4.1）kg，服用灵芝孢子油组，每天服用一粒灵芝孢子油胶囊（规格：0.2g），连续进行 6 周的实验，服用灵芝孢子油后，机体 T 淋巴细胞 CD4$^+$、T 淋巴细胞 CD8$^+$ 及 NK 细胞数量显著提高，证实机体免疫系统功能得到了显著提升，并且灵芝孢子油与运动联合作用下优于单独作用。

许多临床研究均证明，灵芝具有提高肿瘤患者免疫力的作用，减轻化疗和放疗引起的白细胞减少，提高肿瘤患者对化疗和放疗的耐受性。馬本魁等报道，将 Ⅱ－Ⅳ 期非小细胞肺癌（肺腺癌 32 例，鳞癌 15 例，鳞腺癌 7 例，大细胞癌 2 例）患者 56 例，随机分为治疗组（灵芝口服液＋化疗组）35 例，对照组（单用化疗）21 例，化疗应用顺铂加长春地辛方案，治疗组同时口服灵芝口服液，每次 20mL，一日 3 次。所统计患者必须完成两个疗程治疗，未完成治疗的或者中途中止或死亡的都判为无效。结果发现，治疗两个疗程后，治疗组 35 例中完全缓解（CR）为 2 例（5.72%），部分缓解（PR）为 21 例（60.00%），稳定（NC）为 9 例（25.71%），进展（PD）为 3 例（8.57%），CR+PR（总缓解率）为 23 例（65.71%）；对照组 21 例中 CR 为 1 例（4.76%），PR 为 8 例（38.10%），NC 为 10 例（47.62%），PD 为 2 例（9.52%），CR+PR 为 9 例（42.86%），两组比较，有显著性差异。治疗组治疗前后的各血象指标无明显变化，而对照组治疗前后红细胞、白细胞、血红蛋白和血小板均明显下降，表明灵芝能减轻化疗对骨髓造血功能的抑制；治疗后治疗组 CD3$^+$、CD4$^+$ 和 CD8$^+$ 较治疗前均有不同程度的升高，对照组患者治疗后 CD3$^+$、CD4$^+$ 和 CD8$^+$ 有不同程度的降低，提示灵芝能增强肿瘤患者的细胞免疫功能。

张新等报道，29 例经病理诊断为肺癌的 Ⅲ－Ⅳ 期患者，随机分为灵芝组口服灵芝片（每片含灵芝提取物 55mg），每日 2 次，每次 2～4 片，连用 3 个月，对照组以同样剂量服用安慰剂。观察灵芝片和安慰剂对肺癌患者免疫调节、血液流变学和临床治疗效果等的影响。结果发现，灵芝组血清 TNF-α 水平由治疗前的（17.7±4.3）ng/L 增至治疗后的（28.7±6.6）ng/L；对照组则分别为（14.0±4.9）ng/L 和（19.1±13.2）ng/L；对照组血清可溶性 IL-2 受体水平从治疗前的（259±275）kU/L 增至治疗后的（501±291）kU/L；服灵芝后未见血液流变学的明显改变，仅见纤维蛋白原明显下降，未观察到肝、肾功能损害等严重毒副作用。结果表明，灵芝对肺癌患者有免疫调节和改善血液高凝状态的作用。

另外，灵芝的免疫调节作用在动物实验中也得到了充分的证实，研究表明，灵芝多糖能增强正常小鼠的非特异性免疫能力，促进细胞免疫和体液免疫功能。灵芝多糖能增强机体的免疫应答反应，通过激活磷脂酰肌醇 –3 激酶途径抑制中性粒细胞的自发性凋亡而达到抗癌效果；通过促分裂原活化蛋白激酶（MAPK）和蛋白激酶 C（PKC）途径刺激中性粒细胞的吞噬作用和趋化性。灵芝多糖还能刺激 IL–1、IL–2、IL–3、IL–6、TNF–α、IFN–γ 等细胞因子的分泌，调节免疫细胞的功能。张丽霞等从灵芝孢子粉中提取纯化多糖，研究了灵芝多糖对小鼠细胞免疫功能的影响，结果得到一种分子质量为 51kDa 的多糖，其单糖组成为葡萄糖和半乳糖，该成分能够刺激小鼠 T 淋巴细胞增殖，并呈现剂量依赖性；当质量浓度达到 100μg/mL 时，可以显著增强腹腔巨噬细胞的吞噬能力，提高细胞分泌 iNOS 的活力和 NO 的产生量，而继续提高质量浓度到 200μg/mL 后，可显著促进腹腔巨噬细胞分泌肿瘤坏死因子 α（TNF–α）的能力，且具有剂量依赖性，说明了灵芝多糖能够增强小鼠免疫细胞活性，具有成为生物免疫调节剂的潜力。

（二）抗肿瘤作用

据世界卫生组织（WHO）统计，当今地球上至少有一亿人处于癌症的痛苦之中，每年有 700 多万人被癌症夺走了宝贵的生命，每年有 1000 多万的癌症患者身体正遭受癌细胞的侵蚀。世界卫生组织明确宣布：利用人类目前掌握的知识、技术和方法，有 1/3 的癌症是可以预防的，1/3 的癌症患者经过早期检查、诊断和治疗是可以治愈的，其余 1/3 的癌症患者，经过积极有效的医疗护理，可改善生活质量，减少痛苦，延长生命。

恶性肿瘤是以脏腑组织发生异常增生为其基本特征，临床表现主要为肿块逐渐增大，表面高低不平，质地坚硬，时有疼痛、发热，并常伴见纳差、乏力、日渐消瘦等全身症状。殷墟甲骨文就有"瘤"的记载，《说文解字》说："瘤，肿也，从病，留声。"《圣济总录》说："瘤之为义，留滞不去也。"对瘤的含义做了精辟的解释。而"癌"字首见于宋代东轩居士所著的《卫济

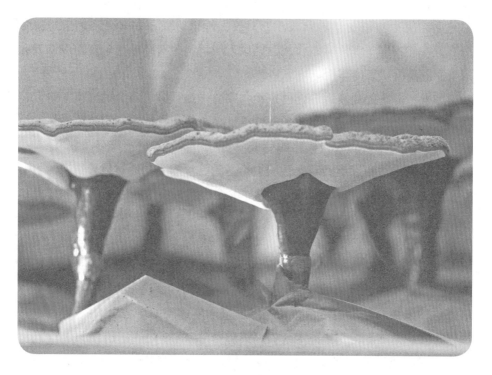

宝书》（1170年），该书将"癌"作为痈疽五发之一。在中医学著作中，较多地结合各种癌病的临床特点而予以相应的命名，如甲状腺癌类属于"石瘿"，肝癌类属于"肝积"等。也有一些现代癌症在古代没有特殊命名，可根据癌症的临床表现参见有关病症的中医理论与实践。

中医古籍对一些肿瘤的临床表现、病因病机、治疗、预后、预防等均有所记载，至今仍有重要的参考价值。如《素问·玉机真藏论》说："大骨枯槁，大肉陷下，胸中气满，喘息不便，内痛引肩项，身热，脱肉破䐃，真藏见，十月之内死。"所述症状类似肺癌晚期临床表现，并明确指出预后不良。清祁坤《外科大成·痔漏》说："锁肛痔，肛门内外如竹节锁紧，形如海蜇，里急后重，便粪细而带扁，时流臭水，此无治法。"上述症状的描述与直肠癌基本相符。对癌病的病因病机多认为是由于阴阳失调，七情郁结，脏腑受损等原因，导致气滞血瘀，久则成为"癥瘕""积聚"。如《诸病源候论·积聚病诸候》说："诸藏受邪，初未能成积聚，留滞不去，乃成积聚。"关于癌病的治疗，中医学著作中论述更多，有内治与外治、单方与复方、药物与手术等丰富多彩的治疗方法。明张景岳《景岳全书·积聚》说："凡积聚之治，如经之云者，亦既尽矣。然欲总其要，不过四法，曰攻，曰消，曰散，曰补，四者而已。"对积聚之治法做了高度概括。唐代《晋书》中说"初帝目有瘤疾，使医割之"，为我国手术治疗癌病的最早记载。

中医理论认为，恶性肿瘤是一种难治性疾病，且是一类全身性疾病的局部表现，任何单一手段的局部治疗，均难以彻底治愈。中医药治疗癌病以扶正祛邪为指导思想，中西医结合治疗可以取长补短，充分发挥各种治疗方法在癌病各阶段中的作用，可起到提高疗效或减毒增效的作用，能改善症状，提高生存质量，延长生存期。

灵芝的抗肿瘤作用正受到国内外医学界的高度重视。应用灵芝制剂治疗肿瘤的报道很多，证明灵芝具有一定的抗肿瘤作用。

林志彬等从以下几个方面总结了灵芝发挥抗肿瘤作用的机制：①增强机体抗肿瘤免疫力；②抑制端粒酶活性；③诱导细胞凋亡和分化；④抑制自由基产生；⑤抑制肿瘤新生血管生成；⑥抑制肿瘤细胞周期；⑦抑制 DNA 拓扑异构酶活性；⑧抑制肿瘤细胞侵袭、迁移等。林志彬在其研究工作的基础上，结合国内外文献论述了灵芝抗肿瘤作用的免疫学机制，其中有：①促进单核巨噬细胞和自然杀伤细胞功能；②促进树突状细胞成熟、分化和抗原提呈功能；③活化淋巴细胞、增强细胞毒性 T 淋巴细胞的功能及促进细胞因子的生成；④抑制肿瘤细胞的免疫逃逸反应。

张文高等报道，灵芝扶正胶囊（由灵芝、人参等 4 味药组成）有益气扶正、滋养阴血之效，用于肿瘤患者，有促进巨噬细胞的吞噬作用，可增强抗应激能力，对 S180 肉瘤有显著抑瘤作用，对环磷酰胺有显著减毒作用，对 ^{60}Co-γ 射线辐射损伤有显著保护作用，并能促进骨髓细胞增生，提高红细胞 SOD 活性，抑制脂质过氧化反应，故可作为抗癌辅助药，亦可用于防治虚损、衰老和多种老年性疾病。王怀瑾等报道，以灵芝水煎剂治疗恶性肿瘤病人 22 例，完全缓解 1 例，部分缓解 2 例，有效率为 13.6%。资料显示，治疗后免疫指标及肿瘤标志物改善，症状改善。临床研究结果表明，中药灵芝煎剂对恶性肿瘤患者具有一定的治疗作用。过一敏报道，晚期恶性肿瘤患者 25 例被随机分成 2 组，治疗组 11 例，口服云芝糖肽 5g，每日 3 次，一疗程为两个月，同时辅以对症治疗；对照组 14 例，只应用对症治疗。结果表明，治疗组生存质量明显优于对照组。说明云芝糖肽可提高晚期恶性肿瘤患者生存质量，改善症状，且无不良反应。

周瑞球报告，肿瘤患者 104 例，其中胃癌 17 例，食管癌 16 例，肺癌 16

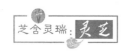

例，肝癌 18 例，宫颈癌 17 例，肠癌 13 例，膀胱癌 7 例，均为 Ⅱ／Ⅲ 期。分两组，试验组 60 例，对照组 44 例。试验组用化学药物加灵芝治疗，对照组用化学药物治疗，疗程 30～60 天。结果显示，总有效率，试验组 76.5%，对照组 63.6%；平均生存期，试验组 3.76 年，对照组 1.01 年。

秦群等报告，用灵芝口服液治疗放疗、化疗的肿瘤患者 58 例，平均年龄 46.5 岁（最大 70 岁，最小 14 岁），其中急性白血病 16 例，急性粒细胞白血病 14 例，恶性淋巴瘤 12 例，多发性骨髓瘤 16 例，配合放疗、化疗服用灵芝口服液，日服 3 次，每次 10mL（相当于灵芝 2g），30 天为 1 疗程，共 2～3 个疗程。结果：16 例急性白血病患者中有 10 例完全缓解，2 例部分缓解和好转，无效 2 例，死亡 1 例，有效率 80%；14 例慢性粒细胞白血病患者中有 10 例完全缓解，症状改善 1 例，有效率 78.6%；恶性淋巴瘤 8 例，治疗后完全缓解 7 例，有效率 87.5%；多发性骨髓瘤初始 5 例，完全缓解 3 例，部分缓解 2 例，有 8 例原已缓解，用灵芝继续治疗，未见复发，其余几例因故未统计。

谭达人等报告，急性白血病 9 例，慢性白血病 7 例，急性淋巴瘤 7 例，多发性骨髓瘤 3 例，共计 26 例，在化疗开始前口服灵芝液，每日 3 次，每次 10mL，疗程 30 天，化疗前、中、后观察血象和骨髓象，以及肝、脾、淋巴结肿大情况。结果：急性白血病 9 例中初治 7 例、复治 1 例、原已缓解 1 例，治疗后完全缓解 5 例，部分缓解 2 例，完全缓解率达 62.5%；慢性白血病 7 例中，治疗后完全缓解 4 例，完全缓解率 57.1%；急性淋巴瘤 7 例中原完全缓解 4 例、初治 3 例，治疗后均达完全缓解；多发性骨髓瘤 3 例中，治疗后 2 例完全缓解，1 例部分缓解。上述 26 例恶性肿瘤，初始及复发的 18 例，治疗后完全缓解 13 例，达 72.2%；部分缓解 3 例，为 16.7%，总有效率 88.9%。

齐元富等报告，用灵芝孢子粉辅助化疗对消化系统肿瘤进行临床观察，共 200 例患者，分试验和对照两组。试验前 1 个月内未经抗癌治疗，且无心、肝、肾、脑功能异常和骨髓造血功能障碍。试验组 100 例中，胃癌 34 例，食管癌 25 例，肝癌 21 例，大肠癌 13 例，其他癌 7 例；Ⅱ 期 36 例，Ⅳ 期 64 例，病程 0.2～18 个月，平均 2.3 个月。对照组 100 例，其中胃癌 32 例，食管癌 28 例，肝癌 26 例，大肠癌 9 例，其他癌 5 例；Ⅲ 期 32 例，Ⅳ 期 68 例，病程 0.2～21 个月，平均 2.7 个月。试验组口服灵芝孢子粉胶囊

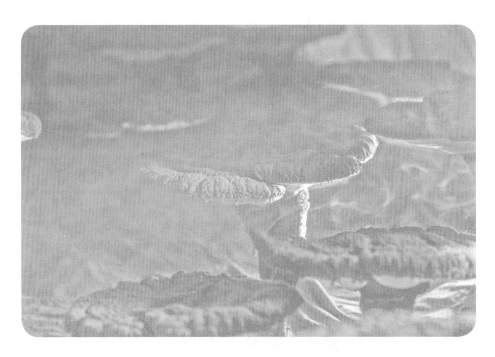

（0.25g/ 粒），每次 4 粒，日 3 次。对照组口服贞芪扶正冲剂（15g/ 包），每次 1 包，日 3 次，4 周为 1 个疗程，每例用药不少于两个疗程。两组均在每个疗程开始当日行常规化疗。胃癌、肝癌及大肠癌等用 FAM 方案，食管癌用 CFP 方案，4 周为 1 个疗程，连续两个疗程。治疗过程中，除化疗期间适当给予静脉营养支持外，均未给升白细胞、升血小板及止吐药物。结果如下：

（1）近期客观疗效：试验组有效率 43%，其中完全缓解 3 例，部分缓解 40 例，不变 45 例，进展 12 例；对照组有效率 33%，其中完全缓解 2 例，部分缓解 31 例，不变 48 例，进展 19 例。两组间差异显著。

（2）生活质量变化：采用卡氏评分法评定，试验组生活质量上升 66 例，稳定 23 例，下降 11 例；对照组生活质量上升 49 例，稳定 19 例，下降 32 例。两组差异显著。

（3）体重变化：试验组体重上升 68 例，稳定 21 例，下降 11 例；对照组体重上升 45 例，稳定 26 例，下降 29 例。两组差异显著。

（4）外周血象变化：试验组治疗后白细胞恢复正常者 89 例，低于正常者 11 例；对照组恢复正常者 93 例，低于正常者 7 例。两组无显著差异。试验组血小板恢复正常者 92 例，低于正常者 8 例；对照组恢复正常者 95 例，低于正常者 5 例。两组无显著差异。

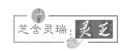

（5）免疫功能变化：治疗后与治疗前比较，试验组 CD3$^+$（%）从 53.35±7.30 增至 67.23±6.61（$P < 0.01$），CD4$^+$/CD8$^+$ 比值从 1.35±0.67 增至 1.58±0.44（$P < 0.05$），T 淋巴细胞转化率（%）从 60.19±8.05 增至 65.02±9.64（$P < 0.05$）；对照组上述免疫指标治疗前后均无显著变化；而试验组治疗后与对照组治疗后比较，上述细胞免疫学指标的改善均有显著性差异（$P < 0.05$）。试验组服药期间未见明显不良反应。

以上结果表明，灵芝孢子粉胶囊可作为肿瘤化疗的辅助治疗药，具有增效、减毒作用。

1. 灵芝对肺癌的治疗作用

肺癌的发病率和死亡率增长最快，是对人类健康和生命威胁最大的恶性肿瘤之一。近 50 年来，许多国家都报道肺癌的发病率和死亡率均明显增高，我国的男性肺癌发病率和死亡率均居所有恶性肿瘤的第一位，女性肺癌发病率居第二位，死亡率居第一位。肺癌的病因至今尚不完全明确，大量资料表明，长期大量吸烟与肺癌的发生有非常密切的关系。

肺癌的临床表现比较复杂，早期症状常较轻微，甚至可无任何不适。中央型肺癌症状出现早且重，周围型肺癌症状出现晚且较轻，甚至无症状，常在体检时被发现，肺癌的症状大致分为：局部症状、全身症状、肺外症状、浸润和转移症状。

肺癌常规治疗药物的毒副作用及肿瘤耐药性难以克服，利用中草药开发抗肿瘤药物已成为近来研究的热点之一。灵芝及提取物可通过提高免疫力抑制肿瘤，也可直接抗肿瘤。王亚平等观察灵芝孢子油对人肺腺癌细胞 LTEP-a2 增殖、凋亡，miR 16 及其靶基因表达的影响，从 mRNA 角度揭示灵芝孢子油的抗肿瘤机制。结果表明，灵芝孢子油呈剂量、时间性地抑制人肺腺癌细胞 LTEP-a2 细胞的增殖；当灵芝孢子油浓度达到 2μL/mL，细胞形态发生明显变化；灵芝孢子油在低浓度下就可促进细胞凋亡；灵芝孢子油可显著上调 LTEP-a2 细胞中 miR 16 的表达，并相应下调 bel2 和 VEGF 基因的表达，因此灵芝孢子油能显著抑制人肺腺癌细胞 LTEP-a2 增殖，引起细胞形态学改变。

张新在灵芝片对肺癌的临床疗效观察中，选取上海医科大学中山医院的肺癌患者 29 例，其中男 21 例，女 8 例，年龄 32～76 岁，随机分成服用灵芝组和安慰剂对照组。灵芝组口服由灵芝加工成的灵芝片（规格 55mg/ 片），每日2次，每次2～4片，连用3个月；对照组以同样剂量服用色型类同的安慰剂。

服用灵芝后，患者血清TNF水平明显提高（$P < 0.01$），对照组无显著变化。可溶性白细胞介素2受体（sIL-2R）水平，服用灵芝前后无明显变化，而对照组其水平则明显提高（$P < 0.05$）。服用灵芝组患者血清TNF水平明显提高，说明了灵芝对人体有免疫调节作用。服灵芝前后全血黏度高切变值、低切变值无明显变化，而对照组全血黏度有随病程进展而升高的趋势，提示灵芝可能降低肺癌患者的血黏度。因此，灵芝对肿瘤患者有免疫调节作用，并改善患者血液的高凝状态，对肿瘤有一定治疗作用。

【病案举例】

许某某，男，60岁，患者自20岁起一直大量吸烟，每日3包多，且反复受凉后出现咳嗽咯痰，为黄白色痰，每年发作2～3个月，予抗炎等治疗后好转，4年前出现活动后胸闷、气促，2005年体检时胸片提示"左中肺感染性病变考虑"，后渐有进食哽咽感，一直未予重视。2006年起无明显诱因出现痰中带血丝，于2006年5月22日在某医院肺部CT显示：①左下肺团片状影，考虑左下肺中央型癌伴阻塞性炎症可能，以及纵隔内淋巴结转移。②左侧少量胸腔积液，病理所见灰白组织4块，镜示组织被覆假复层柱状上皮，局部上皮鳞化伴全层异型增生，极相紊乱，核分裂丰富，并可见病理性核分裂。诊断为（左下支气管）鳞状细胞癌。于2006年6月3日放疗、化疗及对症治疗数日，于2006年7月25日复诊，患者因放疗、化疗治疗效果不明显，遂来求治。给予破壁灵芝孢子粉2g冲服，另外配合其他中药内服，连续上方30剂，咳嗽、咯血、胸痛消失，面色转泽，精神较好，唯胃脘略胀，遂于宽胸理气、活血解毒之药，并重用破壁灵芝孢子粉扶正消瘤，予破壁灵芝孢子粉6g冲服，外加其他中药调治一年有余，患者诸症稳定，精神、胃纳、睡眠均佳。2007年11月13日，医院复诊，癌肿未见增大，控制良好。

2. 灵芝对肝癌的治疗作用

肝癌，可分为原发性和继发性两大类。原发性肝脏恶性肿瘤起源于肝脏的上皮或间叶组织，前者称为原发性肝癌，是我国高发的、危害极大的恶性肿瘤；后者称为肉瘤，与原发性肝癌相比较为少见。继发性或称转移性肝癌指全身多个器官起源的恶性肿瘤侵犯至肝脏。一般多见于胃、胆道、胰腺、结直肠、卵巢、子宫、肺、乳腺等器官恶性肿瘤的肝转移。

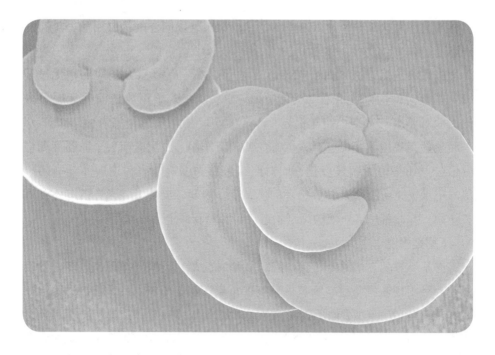

原发性肝癌的病因及确切分子机制尚不完全清楚，目前认为其发病是多因素、多步骤的复杂过程，受环境和遗传双重因素影响。流行病学及实验研究资料表明，乙型肝炎病毒（HBV）和丙型肝炎病毒（HCV）感染、黄曲霉毒素、饮水污染、酒精、肝硬化、性激素、亚硝胺类物质、微量元素等都与肝癌发病相关。继发性肝癌（转移性肝癌）可通过不同途径，如随血液、淋巴液转移或直接浸润肝脏而形成疾病。早期肝癌常见症状无特异性，中晚期肝癌的症状则较多，常见的临床表现有肝区疼痛、腹胀、食欲缺乏、乏力、消瘦、进行性肝大或上腹部包块等，部分患者有低热、黄疸、腹泻、上消化道出血，肝癌破裂后出现急腹症表现等。也有部分患者症状不明显或仅表现为转移灶的症状。

肝癌是我国最常见的恶性肿瘤之一，早期表现不明显，不容易被发现，但发病迅速，一般采用药物治疗，但治疗效果欠佳，而且抗肿瘤药物也会对正常细胞产生毒副作用，影响疗效及患者的生活质量。如何减轻药物毒副作用、寻求有效方法防治肝癌成为目前研究的热点。

肝癌属中医肝积、脾积、黄疸、鼓胀范畴。中医认为，该病多由于感受湿热，毒邪迁延留滞，七情郁结，饮食内伤等所致肝脾失和，气血痰毒瘀结脉络，日久聚结成块，停于胁腹而成。本虚标实、因虚致病、因病致实为总的病机。灵芝扶正祛邪并举，益气扶正，使脾气充实，防止肝病蔓延，可改善肝脏微循环障碍和血液流变学状态，具有促进肝细胞再生的作用。

【病案举例】

倪某某，男，65 岁，患者于 2006 年 10 月 25 日因健康体检 B 超检查发现肝内多个肿块，超声提示右肝高回声病灶，在浙江省某医院 B 超检查显示：肝脏大小形态尚可，包膜不光整呈锯齿样，实质回声粗，全肝弥漫类小结节样，左右肝内可见多枚边界清、无回声，较大的约 35mm×25mm，超声提示右肝前低回声结节肝癌考虑。后又在另一医院进行 CT 检查，提示：①肝右叶 V 段（较大病灶）及尾状叶病灶，血管瘤考虑。②肝右叶 V 段（较小病灶）肿瘤待排。③肝肾多发性囊肿，后行肝穿刺活检。病理报告诊断为肝细胞肝癌，遂于 2006 年 11 月 15 日进行切除手术。出院后，患者肝功能不正常，肝硬化，抱着九死一生的心态前来就诊，给予破壁孢子粉 4g 冲服，外加服用其他中药，服用半月复诊，面色良好，诸症好转。加服半年，身体日渐强壮，症状基本好转、稳定，复查肝功能全部正常。

研究者认为，肿瘤之所以扩散、转移及较难根治的重要原因是患者自身的免疫功能低下或失调。灵芝是最佳的免疫功能调节剂和激活剂，其可显著提高机体的免疫功能，增强患者自身的防癌、抗癌能力。灵芝可以通过促进白细胞介素 2 等内源性抗癌物质生成，促进单核巨噬细胞的吞噬功能，提升人体的造血功能尤其是白细胞的水平，以及其中某些有效成分对癌细胞的抑制作用，成为抗肿瘤及癌症治疗的优选药物。灵芝对多种理化及生物因素引起的肝损伤有保护作用，无论在肝脏损害发生前还是发生后，服用灵芝都可保护肝脏，减轻肝损伤，其根本原因在于，灵芝具有扶正固体、增强免疫功能、提高机体抵抗力的巨大作用。它不同于一般药物对某种疾病所起的治疗作用，亦不同于一般营养保健食品，只对某一方面营养素的不足进行补充和强化，而是在整体上双向调节人体机能平衡，调节内部活力，调节人体新陈代谢机能，提高自身免疫能力，促使内脏或器官机能正常化。

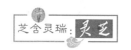
二、养心安神

灵芝（孢子粉）味性甘平，具有益气血、安心神之功，为治疗元神耗伤、心神失养之失眠、抑郁、神经衰弱、癫痫、帕金森病常用之品。

（一）癫痫

癫痫是由多种病因引起的慢性脑部疾患，以脑部神经元过度放电所致的突然、反复和短暂的中枢神经系统功能失常为特征。根据所侵犯神经元的部位和放电扩散的范围，其功能失常可表现为运动、感觉、意识、行为、自主神经功能等方面的不同障碍，或兼而有之。癫痫作为世界医学十大难题之一，部分患者治疗困难，效果难以令人满意，严重危害了患者的身心健康，并给家庭、社会带来沉重负担。

癫痫在古医籍中有"痫""巅疾""痫"等不同的病名表述。长沙马王堆出土的汉墓帛书《五十二病方》首次对癫痫的临床表现及治疗做了简单的论述，该书条文中列有"婴儿病痫方"，指出癫痫临床表现为"身热而数惊，颈脊强而腹大"，并且注明其治疗方法为"雷丸药浴"。《黄帝内经》认为癫痫为"胎病"，属"巅疾"，首次提出先天因素对癫痫发病的影响，阐明了癫痫发作与脑的内在联系。如《素问·奇病论》："帝曰：人生而有病癫疾者，病名曰何？安所得之？……此得之在母腹中时，其母有所大惊……令子发为癫疾也。"指出癫痫乃是母亲孕期受惊吓，惊则气乱，导致小儿的癫痫发作。《灵枢·癫狂》详细记载了癫痫的临床表现："癫疾始生先不乐，头重痛，视举，目赤。""癫疾始作，而引口啼呼喘悸者。""癫疾始作，先反僵，因而脊痛。"认识到本病发生常有先兆症状，其发作时临床表现为"先反僵""引口啼呼喘悸"。《素问·长刺节论》指出："病初发，岁一发，不治月一发，不治，月四五发，名曰癫病。"指出了痫证的发作具有反复性，且具有缠绵难愈的临床特征。《灵枢·邪气藏府病形》在解释癫痫的脉证时提出："心脉急甚者为瘛疭""肺脉急甚为癫疾""肝脉急甚者为恶言""脾脉急甚为瘕疝”"肾脉急甚为骨癫疾""诸急者多寒，缓者多热；大者多气少血；小者气血皆少；滑者阳气盛，微有热；涩者多血少气，微有寒。……诸小者，阴阳形气俱不足。"认为癫痫的发病部位在心、肝、肾，通过五脏配五体将癫痫分为脉癫疾、筋癫疾、骨癫疾三类，同时指出本病病性为虚实并见，寒热错杂。

中医认为癫痫的发病原因多由先天禀赋不足、情志失调、脑部外伤、饮食不洁、繁劳过度，或因他病之后，导致脏腑功能失调、痰浊阻滞、气机逆乱、风阳内动、上扰神明所致。故癫痫多为风、火、痰、瘀等病因所致，病位与五脏皆有关联，涉及肝、心、脾、肾等脏腑，病性有标实与本虚之别。根据不同的临床表现，治疗时多选用具有清肝泻火、涤痰开窍、益气养血、健脾化痰、滋补肝肾、宁心安神等功用的方药。

《神农本草经》称灵芝能"益心气""安精魂""补肝益气""坚筋骨"，列为上品，《本草纲目》认为，灵芝有"滋补强壮""延年益寿""利关节""治耳聋"等功效。现代研究证实，灵芝含有丰富的氨基酸和微量元素，可通过调节免疫系统、抗氧化、清除自由基、抑制细胞凋亡、增强学习记忆功能、营养神经等方面发挥抗癫痫作用。

（二）帕金森病

帕金森病，是常见于中老年人的中枢神经系统变性疾病，以静止性震颤、运动减少、肌强直和姿势步态异常为特征，可伴智能减退、行为情感异常、言语错乱等非运动症状以及其他并发症。本病的发病率随着人口的老龄化而有逐渐增加的趋势。帕金森病属中医"颤振""震颤""肝风""痉病""颤证"等范畴。《黄帝内经》虽无颤证病名，但"强直""掉""收引"与本病的肌强直、肢体震颤和关节拘挛等临床表现很相似。《黄帝内经》认为本病与髓海空虚，或邪气或瘀血停留在筋脉关节有关，使关节拘挛，不能屈伸。大多数医家认为，本病属本虚标实，本虚是指肝肾气血亏虚，耗伤元神，影响心神，标实指风、火、痰、气、瘀等的留滞。

近现代研究发现，灵芝孢子粉对脂多糖（LPS）所致的多巴胺能神经元变性起到一定的神经保护作用，能够提高帕金森病模型大鼠脑黑质酪氨酸羟化酶（TH）的表达，逆转 PD 模型大鼠黑质、纹状体神经递质 DA、3,4- 双羟

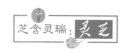

苯乙酸（DOPAC）、高香草酸（HAV）、5-羟色胺（5-TH）、去甲肾上腺素（NE）含量的下降，降低Caspase-3的表达，灵芝孢子粉对帕金森病大鼠治疗后，大鼠脑组织中NO和TNF-α的含量明显降低，提示灵芝孢子粉可能通过降低脑内NO及细胞因子TNF-α水平，以保护神经元免受损伤而有效治疗帕金森病。

（三）抑郁

抑郁症是一种常见的心境障碍，临床以显著而持久的心境低落、精力下降、活动减少为主要特征，且心境低落与其处境不相称，临床表现可以从闷闷不乐到悲痛欲绝，甚至发生木僵，常伴焦虑症状，严重者可出现幻觉、妄想等精神性症状。抑郁症有反复发作的倾向，每次发作大多数可以缓解，部分可有残留症状或转为慢性。随着生活节奏的加快，工作和学习等各种压力的增大，人际关系的复杂化，抑郁症的发病率逐年上升，被称之为"情绪感冒"，它就像普通感冒一样盛行于全球各地、社会各阶层和各类人群。抑郁症不仅使个体深受其害，并且对社会也造成很大的负担，已经成为社会一大难题。

中医虽然没有"抑郁症"这个病名，但诸多古代文献中不乏关于抑郁症的记载，对该病的理、法、方、药都有丰富的认识及经验。在中医学里，抑郁症是一种情志疾病，属于"郁证""百合病""脏躁"等范畴。《素问·阴阳应象大论》曰"怒伤肝""喜伤心""思伤脾""忧伤肺""恐伤肾"，提出了情志过极可以导致内脏损伤，把情志因素看作是导致疾病的重要病因。《黄帝内经》首将"郁"的概念引入医学，《素问·六元正纪大论》曰"郁极乃发，待时而作"，提出五运之气太过或不及可导致木郁、火郁、土郁、金郁、水郁之"五郁"概念。至元代王履等人对五郁病机进行进一步阐述，认为人体内伤可导致五脏功能失调而成郁。明代张景岳首次提出："凡五气之郁则诸病皆有，此因病而郁也。至若情志之郁，则总出乎心，此因郁而病也。"心乃精神之舍，主神明，主宰人体的一切生理活动和精神意识思维活动。生理功能正常，则人的精神、神志、思辨能力等就正常；反之，心病则神扰，就会发生精神、情志的改变。如《灵枢·口问》中所言："悲哀愁忧则心动，心动则五藏六府皆摇。"心阳不足，失于温煦鼓动，则可引起精神萎靡、神疲乏力等精神不振的症状，或他脏之病累及于心，抑或痰饮、瘀血上扰心神，终可致心神失养，可见心神恍惚不宁、闷闷不乐等症状，故在治法上宜养心安神。

灵芝具有宁心安神的功能。临床主要适应证为失眠健忘，精神抑郁。现代研究表明，灵芝孢子粉能显著改善抑郁大鼠行为，抑制脑内炎症因子，调节神经递质，并能增加海马内脑源性神经营养因子（BDNF）蛋白的表达，说明灵芝孢子粉具有抗抑郁作用，其机制可能与调节 BDNF 有关。

（四）失眠

失眠症是临床常见、多发的病症，现代医学把失眠分为入睡性、睡眠维持性和早醒性三种，具体表现为入睡困难、睡眠表浅、频繁觉醒、多梦和早醒等，通常多合并发生。失眠的原因很多，一方面与本身的易感素质包括个性、年龄等有关，另一方面则与外界的特定条件，如人际关系、睡眠环境、精神因素和躯体疾患等有关。总地说来，是由于脑部产生正常睡眠的部位和功能发生异常，导致睡眠的结构和进程出现紊乱。近年来，随着生活节奏的加快，本病的发病率有逐步上升的趋势，严重影响了人们的生活质量和身心健康，而西药安眠药在应用中会产生蓄积作用、耐药性和依赖性，并可能发生戒断反应和其他不良副作用，如认知和记忆障碍等，影响了西药的长期应用。因此，在祖国医学的宝库中寻求有效且副作用少的药物具有广阔的应用前景。

中医对失眠症的认识较早，《素问·逆调论》《金匮要略·血痹虚劳病》中已有记载，属"不得眠""目不眠"等范围，多与心脾肝肾及阴血不足有关，其病理变化，总属于阳盛阴衰，阴阳失交，其中又以心脾两虚病机为多见，因现代人们压力较大，加之思虑劳倦太过，最易伤及心脾。《景岳全书·不寐》指出：劳倦思虑太过者，必致血液耗亡，神魂无主，所以不眠。说明心脾两虚造成的血虚是导致失眠的原因，并由营血不足可产生阴阳不交、心肾不交等进一步的病理变化。

周法根等研究证实灵芝颗粒对于治疗心脾两虚型失眠疗效确切，治疗组总有效率达 92%，且优于归脾丸对照组，没有毒性及不良反应。我们推测灵芝颗粒治疗心脾两虚型失眠的机制可能与其改善造血机能的作用有关，改善

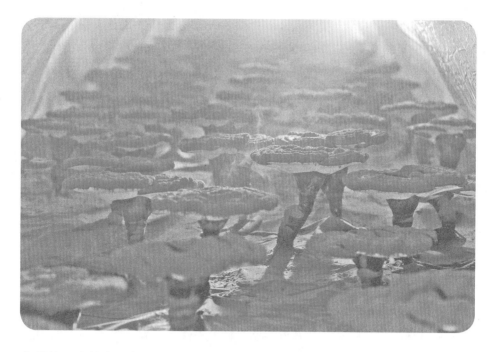

患者的血虚状态，与心脾两虚证的病机相符，其改善造血机能之外尚具有镇静作用，这可能是灵芝颗粒疗效优于归脾丸的原因，因而值得临床上广泛应用。灵芝颗粒对其他类型失眠的疗效则有待于进一步研究。

【病案举例】

李某，男，76岁。失眠约两个月就诊，曾服地西泮（安定），效果不佳。多梦易醒，难以入睡，心悸健忘，头晕目眩，神疲体倦，饮食无味，面色少华，舌淡苔薄，脉细弱。

西医诊断：睡眠障碍（失眠）。

中医诊断：不寐。

辨证：心脾两虚，气血不足，心神失养。

治法：补养心脾，益气生血安神。

选方：灵芝120g。

用法：研末，1次3g，每日2次，早晚吞服。

用药1周后症状明显好转，服药2周后睡眠好，饭量增多，精神好，基本痊愈。因其年纪较大，嘱其继续服药1个疗程巩固疗效。

（五）神经衰弱

神经衰弱是一种神经性障碍，主要表现为精神容易兴奋和脑力容易疲乏，入睡困难。具体临床表现为头晕、头痛、失眠、健忘、多梦、眼花、耳鸣、心悸、气短、乏力、易激动、焦虑不安、记忆力减退、阳痿、早泄或月经紊乱。它是大脑功能失调所表现的疾病，各种因素引起大脑神经活动长期过度紧张，导致大脑兴奋与抑制功能暂时失调而产生的。本病以青壮年、脑力劳动者尤为多见。此病造成记忆力与工作能力减退，严重影响学习和工作。由此可知，神经衰弱是由于大脑神经长期过度紧张导致大脑兴奋和抑制功能失调，从而导致以睡眠障碍为主的一组脑功能障碍症候群。

神经衰弱属中医学"百合病""不寐""郁证""狂躁"等情志病范畴，中医认为病因由情志所伤、饮食不节、病后体衰、禀赋不足所致。本病发病缓慢、病程较长，与心、肝、脾、肾等脏腑的功能失调有关，因此在治法上以养心安神、疏肝解郁为主要治疗方法。

灵芝片具有宁心安神、健脾和胃的功能，临床主要适应证为失眠健忘、身体虚弱、神经衰弱。现代药理研究证实，灵芝及其提取物有一定的抑制小鼠自主活动、延长小鼠戊巴比妥钠睡眠时间的作用，能明显减慢大黄所致脾虚小鼠胃肠推进率，但对正常小鼠胃肠无明显影响，对利血平致脾虚小鼠具有改善脾虚症、抑制体重下降及延长小鼠低温游泳时间等作用。临床观察结果表明，灵芝片与安神补心丸都有显著改善心脾两虚证候及失眠症的作用，但前者的疗效优于后者。两药对神经衰弱亦有较好疗效。两药均能改善病证主症，然灵芝片对心神不安主症失眠、多梦及脾胃虚弱主症倦怠乏力、食欲减退的疗效优于对照药。

【病案举例】

刘某，女，21岁，护士，曾患精神分裂症住院治疗，出院时，基本痊愈，出院后残余神经衰弱症候群。主要症状为食欲差，体弱，怕冷，背部发凉，气短，大便干燥，腰疼，睡眠不好，有时眼花。检查结果为：一般状况显衰弱无力，脸色苍白，舌苔少，舌质淡，脉弦。

西医诊断：神经衰弱。

中医诊断：郁症。

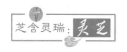

辨证：气血两虚、心神失养。

治法：益气、养心、安神。

选方：灵芝片。

用法：每日 3 次，每次 4 片。

患者治疗两周后病情开始好转，怕冷减轻，继之气短、大便干燥好转，食欲增加，背部发凉消失，睡眠稍好转，治疗两月后全部症状基本消失。后因地震，一度中断服灵芝片巩固治疗，而睡眠食欲又见差，再次用药后，症状再度消失。此外患者服灵芝片治疗前，常易患感冒，一般每月感冒 2～3 次，服药治疗期间很少感冒，共治疗 5 个月，获显著好转。

三、益气健脾

灵芝（孢子粉）具有益气健脾、化浊之功，可用于治疗脾失运化、浊毒内生之代谢性疾病。

（一）高脂血症

高脂血症（Hyperlipoidemia，HLP）是由于脂肪代谢或转运异常使血浆中一种或几种脂质高于正常范围，以总胆固醇（Total Cholesterol，TC）、甘油三酯（Triglyceride，TG）的升高为代表，低密度脂蛋白胆固醇（Low Density Lipoprotein- Cholesterol，LDL-C）升高，高密度脂蛋白胆固醇（High Density Lipoprotein- Cholesterol，HDL-C）降低为特征，是一种常见和多发的代谢性疾病。近年来，由于社会的发展，生活水平的提高，人们的膳食结构发生了很大变化，"吃得多、动得少"，成为大多数人的生活模式，伴随而来的高脂血症的发病率也逐年上升。

中医认为高脂血症多见于肝肾两虚和痰阻血瘀，尤其是肝脾失调可能是其发病的基础，西医学将高脂血症分为高胆固醇血症、高甘油三酯血症和混合型高脂血症。高胆固醇血症和 LDL-C 升高是冠心病的危险因素，因此，降低血脂对于防止冠心病的发生有重要意义。

灵芝中的多糖与三萜类化合物具有降血脂作用。灵芝多糖能增强脂蛋白脂肪酶的活性，使乳糜微粒中甘油三酯（TG）分解成脂肪酸，然后被氧化，使血中乳糜微粒减少而澄清，从而降低大鼠的血浆比黏度。此外，灵芝菌丝体可降低成年雄性 Wistar 大鼠血清 TC、TG 含量，升高 HDL-C 含量，提高卵磷脂胆固醇酰基转移酶的相对活性。灵芝孢子粉也有类似活性，500mg/kg 体重的剂量有降低实验大鼠血清 TC 和 TG 的作用，但对大鼠血清 HDL-C 无影响。另外，临床实验发现，灵芝菌液对高血脂人群的血脂和症状均有显著的改善作用。黄卫祖等在灵芝调脂灵口服液治疗高脂血症的疗效观察中，选取 30 例高血脂患者，其中男 8 例，女 22 例，年龄 50 ～ 88 岁，平均 63.5 岁。高血脂合并冠心病 7 例，高血脂合并高血压 13 例，高血脂合并高血糖 7 例，TC 最高值为 8.3mmol/L，平均值为 7.0mmol/L，每日早、晚各给药一次，服用灵芝调脂口服液，共 3 个月。结果表明，3 个月后，降低 TC 的总有效率为 76.7%，降低 TG 的总有效率为 73.49%。北京中日友好医院报告，用破壁灵芝孢子粉治疗高血脂患者 30 例，治疗结果显示，改善神疲乏力、胸闷等症状的总有效率达 93.3%。杨晓云等在灵芝饮配合辛伐他汀滴丸治疗高脂血症的临床观察中，对 60 例原发性高脂血症患者，随机分为治疗组和对照组各 30 例，治疗组中男 16 例，女 14 例，年龄 45 ～ 80 岁，病程最短 3 个月；

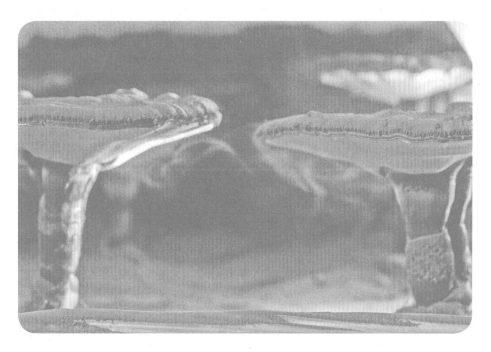

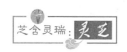

对照组中男 15 例，女 15 例，年龄 46～78 岁，病程最短 2 个月。治疗组给予口服以灵芝为原料加工成的灵芝饮，每次 80mL，每日 2 次，配合辛伐他汀滴丸，对照组单服用辛伐他汀滴丸。观察 2 组患者治疗前后血脂的指标变化情况，结果表明，灵芝对心脾两虚型高脂血症有较好的疗效。

（二）高血压病

高血压病是指以体循环动脉血压（收缩压和/或舒张压）增高为主要特征（收缩压 ≥ 140mmHg，舒张压 ≥ 90mmHg），可伴有心、脑、肾等器官的功能或器质性损害的临床综合征。高血压病是最常见的慢性病，也是心脑血管病最主要的危险因素。正常人的血压随内外环境变化在一定范围内波动，血压水平随年龄的增长而逐渐升高，以收缩压升高更为明显，但 50 岁后舒张压呈现下降趋势，脉压也随之加大。近年来，人们对心血管病多重危险因素的作用及心、脑、肾靶器官保护的认识不断深入，高血压病的诊断标准也在不断调整。目前认为同一血压水平的患者发生心血管病的危险不同，因此有了血压分层的概念，即发生心血管病危险度不同的患者，适宜血压水平应有不同。血压值和危险因素评估是诊断和制订高血压病治疗方案的主要依据，不同患者高血压病管理的目标不同，医生面对患者时在参考标准的基础上，根据其具体情况判断该患者最合适的血压范围，采用针对性的治疗措施。

高血压病属于中医学"眩晕"和"头痛"的范畴。其病因、病机主要为情志、饮食、内伤虚损等导致人体阴阳失调，尤其是肝肾阴阳失调所致。目前对其证型的分型主要包括肝火亢盛型、痰湿壅盛型、阴虚阳亢型以及阴阳两虚型四种。随着我国经济发展，现代人饮食结构发生很大变化，恣食肥甘厚腻、饮酒过度，损伤脾胃，脾虚不能运化水谷精微，升清降浊失常，致水湿内停，聚湿生痰。而且随着经济的发展，人们的生活压力、行为方式也发生了很大的变化。

高血压病属老年多发病，与饮食有关，有遗传因素。灵芝有较好的降压功效，其作用于机体交感神经而影响传出阻滞。另外，灵芝的活性成分对血管紧张素转化酶有很好的抑制作用，在此基础上会产生较强的控制血压效果。灵芝活性成分的此种作用与其有效成分进入机体后可调整血液流变性、降低血浆及全血黏稠度有直接关联。使用灵芝治疗高血压，患者大动脉血压及毛细血管血压都得到了控制，血液黏稠度、红细胞沉降率、红细胞压积均降低，高血压并发症发生率也明显降低，患者临床症状表现得到很大改善，病情很快趋于稳定。

张国平等用灵芝合并降压药治疗40例难治性高血压患者，观察用药后血压、血糖、NO、微循环及血液流变性的改变，通过显微电视电脑测量系统定量测定用药前后甲襞微循环的变化，并用常规方法对其血压、血黏度、血细胞比容、血沉、血糖、血脂、胆固醇、甘油三酯以及NO浓度（Griess I反应）等指标进行测定和分析。结果显示，三个月后，大、小动脉血压和毛细血管血压均明显下降，毛细血管密度增加，毛细血管襻口径扩大，血流加快，微循环改善。与此同时，血黏度、血糖明显降低，血浆NO含量明显增高，NO浓度和毛细血管口径间呈明显正相关，与毛细血管血压间呈明显负相关。

【病案举例】

白某，女，46岁。偏瘦体形，有吸烟嗜好。患高血压3年余，服用降压类西药维持治疗。药量稍减血压即升，患者嗜睡，身疲乏力，胃纳不佳，难于操持家务，一派衰弱之状，一度血压升至220/180mmHg（1mmHg=0.133kPa）。舌苔少，舌质红，有齿痕，脉弦。

西医诊断：高血压病。

中医诊断：眩晕。

辨证：脾失健运。

治法：益气健脾。

选方：灵芝原药500g，黄酒或白酒4000～5000mL。

用法：每日饭前服10～15mL，早晚各服1次。

患者首服半年后血压恢复至130/80mmHg，不仅血压恢复正常，体质亦大有改变，精神饱满，面色红润，饮食增加，记忆力增强，周身无任何不适之感。

（三）糖尿病

糖尿病（Diabetes Mellitus，DM）是由遗传和环境因素共同引起的一组

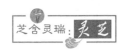

以糖代谢紊乱为主要表现的临床综合征，为胰岛素分泌缺乏及（或）胰岛素作用障碍所引起糖、脂肪、蛋白质等代谢紊乱，临床以慢性高血糖为主要特征。血糖明显增高时可出现多尿、多饮、多食、体重减轻等症状。糖尿病血糖控制不良，病情严重的，可发生酮症酸中毒、高渗性高血糖等急性并发症；若长期血糖控制不满意，还可导致心、脑、神经、眼底、足等多种慢性血管神经并发症，引起组织器官损害，发生脏器功能障碍甚至衰竭，成为患者致死、致残的重要原因。随着经济和社会的发展、生活方式的改变和人口的老龄化，糖尿病已成为全球范围内威胁人类健康的最重要的慢性非传染性疾病之一。国际糖尿病联盟（IDF）《2019 全球糖尿病地图》（第 9 版）估计，中国 20 ～ 79 岁的人群中，糖尿病患者达到 1.16 亿，约占全球糖尿病患者总数的 1/4。我国糖尿病患病率逐年增加，尤其是近几年患病率骤升，发展趋势不容乐观。生活水平提高、营养物质摄入过多、工作节奏加快、生活方式不健康、对该病重视程度增加、早期筛查率提高和诊断标准变更等皆是患病率增加的原因。

糖尿病肾病在中医学没有具体命名，但根据其临床表现将其归为"消渴""水肿""肾消"范畴，其总的病机为脾肾亏虚，瘀血阻滞，是本虚标实之证。患者中医证候主要表现为腰膝酸软，体倦乏力，纳差，脘腹胀满，口干，畏寒肢冷，水肿，轻者双眼睑肿，重者全身水肿，舌紫暗有瘀点，脉沉细。因脾为后天之本，主升清，统摄血液，肾为先天之本，主封藏，脾肾亏虚则谷精下流，精微下泄，出现蛋白尿、血尿；脾主运化水液，肾主水，两脏失职则水湿犯溢发为水肿，其为本虚所致，血瘀为标。《圣济总录》曰："消渴者久不治，则经络壅涩。"消渴病日久损伤肾络，络脉受损，血行受阻，产生瘀血，肾虚气化失常，阳气失其温煦作用，致使精不化血，脉道枯涩，血行不畅而致瘀。瘀血阻络有碍新血生成，使脾肾愈虚。可见瘀血既是病理产物又是致病因素。

灵芝入五脏，补一身之气，犹补脾肾之气，既补益脾肾之虚，资先后天之本，同时有利水消肿等作用。《神农本草经》记载，灵芝可"补中，主癃，利水道，益肾气"，通过灵芝对糖尿病大鼠灌肠试验发现灵芝可降低肾组织 MDA 含量，提高肾组织 SOD、CAT、谷胱甘肽过氧化酶（GSH-Px）活性，抑制肾组织氧化应激，对肾脏起到保护作用，可减弱四氧嘧啶对胰岛 β 细胞的损伤。

李壮等研究了灵芝健肾胶囊对早期糖尿病肾病临床症状及血糖的影响。糖尿病肾病 84 例，其中门诊患者 49 例，住院患者 35 例，男性 50 例，女性 34 例，年龄最小 35 岁，最大 73 岁，平均 55 岁，糖尿病肾病病程 1～5 年。随机分为灵芝健肾胶囊治疗组（简称观察组）54 例和安慰剂治疗组（简称对照组）30 例。纳入病例均有不同程度口干咽燥、倦怠乏力、腰膝酸软、怕冷、水肿、夜尿增多症状。纳入时测空腹和餐后 2 小时血糖、糖化血红蛋白（HbAlc）、24 小时尿微量白蛋白定量及血胆固醇、甘油三酯。观察组和对照组均给予基础治疗，包括饮食控制，适量运动，并配合降糖西药。观察组在基础治疗同时加服灵芝健肾胶囊（方药以灵芝为主要中药组成），每次 3 粒，每日 3 次，口服，12 周为 1 个疗程。对照组在原饮食控制状态下及原西药降糖药剂量不变的情况下加服安慰剂，每次 3 粒，每日 3 次，口服，12 周为 1 个疗程。治疗期间所有患者不加服其他中西药物。结果显示观察组和对照组治疗皆能降低空腹血糖、糖化血红蛋白。两组治疗后糖化血红蛋白观察组优于对照组，均具有显著性差异。

【病案举例】

范某，男，68 岁。2015 年 4 月 2 日初诊。患者口渴、多饮、多尿、腰酸困倦，晨起手指发僵、屈伸不利，纳食可，眠尚可，大便偶有干燥，舌红、苔薄黄，脉弦略数。既往糖尿病病史，近 1 年来血糖控制在餐前 6.8～10mmol/L，餐后 6.8～11mmol/L 范围之间。查尿常规显示：尿潜血阴性，尿蛋白阴性，尿胆原（+），尿胆红素（+），尿白细胞（+）。查糖化血红蛋白 6.1%，尿微量白蛋白＞200mg/L。生化检查显示：血糖 7.36mmol/L，总蛋白 81.2g/L，球蛋白 32.8g/L，总胆固醇 3.23mmol/L，低密度脂蛋白 1.54mmol/L，总胆红素 23.3μmol/L，间接胆红素 20.6μmol/L。腹部 B 超显示：脾肿大，脂肪肝，右肾囊肿，前列腺增生。

西医诊断：2 型糖尿病、糖尿病肾病、脂肪肝、右肾囊肿、前列腺增生症。

中医诊断：消渴。

辨证：肺脾肾气阴两虚、湿热内郁。

治法：调补肺脾肾、和血通络燥湿。

方药：狗脊 10g，续断 10g，牛膝 10g，枸杞子 15g，刺猬皮 10g，蛇床子 10g，太子参 30g，灵芝 30g，丹参 30g，山药 20g，猪苓 30g。28 剂，每

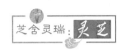

日一剂，早晚分服。

二诊（2015年5月5日）：上方用28剂后，患者无明显不适，纳食可，眠可，二便可，舌淡白，苔黄腻，脉沉弦滑。查尿常规显示：尿胆红素（+），尿蛋白阴性，尿潜血阴性；生化检查显示：甘油三酯3.06mmol/L，胆固醇3.10mmol/L，低密度脂蛋白1.36mmol/L，高密度脂蛋白0.79mmol/L；糖化血红蛋白6.0%，尿微量白蛋白126mg/L。处方：太子参30g，灵芝30g，丹参30g，丹皮20g，赤芍20g，桑螵蛸10g，刘寄奴10g，芡实10g，金樱子10g。28剂，继续口服。

三诊（2015年6月10日）：上方服用28剂，患者述服药后腰酸、盗汗好转，眠可，纳食可，小便泡沫、夜尿频，大便干，舌质淡，苔黄腻，脉滑。查糖化血红蛋白6.4%，尿微量白蛋白36mg/L，尿常规显示：尿蛋白（+），尿潜血阴性；血生化显示：甘油三酯2.55mmol/L，低密度脂蛋白1.39mmol/L，高密度脂蛋白0.72mmol/L。处方：太子参30g，灵芝30g，丹参30g，丹皮20g，赤芍20g，猪苓20g，茯苓20g，牛膝30g，泽兰10g，茵陈30g，栀子10g，刘寄奴10g。继续服用28剂，患者症状明显改善，随访一年，血糖、血脂均可。

按语：患者的临床表现以消渴病的典型症状口渴、多饮、多尿为主，兼有晨起关节发僵之现象，属中医"痹证"的范畴，而腰部酸困为肾气亏虚之证。患者68岁，已逾八八之年，《素问·上古天真论》言："丈夫八岁……发长齿更……八八，天癸竭，精少，肾藏衰，形体皆极则齿发去。"先天之精不足再加上后天各种病理因素损伤肾体，肾元亏虚为本阶段病机的要点，肺与大肠相表里，肺阴不足则肠燥，可表现为大便干燥，而舌红苔薄黄，脉弦略数为内有湿热之表现。综合分析本病的病机当为肺脾肾气阴两虚、湿热内郁，治法以调补肺脾肾、和血通络燥湿为主。方中太子参归肺脾二经，具有补气生津之功效；山药归肺脾肾经，具有益气养阴、固精之功效；脾为后天之本，两药同用，共补肺脾肾三脏之气阴。灵芝甘平，归心肝肺肾，具有补气养血之功效，《神农本草经》认为其还具有"利关节""坚筋骨"的功效，与太子参、山药同用，针对消渴病，气阴两虚之病机，狗脊、续断、川牛膝、枸杞子均具有补肝肾之功效，不同之处在于枸杞子甘平，专补肝肾之阴精，而其余三味在补肝肾的同时还具有强腰膝之功效，狗脊、续断性温，有祛风胜湿之功效，川牛膝长于活血通经。纵观全方，集补肺脾肾、和血通络燥湿为一体，疗效确切，标本兼顾。

（四）肝功能异常

肝是人体内最大的消化腺，也是最重要的代谢和解毒器官。生命代谢过程中所产生的废物、毒素与药物的分解代谢产物均在肝内完成，还在维护机体正常中具备其他作用，肝功能正常是健康的重要标志。肝位于上腹部，横膈之下，其主要生理功能是"和"。肝与胆本身直接相连，又互为表里，肝的经脉循行于胁肋、小腹和外生殖器等部位，故这些部位的病症多从肝论治。

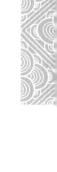

肝主疏泄，泛指肝气具有疏通、条达、升发、畅泄等综合生理功能。古人以木气的冲和条达之象来类比肝的疏泄功能，故在五行中将其归属于木，故《素问·灵兰秘典论》说："肝者，将军之官，谋虑出焉。"郭学本运用易学及道教的有关知识论述了"肝者，将军之官，谋虑出焉"只是形象地解释了肝的外形和功能，可译为肝是内存胆气的筋膜，纵横交错布满全身的网由筋膜结缀。《素问·六节藏象论》说："肝者，罢极之本，魂之居也。"肝主疏泄的功能主要表现在调节精神情志，促进消化吸收，以及维持气血、津液的运行三方面。

1. 调节精神情志。中医认为，人的精神活动除由心所主外，还与肝的疏泄功能有关。肝的这一功能正常，人体就能较好地协调自身的精神、情志活动，表现为精神愉快、心情舒畅、理智灵敏；疏泄不及，则表现为精神抑郁、多愁善虑、沉闷欲哭、嗳气太息、胸胁胀闷等；疏泄太过，则表现为兴奋状态，如烦躁易怒、头晕胀痛、失眠多梦等。

2. 促进消化吸收。肝的疏泄功能有助于脾胃的升降和胆汁的分泌，以保持正常的消化、吸收功能。如肝失疏泄，可影响脾胃的升降和胆汁的排泄，从而出现消化功能异常的症状，如食欲缺乏、消化不良、嗳气泛酸，或腹胀、腹泻等，中医称为"肝胃不和"或"肝脾不调"。

3. 维持气血、津液的运行。肝的疏泄功能直接影响着气机的调畅。如肝失疏泄，气机阻滞，可出现胸胁、乳房或小腹胀痛。气是血液运行的动力，气行则血行，气滞则血瘀。若肝失疏泄，气滞血瘀，则可见胸胁刺痛，甚至肿块，女子还可出现经行不畅、痛经和经闭等。

肝损伤大致可分为四大类，分别为病理性肝损伤、化学性肝损伤、闭合性肝损伤和开放式肝损伤。肝损伤多表现为快速、严重，其中病理性肝损伤和化学性肝损伤最为常见。

1.病理性肝损伤。主要包括甲、乙、丙、丁、戊五种病毒性肝炎引起的肝损伤和肝癌等引起的肝损伤，如肝纤维化、肝硬化、肝细胞坏死等都会造成肝功能异常。其中以重型肝炎引起的肝损伤最为典型，常出现大块肝组织坏死，出血、肝肾综合征是主要死亡原因。

2.化学性肝损伤。主要由于化学药物中毒、过敏等引起，比如药物性肝炎、酒精肝、有机农药中毒等都会引起肝功能异常。但以药物性和酒精性肝损害最多见，且呈不断上升趋势。据了解，目前有近千种西药会造成肝损伤。

3.闭合性肝损伤。多由撞击引起。当肝实质出血，肝包膜未破时，出血量少可自行吸收，出血量大时可以引起出血性休克，或撑破肝包膜转为真性肝裂伤。肝包膜破裂时，血液流入腹腔，可引起腹膜炎、腹痛、出血性休克。合并胃肠道破裂时可引起呕血。

4.开放性肝损伤。多由尖锐器物刺伤或穿透伤。此类肝损伤虽然伤口大小和肝损伤位置不同，严重程度也不同，但均可引起出血。伤口小时出血量

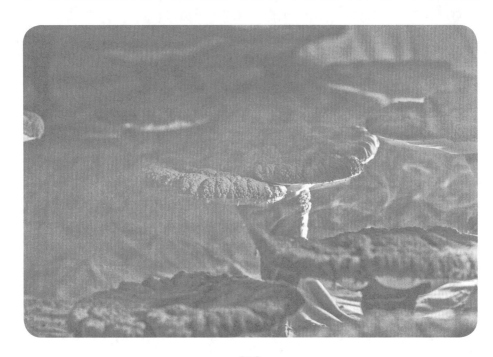

相对也小，一般都能自行止血，伤口大时或刺破动脉时可引起大出血，病情凶险，伤者往往由于出血过多或肝功能衰竭、多器官衰竭而死。

灵芝孢子粉对多种理化及生物因素引起的肝损伤有独特的保护作用。无论在肝脏损害发生前还是发生后，服用灵芝孢子粉都可以有效保护肝脏，减轻肝损伤。灵芝孢子粉能促进肝脏对药物、有毒物质的代谢，可明显消除因肝损伤引起的头晕、乏力、恶心、肝区不适等症状。

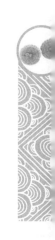

灵芝是名贵中药，具有益肾保肝、扶正固本等功效，目前对灵芝的研究，尤其对灵芝孢子粉药用价值的研究较多。慢性乙型肝炎是由乙型肝炎病毒（HBV）引起肝慢性炎症、肝纤维化甚至肝癌的一种慢性疾病，呈渐进性发展。我国是乙型肝炎高流行地区，随着乙肝疫苗的普遍接种，人群乙型肝炎病毒表面抗原携带率已下降为 7.18%，目前慢性乙型肝炎患者约 2000 万，严重危害人们健康。灵芝孢子粉对清除病毒的细胞有激活效应，对自身免疫具有抑制效应，是一种双重免疫调节剂。一方面具有免疫增强和免疫恢复作用，另一方面又具有抗变态反应的作用，可双向调节机体的免疫状态，并能促进肝脏核酸、蛋白质的合成和增加肝细胞色素 P450 的含量，可明显改善肝功能，促进乙肝表面抗原（HBsAg）、乙肝 e 抗原（HBeAg）及 HBV-DNA 转阴，同时能促进睡眠，改善乙肝患者的睡眠质量，有利于肝功能恢复。

王添章等应用纯灵芝孢子粉胶囊对 30 例乙肝病毒感染者进行治疗。60 例患者为中国人民解放军第 23 医院门诊及住院患者，经血清病原学检测，全部病例均为 HBsAg、HBeAg 及 HBV 阳性的患者，诊断符合"病毒性肝炎防治方案"的诊断标准。随机分为两组，治疗组 30 例，其中男性 16 例，女性 14 例，年龄 17～71 岁，其中慢性 HBV 携带者 16 例，慢性乙型肝炎 14 例，平均病程 6.7 年；对照组 30 例，其中男性 12 例，女性 18 例，年龄 16～64 岁，其中慢性 HBV 携带者 14 例，慢性乙型肝炎 16 例，平均病程 5.4 年。治疗组采用灵芝孢子粉胶囊 1.2g，每日 3 次，连服 3 个月。对照组采用一般保肝治疗，肝泰乐（葡醛内酯）0.2g，肌苷 0.2g，益肝冲剂 1 包，每日 3 次，连服 3 个月。治疗 3 个月后，治疗组 30 例和对照组 30 例，丙氨酸氨基转移酶（ALT）全部正常，无发热、无皮疹、食欲正常、睡眠佳。

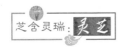

四、止咳平喘

灵芝（孢子粉）止咳平喘，可用于治疗久咳、痰多、胸闷气促等症。

（一）慢性支气管炎

慢性支气管炎，简称慢支。是由于物理、化学因素引起气管、支气管黏膜及其周围组织的慢性非特异性炎症。临床上以长期咳嗽、咯痰，或伴有喘息（哮喘），常在寒冷季节反复急性发作，春暖后缓解，症状长年存在，不分季节为其主要表现。慢性支气管炎以咳、痰、喘为主要临床症状，属于中医学"咳嗽""痰饮""咳喘"等疾病范围。它的发生和发展中医学认为和肺、脾、肾三脏功能的失调和衰退有着极其密切的关系，早在《黄帝内经》中就有记载，如《素问·五常政大论》云："其发咳喘，其藏肺。"指出了咳喘之疾，其病在肺，而肺之虚实皆可导致咳喘。临证见病人多为本虚标实，故一般止咳平喘药治标而难以治本，只能临时控制症状，难以达到远期疗效，故反复发作，缠绵不愈。侗药"灵芝松塔棉根汤"具有益气养血、止咳平喘之功效，灵芝益气补血、提高机体免疫力，棉花根益气又能止咳平喘，松塔、川贝、枇杷叶、麻黄、半夏祛痰、止咳平喘，玉叶金花清热解毒，麦门冬润肺止咳。诸药合用，标本兼治，扶正祛邪，有效地预防复发，逆转病势，从而缓解病情，减少发作次数及程度，达到改善生存质量和延长寿命之目的。

（二）哮喘

支气管哮喘是临床上常见的呼吸系统疾病，感染、气候变化等均是诱发该病症的重要影响因素。患者患支气管哮喘后，通常会出现胸闷、喘憋、咳嗽等临床症状，严重影响患者的正常学习、工作，降低患者的生活质量。支气管哮喘容易反复发作，但是患者对相关治疗的操作和药物应用的掌握水平不高使得治疗依从性低，导致该疾病的控制情况并不理想。在中医理论中，肺为气之主，主宣发肃降，久咳不愈，肺气亏损，宣降失职，当采用补肺益气、兼清蕴热的方法进行治疗。哮喘慢性持续期多表现为肺、脾、肾正气亏虚，兼有寒象、热象、湿象之不同。该方所治，为肺气亏虚，内有蕴热证。咳喘日久不愈，损耗肺气，肺气亏虚，气无所主，宣降失职，故见咳喘、气短声低、语言无力；"卫气通于肺"，肺气虚弱，宣发失常，卫外不固，开合失司，故见自汗、怕风、易感冒；卫外不固，外邪易袭，则咳喘每因气候变化而诱发。《灵枢·本神》云："肺气虚则鼻塞不利，少气。"故发病前可见鼻塞流涕、喷嚏发作等症，咳痰色黄、舌苔黄为内有蕴热之症，舌质淡、脉虚弱亦是肺气亏虚之象。应以益气补肺、兼清蕴热为治。

　　灵芝具有止咳平喘、安神补气的功效，有益于支气管哮喘的调理。灵芝对于哮喘之肺气亏虚、内有蕴热证的治疗效果良好，安全性高，是哮喘慢性持续期良好的补充和辅助治疗药物。研究均证实灵芝能抑制 Th2 细胞的增殖，将 Th2 细胞转换为 Th0 细胞从而重新建立 Th1/Th2 平衡，且灵芝还能提高 INF-α 的分泌，抑制气道的高反应性，减轻气道炎症，下调 Th2 的应答。明显提高第一秒用力呼气容积（FEV1%）和 PEF 等肺功能指标，降低症状评分，减少 β 受体激动剂的用量，并减少 IgE 的产生，对 Th1 和 Th2 的平衡

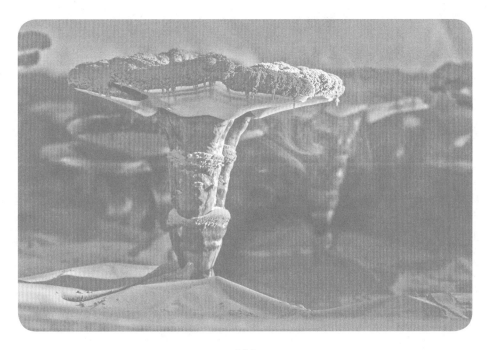

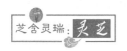

具有有益的免疫调节作用。

【病案举例】

吴某，女，56岁，因患支气管哮喘症5年，初用茶碱类药物、交感神经受体兴奋剂、抗胆碱类药物可控制发作。第二年哮喘发作，门诊服中药、色甘酸钠及泼尼松不能控制，住院静脉点滴氢化考的松或地塞米松及抗生素才能控制。每年春秋季节均发作哮喘且需住院静脉点滴激素。后每年春秋季节预防性服用灵芝（赤紫色野生灵芝）醇浸出液，连服5年，控制了哮喘发作。在此期间未服其他抗哮喘药，且患者居住环境及工作单位未变动。制备方法及服用方法：取野生灵芝两个浸于白酒500mL中，半个月后即可服用。每晚服10mL，连续15天，初服时发作可加剧，半小时后哮喘即缓解。

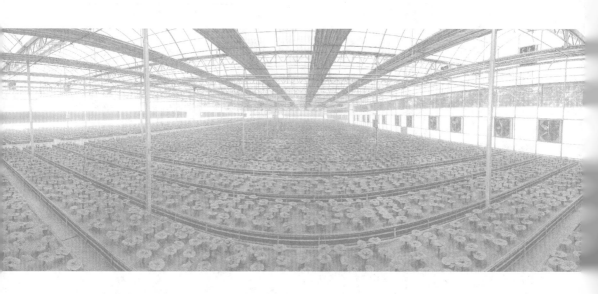

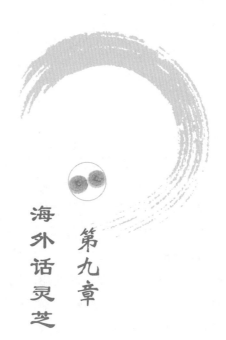

第九章

海外话灵芝

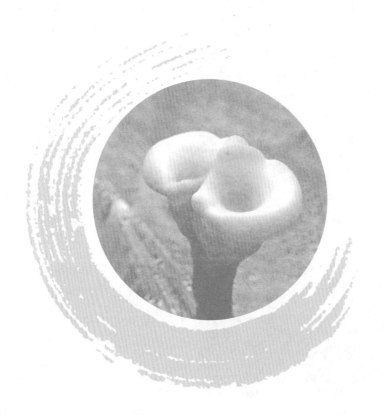

在中国、日本、韩国，灵芝作为药用真菌来促进健康、追求长寿，已有逾两千年的使用历史，被视作吉祥珍贵的调理滋补类药材，"久服轻身不老，延年神仙"。随着对灵芝研究的深入，人们发现，灵芝具有较好的抗癌、调节免疫、调节心血管功能、助眠等效果，具有较好的保健功用。因此，目前灵芝子实体作为一种膳食补充剂，不仅在中国、日本，而且在北美及世界其他地区得到广泛应用。

日本普遍将灵芝作为保健品使用，加拿大也在进行灵芝课题的攻关研究，新西兰政府也拨出雄厚的研究经费进行以灵芝为龙头的天然药物的开发研究。2001 年 4 月，新西兰科学院与奥克兰大学医学院首次联合举办的"国际灵芝研究学术研讨会"获得巨大成功，此后世界诸国纷纷掀起了以灵芝为

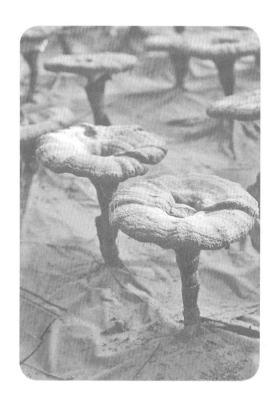

中心的菌类研究热潮。以灵芝"Ganoderma lucidum"为关键词在文献数据库 PubMed 上搜索所有有关文献（1961—2019 年），显示在 2000 年后发文数量明显增加，可见进入 21 世纪后，世界各国对于灵芝的研究越来越予以重视。这些研究为灵芝正式临床应用于疾病防治奠定了基础，加快了灵芝临床应用的步伐，也为灵芝的新药和保健品的开发研究提供了科学依据。随着研究的深入，灵芝逐渐从东亚各国往世界其他地区流传，含有灵芝的膳食补充剂在世界各地越来越流行。

尽管传统分类法按照灵芝颜

色将其分为六类：赤芝、紫芝、黑芝、青芝、白芝及黄芝，然而在真菌索引（2018 年）中，关于灵芝属的记载共有 445 项之多。Kirk 等提出，尽管有些是同物异名，目前全世界范围内灵芝属约 80 种。由于在层孔菌属、多孔菌属及松芝属中发现了形态类似的成员，再加上对于种、属的概念目前尚未达成共识，关于灵芝属的分类尚不明晰。因此，结合形态学、化学分类及分子方法，发展一套更稳定的关于灵芝属的分类法具有重要意义，能对世界各地现存的灵芝进行科学鉴别，从而使灵芝产品的开发更科学与规范。

目前，灵芝类产品的主要供应国还是中国、韩国和日本，这些产品吸引了新加坡、马来西亚、北美和欧洲等地区大量的关注。据统计，1995 年日本就生产出将近 500 吨净重的灵芝类产品，1997 年全世界的灵芝类产品总产量有将近 4300 吨净重，其中中国生产将近 3000 吨，有 1500 吨主要出口到韩国、日本、新加坡。1995 年全世界灵芝类产品的年产值将近 16.28 亿美元。世界人民对于灵芝产品的喜爱由此可见一斑。

源于灵芝的子实体、菌丝或孢子的产品，因其能提高免疫力及改善代谢功能，以咖啡、茶、孢子粉、饮品、糖浆等形式在全世界范围内作为食品和药物补充剂进行销售。此外，在中国、韩国、美国及其他亚欧国家，灵芝常被添加在美白类化妆护肤品中进行生产销售，这是因为酪氨酸酶是黑色素形成的一个关键酶，而灵芝具有较好抑制酪氨酸活性的作用。常见的一些含有灵芝成分的化妆护肤品如表 9-1 所示。

表 9-1　含有灵芝提取物的化妆护肤品及其功能

产品名称	功能	来源
悦木之源灵芝焕能面膜，美国	抗炎	www.origins.com/dr-weil-mega-mushroom
悦木之源灵芝身体保湿霜，美国	肌肤抗衰老	www.origins.com/dr-weil-mega-mushroom
DXN Ganozhi E 深层清洁霜，英国	深层去除杂质和死细胞	www.ganodermalucidumproducts.com
DXN Ganozhi E 滋养晚霜，英国	紧致肌肤	www.ganodermalucidumproducts.com
DXN Ganozhi E 日霜，英国	保湿，防晒	www.ganodermalucidumproducts.com

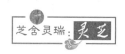
产品名称	功能	来源
DXN Ganozhi 保湿微乳液，马来西亚	保湿，滋养肌肤	www.dxnmalaysia.com
DXN Ganozhi 口红，马来西亚	滋养唇部	www.lifeganodermaen.dxnseo.com
DXN Ganozhi 卸妆乳，马来西亚	深层清洁	www.lifeganodermaen.dxnseo.com
DXN Ganozhi 爽肤水，马来西亚	缩小毛孔，保持肌肤柔软水嫩	www.lifeganodermaen.dxnseo.com
美伊娜多安蓓丽润颜精灵修护晚霜，日本	美白祛斑，保湿滋养	www.menard.com.tw/m/2001-1567-662268，c17240-1.php
Paris Skin Institute，Derma Sublime，Le Sérum Lifting Concentrate，法国	肌肤抗衰老	www.parisskininstitute.com

目前全世界有关灵芝的出版物已逾一万种，灵芝类相关的专利有 7000 多项，与灵芝有关的品牌有不下 100 种，在全球有 780 多种灵芝类产品在销售。这些产品在一些亚洲国家被当作处方药出售，而全球范围内，其主要是当作保健品通过广告进行推销。全球对于灵芝的需求越来越大，每年预计有几千吨的需求，并持续增加。尽管目前市面上关于灵芝的产品越来越多，但是这些产品依然无法满足日益增加的全球市场需求。全球主要的灵芝生产厂商见表 9-2。

表 9-2　全球主要灵芝生产厂商

灵芝厂商	国家	公司网址
ALPHAY	中国	www.joinalphay.com
美国许氏参业集团	美国	www.hsuginseng.com
AMAX NATURASOURCE	美国	www.amaxnutrasource.com
BIO-BOTANICA	美国	www.bio-botanica.com
BRISTOL BOTAANICALS	英国	www.bristolbotanicals.co.uk
DXN	马来西亚	www.dxn2u.com
DRAGON HERBs	美国	www.dragonherbs.com
GANO EXCEL	马来西亚	www.ganoexcel.com.my
GANOLIFE	美国	www.ganolife.us

续表

灵芝厂商	国家	公司网址
菇新	中国	www.gubaolz.com
北海道灵芝	日本	www.hokkaido-reishi.com
华恒汉方	中国	www.hhhf.com.cn
HUACHENGBIO	中国	www.huachengbio.com
仙芝谷	中国	www.lqjiabao.com
MUSHROOM SCIENCE	美国	www.mushroomscience.com
NAMMEX	加拿大	www.nammex.com
ORGANO GOLD	加拿大	www.organogold.com/en
寿仙谷	中国	www.sxg1909.com
双鹤	中国	www.shuanghor.com.my
TOTAL LIFE CHANGES	美国	totallifechanges.com
仙客来	中国	www.xkl-cn.com
西安格林纳生物科技有限公司	中国	www.greena-bio.com.cn
仙牌灵芝	中国	www.shinpire.com
西安索西特	中国	www.xasost.com
仙芝楼	中国	www.xianzhilou.com
源森生物	中国	www.yesherb.cn
元化集团	中国	www.yamasuan.com
粤微	中国	www.gdyuewei.cn
云乐	中国	www.hsyllz.com
中科	中国	www.zhongke.com

在韩国，灵芝被写为"영지"（YeongJi），被奉为瑞物，也被叫作"芝草""不老草""仙草"等。自古以来，灵芝就与日、云、山、水、松、竹、鹤、鹿、龟一起，被称为十大长寿象征的"十长生"，经常出现在各类屏风、服装的刺绣图案及绘画作品中。韩国人是灵芝的忠实拥护者，全国人口有5127万，其中半数以上常食用灵芝。灵芝在韩国被广泛用于神经、免疫、心脑血管系统疾病的食疗佳品，年消耗的灵芝高达4500吨，每年都要从中国大量进口灵芝，是全球人均消费灵芝最多的国家。此外，灵芝亦被纳入韩国药典。

日本对灵芝的喜爱，比之韩国，则是有过之无不及。灵芝，日语写为"霊芝"（Reishi），在当地普遍被称作"万年茸"。日本京都大学食粮科学研究所农学博士葛西善三郎在《灵芝的科学观》中写道："第二次世界大战后，日本人因为吃灵芝而普遍地延长了寿命。"

灵芝很久以前就已经流传到了日本，在《日本书纪》（720 年）及日本最早的药物学书籍《本草和名》（918 年）中，均有关于灵芝的记述，还有"芝草""仙草""吉祥茸""幸茸"等众多别名。灵芝在日本亦被视作吉祥珍贵的调理滋补类药材，能延年益寿。跟中国一样，在日本历史文化中，随处可见灵芝图腾或描述，并常被当作抵御邪恶的护身符。在日本民间，妇女结婚时会将灵芝视为吉祥物带入家中。日本有古语云："滋养人类的东西有四种，天上的太阳，地下的水，流动的空气和地上的灵芝。"可见灵芝在日本人心中的地位之高。

日本人研究食用菌已超过世界上任何一个国家，可谓灵芝研究领域的领头人。日本国会议员藤帮吉代在国会议案中曾正式提出"灵芝有助日本国民健康"的议案，从而达到快食、快眠、快便、快动的健康新标准。日本学者直井幸雄在《灵芝革命》一书中提及灵芝有着能让人失去均衡的身体恢复平衡的功用，所以其效果并无古代人、现代人的区别，更没有人种的区分，无论对任何人种都非常有效。

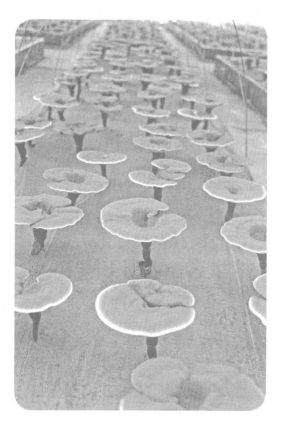

中国虽是灵芝的故乡（指赤芝和紫芝两种药用灵芝），但真正将灵芝类保健品产业做大的却是日本厂商。据了解，日本厂商首先开发出利用棉籽壳和庄稼秸秆粉人工栽培灵芝的新技术，从而使大众消费者可以买得起灵芝类保健产品。随着日本灵芝加工品的市场普及，到 20 世纪 90 年代，日本灵芝产品开始打入美国市场，现在美国市场上形形色色的灵芝类产品大多来自日本或韩国。

　　地处富士山脚下，山明水秀、物产丰饶的日本信州长野县是日本最著名的水果、菌菇类产品的生产基地，也是日本灵芝的故乡。坐落在这里的日本灵芝综合研究所是一家受到全日本乃至全世界消费者推崇的灵芝生产基地，其社长药学博士井出万喜拥有超过 30 年的灵芝培育经验，研究所培育的日本灵芝多年蝉联日本销售冠军。该研究所拥有最早及最先进的菌种及技术，所选用的纯正质优、活力强盛的日本"长野 1 号"特殊菌种（见图 9-2），再经消毒处理的有机 NANA 原木栽培，引流经过滤的高山雪融之水用于灌溉，加以严格科学管理温度、湿度、氧气、光照量，可生长出菌伞大、厚身、高多糖、高三萜、无杂菌、无污染、无农残、无重金属之珍贵灵芝，该特殊菌种为许氏日本灵芝的主要来源。

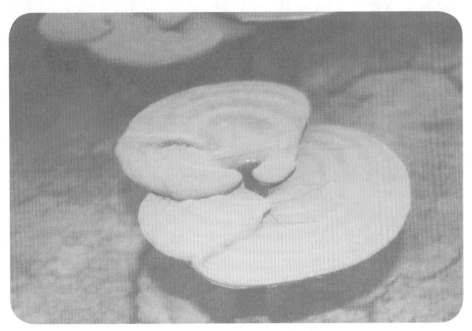

图 9-2　"长野 1 号"灵芝

　　位于日本北部的北海道，是日本的粮食基地，著名的鹿角灵芝"旺煌"即产于此地。"旺煌"由株式会社北海道灵芝所研发，因其可以长成形似鹿角的分枝状，而得名"鹿角灵芝"（见图 9-3），其营养素和 β- 葡聚糖在同类灵芝或蘑菇中含量最高，鹿角灵芝每 100g 里含有 60.6g 的 β- 葡聚糖。鹿角灵芝的种植对周围环境要求较为苛刻，当赤芝在生长过程中，受其种植条件的影响，伞状子实体没有完全或充分打开，进而形成鹿角形状的子实体，从而使它的有效成分含量远远高于其他灵芝。

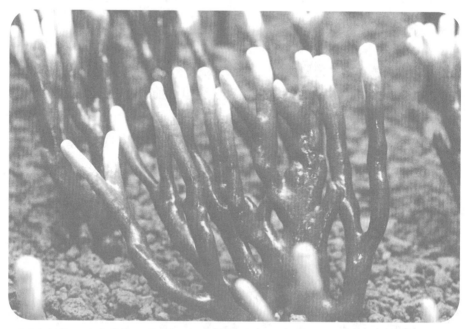

图 9-3　北海道灵芝"旺煌"

日本人对灵芝的热爱是十分痴迷的，中国相当多的优质灵芝子实体大都出口到日本，日本每年消耗 1500 吨左右的灵芝。日本人对灵芝的质量要求也是非常苛刻的，在 2010 年 10 月，日本灵芝协会成立，旨在确保日本灵芝安全性的同时，保持和提高灵芝的品质，让日本灵芝能够稳固地普及与发展。与中国不同的是，在日本，仅将灵芝作为食品看待，没有灵芝相关的医药品与处方。

在美国，灵芝就像维生素、矿物质、天然动植物提取物一样，作为"膳食补充剂"销售。对于此类产品，美国食品和药物管理局（FDA）不允许其宣传任何疗效，因为按照 FDA 的规定，当任何食品或者膳食补充剂宣称有任何疗效的时候，它就是药物了。如果有厂家宣称他们的灵芝产品"通过FDA 认证而在美国上市"，就完全不可信了。江苏科技出版社出版的《传闻和真相：美国医生谈中草药、保健品及流行疗法》一书，是一本美国纪念斯勒恩—凯特琳癌症中心的医学科普宣传材料汇编，其中提到灵芝能缓解下泌尿道症状，但是长期服用灵芝也许会损害凝血功能。西方国家男性前列腺疾病较多，这可能是他们重视灵芝利尿作用的理由之一。与之相比较，我们对灵芝的利尿作用，反而并不重视。

一言以蔽之，因为欠缺有力的临床证据，灵芝在西方国家主要还是作为膳食补充剂进行销售，在日本和韩国，灵芝也主要被作为食品或膳食补充剂看待。关于其药用的推广，仍需投入大量资源进行研究，使其不仅仅作为膳食补充剂，而是能被各国的官方药典认可，从而彻底打开其世界市场。

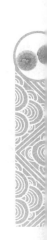

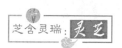
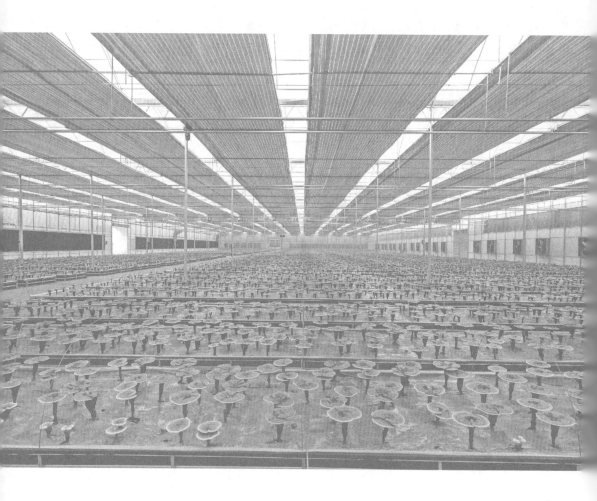

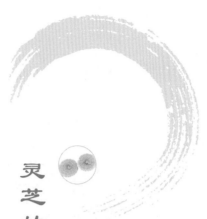

附：

灵芝的相关标准

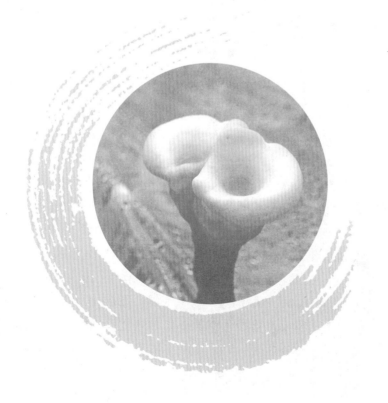

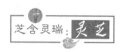
1. 2015 年版《中国药典》标准——灵芝

【鉴别】

（1）灵芝粉末浅棕色、棕褐色至紫褐色。菌丝散在或黏结成团，无色或浅棕色，细长，稍弯曲，有分枝，直径 2.5 ～ 6.5μm。孢子褐色，卵形，顶端平截，外壁无色，内壁有疣状突起，长 8 ～ 12μm，宽 5 ～ 8μm。

（2）取本品粉末 2g，加乙醇 30mL，加热回流 30 分钟，滤过，滤液蒸干，残渣加甲醇 2mL 使溶解，作为供试品溶液。另取灵芝对照药材 2g，同法制成对照药材溶液。按照薄层色谱法（通则 0502）试验，吸取上述两种溶液各 4μL，分别点于同一硅胶 G 薄层板上，以石油醚（60℃～ 90℃）－甲酸乙酯－甲酸（15：5：1）的上层溶液为展开剂，展开，取出，晾干，置紫外灯（365nm）下检视。供试品色谱中，在与对照药材色谱相应的位置上，显相同颜色的荧光斑点。

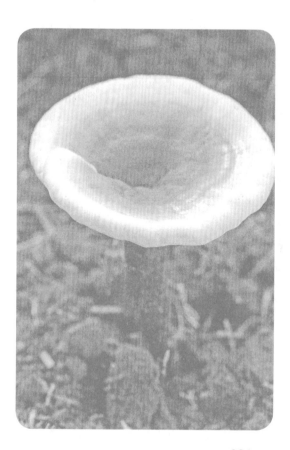

（3）取灵芝粉末 1g，加水 50mL，加热回流 1 小时，趁热滤过，滤液置蒸发皿中，用少量水分次洗涤容器，合并洗液并入蒸发皿中，置水浴上蒸干，残渣用水 5mL 溶解，置 50mL 离心管中，缓缓加入乙醇 25mL，不断搅拌，静置 1 小时，离心（转速为每分钟 4000 转），取沉淀物，用乙醇 10mL 洗涤，离心，取

沉淀物，烘干，放冷，加 4mol/L 三氟乙酸溶液 2mL，置 10mL 安瓿瓶或顶空瓶中，封口，混匀，120℃水解 3 小时，放冷，水解液转移至 50mL 烧瓶中，用 2mL 水洗涤容器，洗涤液并入烧瓶中，60℃减压蒸干，用 70% 乙醇 2mL 溶解，置离心管中，离心，取上清液作为供试品溶液。另取半乳糖对照品、葡萄糖对照品、甘露糖对照品和木糖对照品适量，精密称定，加 70% 乙醇制成每 1mL 各含 0.1mg 的混合溶液，作为对照品溶液。按照薄层色谱法（通则 0502）试验，一一吸取供试品及对照品各 3μL，分别点于同一高效硅胶 G 薄层板上，以正丁醇 – 丙酮 – 水（5∶5∶1）为展开剂，展开，取出，晾干，喷以对氨基苯甲酸溶液（取 4- 氨基苯甲酸 0.5g，溶于 9mL 冰醋酸中，加水 10mL 和 0.5mL 85% 磷酸溶液混匀），105℃加热约 10 分钟，在紫外光灯（365nm）下检视。供试品色谱中，在与对照品色谱相应的位置上，显相同颜色的荧光斑点。其中最强荧光斑点为葡萄糖，甘露糖和半乳糖荧光斑点强度相近，位于葡萄糖斑点上、下两侧，木糖斑点在甘露糖上，荧光斑点强度最弱。

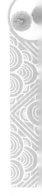

【检查】

水分不得超过 17%（通则 0832 第二法），总灰分不得超过 3.2%（通则 2302）。

【浸出物】

按照水溶性浸出物测定法（通则 2201）项下的热浸法测定，不得少于 3%。

【含量测定】

本品按干燥品计算，含灵芝多糖以无水葡萄糖（$C_6H_{12}O_6$）计，不得少于 0.90%；含三萜及甾醇以齐墩果酸（$C_{30}H_{48}O_3$）计，不得少于 0.50%。

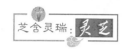
2. 灵芝孢子油国际商务标准（T/CCCMHPIE 1.32-2018）

（1）植物原料

多孔菌科真菌赤芝 Ganoderma lucidum（Leyss.ex Fr）Karst. 的孢子。

（2）工艺过程

原料→破壁→超临界二氧化碳萃取分离→产品。

（3）产品要求

a. 感官要求

色泽：淡黄色至黄色；

滋味与气味：带有灵芝孢子油固有的气味和滋味，无异味；

外观：澄明油状液体，无可见异物。

b. 理化要求

TLC 薄层鉴别：供试品色谱中，在与对照品色谱相应的位置上显示相同颜色斑点；

GC 气相色谱鉴别：脂肪酸组成测定项下的色谱图中，供试品色谱图中应呈现与肉豆蔻酸甲酯、十五烷酸甲酯、棕榈酸甲酯、棕榈油酸甲酯、硬脂酸甲酯、亚油酸甲酯对照品色谱峰保留时间相同的色谱峰；

脂肪酸组成：0.1% ～ 0.4% 肉豆蔻酸，0.2% ～ 0.8% 十五烷酸，13% ～ 19% 棕榈酸，0.2% ～ 0.6% 棕榈油酸，2.0% ～ 6.0% 硬脂酸，48.0% ～ 72.0% 油酸，11.0% ～ 22.0% 亚油酸；

相对密度（20℃）：0.905 ～ 0.925；

折光指数：1.46 ～ 1.48；

酸价（以 KOH 计）/（mg/g）：≤ 6.0；

过氧化值 /（g/100g）：≤ 0.22；

碘值 /（g/100g）：69 ～ 94；

皂化值 /（g/100g）：≤ 3.0；

水分及挥发物 /%：≤ 0.3；

铅（Pb）/（mg/kg）：≤ 1.0；

镉（Cd）/（mg/kg）：≤ 0.5；

总砷（As）/（mg/kg）：≤ 0.5；

总汞（Hg）/（mg/kg）：≤ 0.1；

黄曲霉素 B1/（μg/kg）：≤ 10；

苯并（a）芘（μg/kg）：≤ 10。

c. 微生物要求

菌落总数 /（CFU/mL）：≤ 1000；

霉菌和酵母 /（CFU/mL）：≤ 50；

大肠菌群 /（MPN/mL）：≤ 0.43；

金黄色葡萄球菌：≤ 0/25mL；

沙门氏菌：≤ 0/25mL。

d. 其他污染物

其他污染物限度要求，依据不同要求，应符合我国相关法规的规定；对于出口产品，应符合出口目的国相关法规的规定。

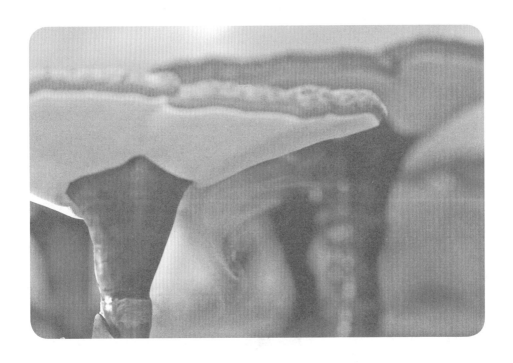

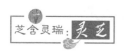

国际标准

ISO

21315

第一版
2018-12

中医药 —灵芝

Médecine traditionnelle chinoise — Organe fructifère de Ganoderma lucidum

参考图号
ISO 21315：2018（E）

© ISO 2018

ISO 21315:2018（E）

 版权保护的文件

ii

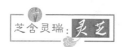

目录

页码

iii

ISO 21315:2018（E）

前言

ISO（国际标准化组织）是一个世界性的国家标准机构联合会（ISO 成员机构）。国际标准的编制工作通常是通过 ISO 技术委员会参与完成。每一个对技术委员会设立的主题感兴趣的成员机构，都有权派代表参加该委员会。与 ISO 保持联系的政府和非政府的国际组织也参与了这项工作，ISO 与国际电工委员会（IEC）就电工标准化的所有问题进行密切合作。

ISO/IEC 指令第 1 部分中描述了用于开发本文档的程序以及用于进一步维护本文档的程序。特别需要指出的是，不同类型的 ISO 标准需要不同的审批标准。本标准是根据 ISO/IEC 指令的第二部分（见 www.iso.org/directives）编辑规则起草的。

请注意，本标准的一些内容可能是专利权的主题。ISO 不负责识别任何或所有此类专利权。在文件开发过程中确定的任何专利权的详细信息，都将列在介绍或 ISO 专利声明列表中（见 www.iso.org/patent）。

本文件所使用的商业名称均为方便使用者而提供的资料，并不构成背书。

有关标准的无偿性、ISO 特定术语的含义与符合性评定有关的表达，以及 ISO 在技术性贸易壁垒方面遵守世界贸易组织（WTO）原则的资料（TBT），见 www.iso.org/iso/foreword.html

本文件由中医药技术委员会 ISO/TC 249 编写。

关于本文件的任何反馈或问题都应直接向国家标准化机构提出。这些机构的完整清单见 www.iso.org/members.html

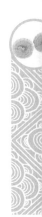

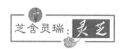

ISO 21315:2018（E）

介绍

灵芝为赤芝[*Ganoderma lucidum*（Leyss. ex Fr.）Karst.]的干燥子实体，也被称为 Lingzhi 或 Reishi。在中国、日本和韩国等许多亚洲国家，灵芝已经有 2000 多年的应用历史，这使它成为已知的最古老的药用真菌之一。根据中医理论，灵芝能补气，可用于治疗疲劳、咳嗽和失眠，现代药理学研究也证明它在治疗肿瘤和增强免疫等方面具有巨大潜力。因此，灵芝市场发展非常迅速，其产量、总产值、贸易量也快速增长。

然而，灵芝产业仍然面临着诸多问题，如存在伪品、缺乏合适的检测方法来进行质量评价。此外，尽管灵芝已被中国药典、美国药典草药卷、韩国草药典等药典收录，但这些标准的质量要求各不相同。因此，迫切需要制定一项国际标准来协调现有标准，用以确保灵芝的安全性和有效性。

在应用本标准时，各国标准机构可以根据实际的执行情况，调整本标准在 5.2.3、5.2.4 和 5.2.5 中给出的限值要求。不同国家和地区规定的参考限值见附件 E。

v

INTERNATIONAL STANDARD　　　　　　　　　　　　　　　ISO 21315：2018（E）

中医药 — 灵芝

1　范围

本标准规定了灵芝[*Ganoderma lucidum* （Leyss. ex Fr.）Karst]子实体的检测方法和最低要求。

本标准适用于灵芝，包括灵芝药材、饮片等。

2　规范性引用文件

下列文件对于本标准的应用是必不可少的。凡是注日期的引用文件，仅所注日期的版本适用于本标准。凡是不注日期的引用文件，其最新版本（包括所有的修改单）适用于本标准。

ISO 1575，Tea — *Determination of total ash*

ISO 18664，*Traditional Chinese Medicine — Determination of heavy metals in herbal medicines used in Traditional Chinese Medicine*

ISO 20409，*Traditional Chinese medicine — Panax notoginseng root and rhizome*

ISO 21371，*Traditional Chinese medicine — Labelling requirements of products intended for oral or topical use*

CAC/MRL01，*Maximum Residue Limits for Pesticides in Food*

CODEX STAN 229，*Analysis of pesticide residues：Recommended methods*

World Health Organization. 2011，*Quality control methods for herbal materials，General advice on sampling*

3　术语与定义

下列术语与定义适用于本文件。

ISO 和 IEC 维护如下术语数据库以便术语使用的标准化：

— ISO 在线浏览平台：https：//www.iso.org/obp

— IEC 电子百科全书：http：//www.electropedia.org/

3.1
子实体
系指赤芝[*Ganoderma lucidum* （Leyss. ex Fr.） Karst]的干燥产孢结构（sporocarp）。

3.2
标准品
系指用于薄层色谱鉴别或标志性成分定量分析的标准物质。

　　　　　　　　　　　　　　　　　　　　　　1

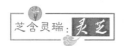

4 描述

灵芝为赤芝[*Ganoderma lucidum*（Leyss. ex Fr.）Karst]的干燥子实体，属灵芝科，如图1所示。

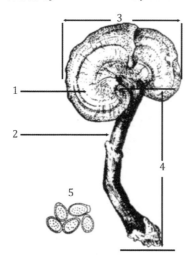

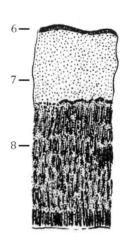

a) 灵芝子实体	b) 菌盖的垂直切面

1 菌盖
2 菌柄
3 菌盖直径
4 菌柄长度
5 孢子
6 菌壳
7 菌肉
8 菌管

图1—灵芝结构

5 要求

5.1 一般特征

取样前样品应满足下列要求。

a）外观干净、无污染。

2

ISO 21315:2018（E）

b）不应检视出昆虫、霉菌以及其他外来污染物。

5.2　灵芝子实体（要求）

5.2.1　感官指标

a）外形呈伞状，菌盖肾形、半圆形或近圆形，直径 10～30 cm，厚 1～4 cm；

b）菌盖黄褐色至红褐色，有光泽，具环状棱纹和辐射状皱纹；

c）菌柄圆柱形，侧生，少偏生，长 4～15 cm，直径 1～3.5 cm，红褐色，光亮；

d）孢子细小，黄褐色；

e）气微香，味苦涩；

f）皮壳坚硬，颜色与菌盖近似，菌肉白色至淡棕色，菌管长度不一。

5.2.2　薄层色谱鉴别

采用薄层色谱法（TLC）对灵芝子实体进行鉴定时，供试品色谱中，在与对照品溶液色谱相应的位置上，显相同颜色的荧光斑点或条带。

5.2.3　水分

水分不大于 17.0%。

5.2.4　总灰分

灰分不大于 4.0%。

5.2.5　水溶性浸出物

水溶性浸出物不低于 3.0%

5.2.6　标志性成分

应检测灵芝子实体的标志性成分，如灵芝多糖、灵芝酸 A。

5.2.7　重金属

应检测灵芝子实体重金属的含量，包括砷、镉、铅、汞。

5.2.8　农残

应检测农药残留量，如六六六、DDT（二氯二苯二氯乙烷）、五氯硝基苯等。

3

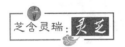

ISO 21315:2018(E)

6 取样

灵芝子实体的取样方法应参照如下文件：*World Health Organization 2011 Quality Control Methods for Herbal Materials*，*General Advice on Sampling.*

7 检测方法

7.1 感官检测

每批样品随机抽取不少于 500 g 样品，采用目测、鼻嗅、口尝方法进行检测。

7.2 薄层色谱鉴别

依据附录 A 所述方法。

7.3 含水量检测

采用 ISO 20409 中规定的检测方法。

7.4 总灰分检测

采用 ISO 1575 中规定的检测方法。

7.5 水溶性浸出物检测

依据附录 B 所述方法。

7.6 标志性成分检测

依据附录 C 和 D 所述方法。

7.7 重金属检测

采用 ISO 18664 中规定的检测方法。

7.8 农残检测

采用 CAC/MRL01、CODEX STAN 229 中规定的检测方法。

8 检测报告

每种检测方法的检测报告应包含以下项目：
a) 为完整识别样品所需的所有信息；

b) 取样方法；

c) 检测方法；

d) 检测结果；

e) 操作的详细步骤，包括没有列在本标准内的可能对检测结果产生影响的细节；

f) 试验过程中观察到的任何异常特征（现象）；

4

g）检测日期。

9 包装、贮藏和运输

包装不应有异味、不应包含可能损害产品的物质。

产品应贮藏在干燥阴凉处。

产品在长途运输过程中，应避光、防潮、防污染和外来物质的进入。

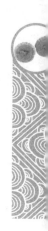

10 标志和标签

执行 ISO 21371 中规定的要求。包装上应当标明下列项目：

a) 产品名称；

b) 产品在销售国家或地区的类别；

c) 净重/数量；

d) 联系方式；

e) 原料名称；

f) 警示信息（如果有的话）；

g) 保质期；

h) 保存方法；

i) 批号；

j) 其他应有的信息。

5

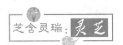

ISO 21315:2018(E)

附录 A
（资料性附录）

薄层色谱鉴别

A.1 供试品溶液的制备

取 250 g 的样品，粉碎，用 80 目或更细的筛子过滤，称取约 2 g 粉末，加入 50 mL 石油醚，超声 30 min，过滤，弃滤液，蒸干残渣，残渣用 80 mL 三氯甲烷中超声 30 min，离心，取上清蒸至干燥，将残渣溶解于 2 mL 甲醇中，取上清液作为供试品溶液。

A.2 对照品溶液的制备

将灵芝酸 A 溶于甲醇中，配制成灵芝酸 A 浓度为 0.5 mg/mL 的对照品溶液。

A.3 展开剂体系

以正己烷-乙酸乙酯-甲醇-甲酸（30：30：2：0.2）为第一展开剂，以正己烷-乙酸乙酯-甲醇-甲酸（30：30：1：0.2）为第二展开剂。

A.4 薄层色谱鉴别

采用硅胶薄层色谱板，吸取 3 µl 供试品溶液和对照品溶液，分别点于同一硅胶薄层色谱板上，用第一展开剂展开，展开距离为 5 cm，从容器中取出薄层色谱板，晾干，然后用第二展开剂展开，展开距离为 8 cm，将薄层色谱板从容器中取出，晾干，喷以 10% 的硫酸乙醇，在 105℃ 下加热约 3 min，在 365 nm 紫外光下立即检视，供试品溶液的色谱中，在与对照品溶液相应的位置上，应显示相同颜色的斑点或条带，典型的薄层色谱图如图 A.1 所示，灵芝酸 A 的对照品溶液呈现绿色或黄绿色的条带。

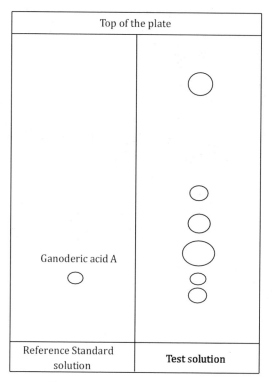

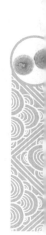

图 A.1 — 灵芝子实体典型薄层色谱图的示意图

附录 B

（资料性附录）

水溶性浸出物检测

a) 称取 250 g 样品，粉碎，用 24 目或粗筛过滤，将约 4 g 粉末放入 250 mL 的有塞锥形瓶中，准确加入 50 mL 水，称重，静置 1 h；

b) 加热回流 1 h，冷却后再次称量，用纯水补充重量损失，摇匀，过滤；

c) 称取蒸发皿重量，将 25 mL 滤液移入蒸发皿，置水浴上蒸干；

d) 105℃干燥 3 h，在干燥器中冷却 30 min，迅速精密称定重量；

e) 计算水溶性浸出物的含量 w_{wse}（%），计算公式（B.1）：

$$w_{wse}\,(\%) = (m_1 - m_0) \times 2 / m_S \times 100 \qquad\qquad (B.1)$$

其中：

m_1 为蒸发皿和烘干后残渣的重量（g）；

m_0 为蒸发皿的重量（g）；

m_s 样品的重量（g）。

附录 C
（资料性附录）

多糖检测

C1　检测原理

采用蒽酮-硫酸法检测多糖的含量，该方法用浓硫酸将多糖分解成单糖，戊糖（五碳糖）脱水形成糠醛，己糖（六碳糖）脱水形成羟甲基糠醛，这些化合物与蒽酮反应生成蓝绿色的复合物，可用分光光度法检测，该方法一般以葡萄糖为对照品，因此，在该方法中，单糖（葡萄糖）的含量可反映多糖的含量。

C2　供试品溶液的制备

称取 250 g 样品，粉碎，然后用 80 目或更细的筛子过滤，将 2 g 准确称重的粉末转移到一个圆底烧瓶中，加入 60 ml 水，静置 1 h，加热回流 4 h，立即过滤，将残渣和滤纸转移到同一个烧瓶中，加入 60 ml 水，加热回流 3 h，立即过滤，用 5 ml 清水冲洗烧瓶三次并过滤，将混合滤液和洗涤液转移到 250 ml 烧杯中，置水浴上蒸干，将残渣溶解于 5 ml 水中，加入 75 ml 乙醇，搅拌均匀，4℃静置 12 h，4000 r /min 离心 30 min，丢弃上清液，将沉淀物烘干，将沉淀物溶解在热水中，转移到 50 ml 的容量瓶中定容并混匀，以 4000 r/min 离心 10 min，取 3 ml 转移到 25 ml 的容量瓶中混匀并定容。

C3　对照品溶液的制备

准确称取一定量的无水葡萄糖到容量瓶中，溶于水，配制 1 ml 含 0.12 mg 无水葡萄糖的溶液作为对照品溶液。

C4　标准曲线的绘制

精密量取对照品溶液 0.2 ml、0.4 ml、0.6 ml、0.8 ml、1.0 ml 和 1.2 ml，分别置 10 ml 具塞试管中，各加水补至 2 ml，迅速精密加入 6 ml 新配制的蒽酮-硫酸溶液（0.1 g /100 ml），立即摇匀，静置 15 min 后，立即置于冰浴中冷却 15 min，取出，照紫外-可见分光光度法，在 625 nm 处的测定吸光度，以吸光度为纵坐标，葡萄糖浓度为横坐标，绘制校准曲线。

C5　多糖含量

精密量取供试品溶液 2 ml，置具塞的 10 ml 试管中，按照 C.4 中的方法，自"添加 6 ml 新制备的蒽酮-硫酸溶液"起，同法操作，检测吸光度，从校准曲线上读出供试品溶液中葡萄糖的含量，计算公式（C.1）：

$$w\text{pol}(\%) = \frac{\frac{(a-b)}{c} \times 50 \times 25}{m_s \times 3 \times 10^3 \times (1 - w_M)} \times 100 \qquad (C.1)$$

其中：

a	为供试品溶液的吸光度；
b	为标定曲线的截距；
c	为标准曲线的斜率；

9

251

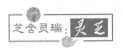

ISO 21315:2018(E)

m_S 为样品的质量；

w_M 为样品含水量（%）；

w_{pol} 为多糖的含量（%）。

附录 D
（资料性附录）

灵芝酸 A 检测

D.1　供品溶液的制备

取 250 g 样品，粉碎，然后用 80 目或更细的筛子过滤，准确称量 2 g 粉末，加入 95%乙醇 50 mL，加热回流提取 1 h，滤出滤液，60℃减压蒸干，将残渣溶解在 10 mL 甲醇中，进样前，用 0.45 μm 的过滤膜过滤，弃去初滤液，取续滤液。

D.2　供试对照品溶液的制备

取一定量的灵芝酸 A 准确称量到量瓶中，用甲醇溶解，配制成 0.1 mg/mL 的溶液作为对照品溶液。

D.3　仪器和色谱条件

D.3.1　**色谱柱**，具有十八烷基硅烷键合硅胶或等效的固定相。

规格：$l = 250\,mm$，$\varnothing = 4.6\,mm$，粒径= 5 μm。

理论塔板数：不少于 10 000。

柱温： 15 ℃。

D.3.2　**检测波长**：UV 254 nm.

D.3.3　**流速**：1.0 ml/min.

D.3.4　**进样量**：10 μl.

D.3.5　**流动相**。

D.3.5.1　流动相 A：乙腈；

D.3.5.2　流动相 B：0.05 mol/L 磷酸二氢铵水溶液。

D.3.5.3　梯度进样程序。

时间 （min）	流动相 A （%）	流动相 B （%）
0	18.5	81.5
8	25.5	74.5
90	34.5	65.5

11

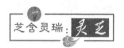

D.4   灵芝酸 A 检测

分别注入 10 μl 对照品溶液和供试品溶液进行色谱分析，用外标法，计算供试品溶液中灵芝酸 A 的含量，灵芝酸 A 的含量按公式（D.1）计算：

$$w_{acid}(\%) = \frac{A_X \times C_S \times 10}{A_S \times 10^3} \times \frac{1}{m_S \times (1 - w_M)} \times 100 \qquad (D.1)$$

其中：

A_X 为供试品溶液中灵芝酸 A 的峰面积；

A_S 为对照品溶液中灵芝酸 A 的峰面积；

C_S 为对照品溶液中灵芝酸 A 的浓度；

m_S 为样品的质量；

w_M 为样品的含水量（%）；

w_{acid} 为灵芝酸 A 的含量（%）。

D.5   典型的高效液相色谱图

灵芝子实体典型的 HPLC 色谱图如图 D.1 所示。

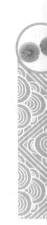

ISO 21315:2018（E）

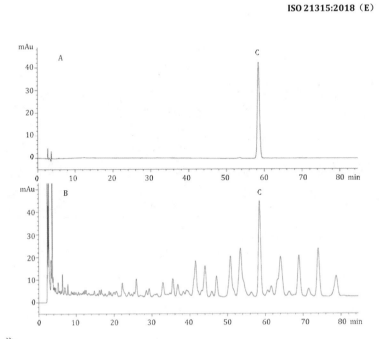

注：
A　对照品溶液
B　供试品溶液
C　灵芝酸 A

图 D.1 — 灵芝子实体的典型 HPLC 图谱

13

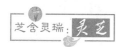

附录 E
（资料性附录）

不同国家和地区灵芝子实体中水分、总灰分、水溶性浸出物、多糖、灵芝酸 A 和重金属的参考限值

不同的国家和地区对灵芝子实体的水分、总灰分、水溶性浸出物、多糖、灵芝酸 A 和重金属含量有各自的限值，表 E.1 和表 E.2 显示了不同国家和地区灵芝子实体的限值规定。

表 E.1 — 不同国家和地区灵芝子实体中水分、总灰分、水溶性浸出物、多糖、灵芝酸 A 的限值规定

标准来源	含水量	总灰分	水溶性浸出物	多糖	灵芝酸 A
中国药典，2015 版 [a]	≤ 17 %	≤3.2 %	≥ 3.0 %	≥ 0.9 % [b]	— [e]
美国药典草药卷，1.0	≤ 17%	≤4.0 %	≥ 3.0 %	≥ 0.7 % [c]	≥ 0.3 % [d]
韩国草药典，英文版	—	≤1.5 %	—	—	—

[a] 《中国药典》中，赤芝和紫芝通用一个标准（灵芝）。

[b] 以葡萄糖为标准品，用紫外-可见分光光度计检测。

[c] 以甘露糖、d-葡萄糖醛酸、半乳糖 RS、葡萄糖、L-岩藻糖为标准品，采用高效液相色谱法检测并计算其总多糖含量。

[d] 采用超高效液相色谱法（UHPLC），以灵芝酸 A 为对照品，用换算因子法计算十种三萜酸的总含量，作为三帖酸的含量

[e] "—"药典中没有规定该指标。

表 E.2 — 不同国家和地区对灵芝子实体中重金属的限值规定

标准来源	砷	镉	铅	汞
中国药典，2015 版	—	—	—	—
美国药典草药卷，1.0	≤ 3.0 μg/g	≤ 0.5 μg/g	≤ 5.0 μg/g	≤ 0.2 μg/g
韩国草药典，英文版	—	—	—	—

ISO 21315:2018（E）

参考文献

[1]　ISO 690，*Information and documentation — Guidelines for bibliographic references and citations to information resources.*

[2]　ISO/IEC/TR 10000-1，*Information technology — Framework and taxonomy of International Standardized Profiles — Part 1：General principles and documentation framework.*

[3]　ISO 10241-1，*Terminological entries in standards — Part 1：General requirements and examples of presentation.*

[4]　Chinese Pharmacopoeia. 2015（English Edition），**Volume 1**，GANODERMA.

[5]　THE KOREAN HERBAL PHARMACOPOEIA. English Edition，*Ganoderma lucidum.*

[6]　U.S.A Herbal Medicines Compendium 1.0，*Ganoderma lucidum* Fruiting Body.

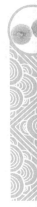

15

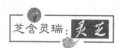

ISO 21315:2018(E)

本标准由寿仙谷药业作为标准制定承担单位主导制定

258

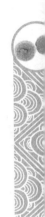

参考文献

［1］ 王永兵.灵芝孢子粉与健康［M］.北京：科学出版社，2018：5-9.

［2］ 彭怀仁.中医方剂大辞典(第十册)［M］.北京：人民卫生出版社，1997：865.

［3］ 南京中医药大学.中药大辞典［M］.上海：上海科学技术出版社，2006：56，1135.

［4］《全国中草药汇编》编写组.全国中草药汇编·下册［M］.第2版.北京：人民卫生出版社，1975：118.

［5］ 李明焱.图说灵芝栽培［M］.杭州：浙江科学技术出版社，2015.

［6］ 王守东.灵芝百问［M］.北京：中国中医药出版社，2015.

［7］ 姚海扬.滋补五宝［M］.太原：山西科学技术出版社，2015.

［8］ 王作生.中华名中药养生药膳大全［M］.青岛：青岛出版社，2013.

［9］ 卢祥之，郭维峰.中华养生汤［M］.北京：人民军医出版社，2013.

［10］彭铭泉.中国药膳大典［M］.青岛：青岛出版社，2000.

［11］谷胜东.十大名中药丛书-灵芝［M］.天津：天津科学技术出版社，2005.

［12］李忠.临床中医肿瘤学［M］.沈阳：辽宁科学技术出版社，2002.

［13］杨晓青，王旭.灵芝孢子粉最新应用研究概况［J］.江苏中医药，2018(4)：87-89.

［14］Chao Liu, Fen Zhao, Ruo Yun Chen. A novel alkaloid from the bodies of Ganoderma sinense Zhao, Xu et Zhang［J］. Chinese Chemical Letters, 2010, 21(2): 197-199.

［15］田磊，王心龙，王彦志，等.反柄紫芝中二个新生物碱［J］.天然产物研究与开发，2015(8)：1325-1328.

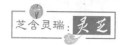
［16］陈若芸. 灵芝化学成分与质量控制方法的研究综述［J］. 食药用菌，2015，23（5）：270-275.

［17］王金艳. 灵芝孢子粉中核苷类成分分析［J］. 菌物学报，2016，35（1）：77-85.

［18］杨丰庆，张雪梅. 毛细管电泳—质谱联用法测定灵芝药材中核苷类成分［J］. 中国药科大学学报，2011，42（4）：337-341.

［19］周芬霞，黄宏南，张占蓬，等. HPLC 法测定孢子灵芝粉剂中 5 种核苷类成分含量［J］. 福建中医药大学学报，2013，23（4）：44-47.

［20］张圣龙. 不同品种灵芝中四种核苷类成分的含量比较［J］. 食用菌学报，2012，19（4）：67-70.

［21］简伟明，刘小慧，梁慧佳，等. 破壁灵芝孢子粉甾醇类 HPLC 指纹图谱的建立及其抗肿瘤活性"谱效"关系［J］. 江西农业学报，2016，28（8）：61-65.

［22］冯道俊. 灵芝的化学成分、功效及药理作用［J］. 特种经济动植物，2006，9（8）：39-40.

［23］孙金旭，魏连秋，朱会霞. 灵芝深层发酵中麦角甾醇含量的测定［J］. 现代食品科技，2013，29（9）：2267-2270.

［24］黄生权，敖宏，等. 灵芝蛋白酶解产物分析及其抗氧化活性的研究［J］. 现代食品科技，2013，29（1）：24-28.

［25］孙颉，何慧，谢笔钧. 灵芝肽对实验性糖尿病小鼠的治疗作用［J］. 食品科学，2002，23（11）：133-135.

［26］何慧，石燕玲. 灵芝肽对乙醇诱导肝损伤小鼠的保护作用［J］. 食品科学，2010，31（3）：213-216.

［27］包焜，陈萍等. 灵芝活性组分在小鼠体内的降糖功效研究［J］. 中国兽药杂志，2015，49（1）：29-32.

［28］张能荣，张秀云. 灵芝孢子粉中氨基酸和微量元素的分析［J］. 天然产物研究与开发，1996：33-35.

［29］陈体强，李开本，徐洁，等. 灵芝孢子粉氨基酸、脂肪酸及元素组成的研究［J］. 菌物系统，1997，8（4）：52-56.

［30］陈体强，徐洁，吴锦忠. 福建省常见灵芝的氨基酸分析比较［J］. 海峡药

学，2004，16（5）：1-4.

［31］王健，焦强，王海波，等.灵芝孢子粉质量分析方法研究进展［J］.药物分析杂志，2016，36（5）：749-753.

［32］王红梅，雷萍，王少鸥，等.凯氏定氮法测定灵芝破壁孢子粉中粗蛋白质含量的不确定度评定［J］.食用菌学报，2012，19（2）：73-76.

［33］王红梅，王晨光，张圣龙，等.灵芝不同菌株子实体中蛋白质和多糖等化学组分含量的比较研究［J］.上海农业学报，2013，29（3）：10-13.

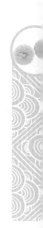

［34］于华峥，刘艳芳，周帅，等.灵芝子实体、菌丝体和孢子粉化学成分的比较［J］.食品与生物技术学报，2016，35（8）：823-827.

［35］周选围，林娟，李奇璋，等.灵芝蛋白类活性成分的研究进展［J］.天然产物研究与开发，2007，19：917-922.

［36］郭丽珍，郭能锦.灵芝的食疗药膳应用［J］.中药材，1994，17（7）：46-48.

［37］袁淑英.灵芝食疗药膳方选［J］.东方，2012，10：21-22.

［38］吴珍珠.灵芝孢子抗肿瘤的作用机制［J］.细胞与分子免疫学杂志，2006，22(6)：836-837.

［39］Calvino E，Manjon JL，Sancho P，et al. Ganoderma lucidum induced apoptosis in NB4 human leukemia cells：involvement of Akt and Erk. J Ethnopharmacol，2010，128(1)：71-78.

［40］Lin ZB，Zhang HN. Anti-tumor and immunoregulatory activities of Ganoderma lucidum and its possible mechanisms. Acta Pharmacol Sin，2004，25(11)：1387-1395.

［41］Yeh CM，Yeh CK，Hsu XY，et al. Extracellular expression of a functional recombinant Ganoderma lucidium immunomodulatory protein by Bacillus subtilis and Lactococcus lactis. Appl Environ Microbiol，2008，74(4)：1039-1049.

［42］Min BS，Nakamura N，Miyashiro H，et al. Triterpenes from the spores of Ganoderma lucidum and their inhibitory activity against HIV-1 protease.Chem Pharm Bull (Tokyo)，1998，46(10)：1607-1612.

［43］Lu QY，Jin YS，Zhang Q，et al. Ganoderma lucidum extracts inhibit growth

and induce actin polymerization in bladder cancer cells in vitro. Cancer Lett,
2004，216(1)：9-20.

［44］李建军，雷林生，余传林，等.灵芝多糖抗肿瘤作用的免疫学相关性研究
［J］.中药材，2007，30(1)：71-73.

［45］陈体强.灵芝、紫芝担孢子及其孢壁的超微结构［J］.福建农业学报，
1998，13(4)：34-40

［46］李建淼等.灵芝新品种"仙芝2号"的选育及特征特性研究［J］.中国现代
中药，2017，19(3)：342-345.

［47］林志彬，王鹏云.灵芝孢子及其活性成分的药理研究［J］.北京大学学报
(医学版)2006，38(5)：541-547.

［48］张秀娟，徐春红，于慧茹，等.灵芝多糖与灵芝孢子粉生物活性的差异
［J］.哈尔滨商业大学学报(自然科学版)，2005，21(5)：555-557.

［49］Akihisa T，Nakamura Y，Tagata M，et al. Anti-inflammatory and anti-tumor-
promoting effects of triterpene acids and sterols from the fungus Ganoderma
lucidum. Chem Biodivers，2007，4(2)：224-231.

［50］Liu X，Wang JH，Yuan JP. Pharmacological and anti-tumor activities of
ganoderma spores processed by top-down approaches. J Nanosci Nanotechnol，
2005，5(12)：2001-2013.

［51］洪亮.破壁灵芝孢子粉的制备及体外抗氧化活性研究［J］.浙江食用菌，
2009，17(4)：55-58.

［52］赵桂梅，张丽霞，于挺敏，等.灵芝孢子粉水溶性多糖的分离、纯化及结
构研究［J］.天然产物研究与开发，2005，17(2)：182-185.

［53］李平作，章克昌.灵芝孢外多糖的分离纯化及生物活性［J］.微生物学报，
2000，40(2)：217-220.

［54］20 Bao Xf，Dong Q，Fang Jn. Structure and Conformation Behavior of a
Glucan from Spores of Ganoderma lucidum(Fr.)Karst. Sheng Wu Hua Xue Yu
Sheng Wu Wu Li Xue Bao (Shanghai)，2000，32(6)：557-561.

［55］Miyazaki T，Nishijima M. Studies on fungal polysaccharides. XXVII.Structural
examination of a water-soluble，antitumor polysaccharide of Ganoderma
lucidum. Chem Pharm Bull(Tokyo)，1981，29(12)：3611-3616.

［56］Bao X, Liu C, Fang J, et al. Structural and immunological studies of a major polysaccharide from spores of Ganoderma lucidum(Fr.)Karst. Carbohydr Res, 2001, 332(1): 67-74.

［57］Misaki A, Kakuta M, Sasaki T, et al. Studies on interrelation of structure and antitumor effects of polysaccharides: antitumor action of periodate-modified, branched(1 goes to 3)-beta-D-glucan of Auricularia auricula-judae, and other polysaccharides containing(1 goes to 3)-glycosidic linkages. Carbohydr Res, 1981, 92(1): 115-129.

［58］Yan J, Vetvicka V, Xia Y, et al. Beta-glucan, a "specific" biologic response modifier that uses antibodies to target tumors for cytotoxic recognition by leukocyte complement receptor type 3 (CDl lb/CD18). J Immunol, 1999, 163(6): 3045-3052.

［59］Wasser SP. Medicinal mushrooms as a source of antitumor and immunomodulating polysaccharidesl. ［J］. Appl Microbiol Biotechnol, 2002, 60(3): 258-274.

［60］Kim HS, Kacew S, Lee BM. In vitro chemopreventive effects of plant polysaccharides (Aloe barbadensis miller, Lentinus edodes, Ganoderma lucidum and Coriolus versicolor). Carcinogenesis, 1999, 20(8): 1637-1640.

［61］Yue GG, Fung KP, Leung PC, et al. Comparative studies on the immunomodulatory and antitumor activities of the different parts of fruiting body of Ganoderma lucidum and Ganoderma spores. Phytother Res, 2008, 22(10): 1282-1291.

［62］Koyama K, lmaizumi T, Akiba M, et al. Antinociceptive components of Ganoderma lucidum. Planta Med, 1997, 63(3): 224-227.

［63］罗俊, 林志彬. 灵芝三萜类化合物药理作用研究进展 ［J］. 药学学报, 2002, 37(7): 574-578.

［64］高建莉, 禹志领. 灵芝三萜类成分研究进展 ［J］. 中国食用菌, 2005, 24(4): 6-11.

［65］Boh B, Berovic M, Zhang J, et al. Ganoderma lucidum and its pharmaceutically active compounds. Biotechnol Annu Rev, 2007, 13: 265-

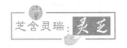

301.

［66］Kubota T Ay，Miura I，et al. Structures of ganoderic acid A and B，two new lanostane type bitter tritepenes from Ganoderma lucidum(Fr.)Karst.Helv Chim Acta 1982，65 (Fasc.2-Nr.62)：611-619.

［67］Min BS，Gao JJ，Nakamura N，et al. Triterpenes from the spores of Ganoderma lucidum and their cytotoxicity against meth-A and LLC tumor cells. Chem Pharm Bull(Tokyo)，2000，48 (7)：1026-1033.

［68］Tothjo，Luubangetguyourisson. Lesacides ganoderiquesT a Z：triterpenes cytotoxi quesde Ganoderma lucidum(Polyporacee). TetrahedronLett，1983，24(10)：1081.

［69］Lin CN，Tome WP，Won SJ. Novel cytotoxic principles of Formosan Ganoderma lucidum. J Nat Prod，1991，54(4)：998-1002.

［70］Kimura Y，Taniguchi M，Baba K. Antitumor and antimetastatic effects on liver of triterpenoid fractions of Ganoderma lucidum：mechanism of action and isolation of anactive substance. Anticancer Res，2002，22(6A)：3309-3318.

［71］Yang HI. Ganoderic acid produced from submerged culture of Ganoderma lucidum induces cell cycle a η est and cytotoxicity in human hepatoma cell line BEL 7402. Biotechnol Lett，2005，27(12)：835-838.

［72］Yue QX，Xie FB，Guan SH，et al. Interaction of Ganoderma triterpenes with doxorubicin and proteomic characterization of the possible molecular targets of Ganoderma triterpenesl.［J］. Cancer Sci，2008，99(7)：1461-1470.

［73］Francisco Leon Mv，Augusto Rivera，et al. Novel Cytostatic Lanostanoid Triterpenes from Ganoderma australe. Helvetica Chimica Acta，2003，86(9)：3088-3095.

［74］Ahmadi K，Riazipour M. Effect of Ganoderma lucidum on cytokine release by peritoneal macrophages. Iran J Immunol，2007，4(4)：220-226.

［75］唐庆九，张劲松，潘迎捷等. 灵芝孢子粉碱提多糖对小鼠巨噬细胞的免疫调节作用［J］. 细胞与分子免疫学杂志，2004，20(2)：142-144.

［76］Wang SY，Hsu MI，Hsu HC，et al. The anti-tumor effect of Ganoderma lucidum is mediated by cytokines released from activated macrophages and T lymphocytes. Int J Cancer, 1997, 70(6): 699-705.

[77] Wang G, Zhao J, Liu J, et al. Enhancement of IL-2 and IFN-gamma expression and NK cells activity involved in the anti-tumor effect of ganoderic acid Me in vivo. Int Immunopharmacol, 2007, 7(6): 864-870.

[78] Chan WK, Lam DT, Law HK, et al. Ganoderma lucidum mycelium and spore extracts as natural adjuvants for immunotherapy. J Altern Complement Med, 2005, 11(6): 1047-1057.

[79] 陈雪华, 朱正纲, 马安伦等. 灵芝孢子粉对荷 HAC 肝癌小鼠抗肿瘤的实验性研究 [J]. 上海免疫学杂志, 2000, 20(2): 101-103.

[80] 江振友, 林晨. 灵芝多糖对小鼠体液免疫功能的影响 [J]. 暨南大学学报, 自然科学与医学版, 2003, 24(2): 51-53.

[81] 洪介民, 黎庆梅. 灵芝三萜对 T 淋巴细胞的活化作用 [J]. 中药新药与临床药理, 2007, 18(4): 283-285.

[82] Zhang J, Tang Q, Zimmerman-Kordmann M, et al. Activation of B lymphocytes by GLIS, a bioactive proteoglycan from Ganoderma lucidum. Life Sci, 2002, 71(6): 623-638.

[83] Jeurink PV, Noguera CL, Savelkoul HF, et al. Immunomodulatory capacity of fungal proteins on the cytokine production of human peripheral blood mononuclear cells. Int Immunopharmacol, 2008, 8(8): 1124-1133.

[84] Bao X, Duan J, Fang X, et al. Chemical modifications of the (1--> 3)-alpha-D-glucan from spores of Ganoderma lucidum and investigation of their physicochemical properties and immunological activity. Carbohydr Res, 2001, 336(2): 127-140.

[85] Thyagarajan A, Jiang J, Hopf A, et al. Inhibition of oxidative stress-induced invasiveness of cancer cells by Ganoderma lucidum is mediated through the suppression ofinterleukin-8 secretion. Int J Mol Med, 2006, 18(4): 657-664.

[86] 曹立珍, 林志彬. 段木栽培及袋栽灵芝多糖对体外培养小鼠脾淋巴细胞增殖活性的比较 [J]. 药学学报, 2003, 38(2): 92-97.

[87] Min BS, Gao JJ, Hattori M, et al. Anticomplement activity of terpenoids from thespores of Ganoderma lucidum. Planta Med, 2001, 67(9): 811-814.

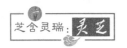

［88］王斌，胡岳山，李杰芬.灵芝三萜对小鼠脾脏树突状细胞增殖的影响［J］. 中药材，2005，28(7)：577-578.

［89］Xie JT，Wang CZ，Wicks S，et al. Ganoderma lucidum extract inhibits proliferation of SW 480 human colorectal cancer cells. Exp Oncol，2006，28(1)：25-29.

［90］Guang-Lie; Wei-De Z. Inhibition of mouse transplanted hepatoma growth and telomerase activities by germination-activating sporoderm-broken ganoderma spores(GSGS). China Medical Engineering，2007，15(1)：1-8.

［91］Li CH，Chen PY，Chang UM，et al. Ganoderic acid X，a lanostanoid triterpene，inhibits topoisomerases and induces apoptosis of cancer cells.Life Sci，2005，77(3)：252-265

［92］You YH，Lin ZB. Protective effects of Ganoderma lucidum polysaccharides peptide on injury of macrophages induced by reactive oxygen species.Acta Pharmacol Sin，2002，23(9)：787-791.

［93］Weng CJ，Chau CF，Chen KD，et al. The anti-invasive effect of lucidenic acids isolated from a new Ganoderma lucidum strain. Mol Nutr Food Res，2007，51(12)：1472-1477.

［94］Weng CJ，Chau CF，Hsieh YS，et al. Lucidenic acid inhibits PMA-induced invasion of human hepatoma cells through inactivating MAPK/ERK signal transduction pathway and reducing binding activities of NF-kappaB andAP-1. Carcinogenesis，2008，29(1)：147-156.

［95］Sliva D，Labarrere C，Slivova V，et al. Ganoderma lucidum suppresses motility of highly invasive breast and prostate cancer cells. Biochem Biophys Res Commun，2002，298(4)：603-612.

［96］Jiang J，Grieb B，Thyagarajan A，et al. Ganoderic acids suppress growth and invasive behavior of breast cancer cells by modulating AP- I and NF-kappaB signaling. Int J Mol Med，2008，21(5)：577-584.

［97］Tang W，Liu JW，Zhao WM，et al. Ganoderic acid T from Ganoderma lucidum mycelia induces mitochondria mediated apoptosis in lung cancer cells. Life Sci，2006，80(3)：205-211.

[98] Yue QX, Cao ZW, Guan SH, et al. Proteomics characterization of the cytotoxicity mechanism of ganoderic acid D and computer-automated estimation of the possible drug target network. Mol Cell Proteomics, 2008, 7(5): 949-961.

[99] Yi C, Y Xm, Nie S P et al. Purification composition analysis and antioxidant activity of a polysaccharide from the fruiting bodies of Ganoderma atrum [J]. Food Chemistry 2008, 107(1): 231-241.

[100] Mau JL, Lin HC, Chen CC. Antioxidant properties of several medicinal mushrooms [J]. J Agric Food Chem, 2002, 50(21): 6072-6077.

[101] 尚德静，李庆伟，崔乔，等. 灵芝硒多糖 SeGLp-1 抗氧化与抗肿瘤作用的研究 [J]. 营养学报，2002，24(3): 249-251.

[102] Cao Y, Cao R, Hedlund Em. R Regulation of tumor angiogenesis and metastasis by FGF and PDGF signaling pathways [J]. J Mol Med, 2008, 86(7): 785-789.

[103] 王顺官，李琳，徐江平. 灵芝孢子粉提取物对裸鼠移植性人肝癌血管生成的抑制作用 [J]. 中药材，2008，31(8): 1219-1223.

[104] Stanley G, Harvey K, Slivova V, et al. Ganoderma lucidum suppresses angiogenesis through the inhibition of secretion of VEGF and TGF-betal from prostate cancer cells [J]. Biochem Biophys Res Commun, 2005, 330(1): 46-52.

[105] Bar J, Onn A. Combined anti-proliferative and anti-angiogenic strategies for cancer [J]. Expert Opin Pharmacother, 2008, 9(5): 701-715.

[106] 刘菊朔，玲金，蒋兆健. 口服灵芝孢子油对小鼠的扶正及减毒作用研究 [J]. 时珍国医国药，2006，17(11): 2179-2181.

[107] 李晔，肖志勇，毛景华. 灵芝孢子油对化学性肝损伤保护作用的研究 [J]. 广西中医药，2006，29(3): 50-51.

[108] 陈丽华，肖新宇，曾惠瑯，等. 灵芝多糖对甲氨蝶呤诱导的小鼠肠道损伤的保护作用 [J]. 中国临床药理学与治疗学，2009，14(10): 1110-1114.

[109] Gao Y, Zhou S, Wen J, et al. Mechanism of the antiulcerogenic effect of Ganoderma lucidum polysaccharides on indomethacin-induced lesions in the

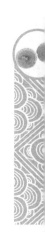

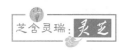

ratl. Life Sci，2002，72(6)：731-745.

［110］Pillai TG，John M，Sara Thomas G. Prevention of cisplatin induced nephrotoxicity by terpenes isolated from Ganoderma lucidum occurring in Southern Parts of Indial. Exp Toxicol Pathol，2009.

［111］Gao Y，Zhou S，Jiang W，et al. Effects of ganopoly (a Ganoderma lucidum polysaccharide extract) on the immune functions in advanced-stage cancer patients. Immunol Invest，2003，32(3)：201-215.

［112］Chen X，Hu ZP，Yang XX，et al. Monitoring of immune responses to a herbal immuno-modulator in patients with advanced colorectal cancer Int Immunopharmacol，2006，6(3)：499-508.

［113］张健英，毕建成，楚健子.灵芝在预防肿瘤化疗患者白细胞减少中的作用［J］.中国中医药信息杂志，2006，13(11)：63.

［114］齐元富，李秀荣，阎明，等.治疗消化系统肿瘤的临床观察［J］.中国中西医结合杂志，1999，19(9)：554-555.

［115］甄作均，等.灵芝孢子粉对肝细胞肝癌患者术后细胞免疫功能的影响［J］.中华肝脏外科手术学电子杂志.2013，2(3)，171-174.

［116］倪家源，等.灵芝孢子粉胶囊对脾虚证肿瘤放化疗病人临床疗效的研究［J］.安徽中医临床杂志，1997，9(6)：292-293.

［117］Hong Zhao，Qingyuan Zhang，Ling Zhao，et，al.Spore Powder of Ganoderma lucidum ImprovesCancer-Related Fatigue in Breast Cancer Patients Undergong Endocrine Therapy：A Pilot Clinical Trial(灵芝孢子粉改善内分泌治疗乳腺癌患者的癌因性疲乏的初步临床实验)［J］.Evidence-Based Complementary and Alternative Medicine，2012.

［118］白雪松.灵芝孢子油联合广场舞运动对中老年人免疫功能的影响［J］.赤峰学院学报(自然科学版)，2018，34(12)：71-72.

［119］张新，贾友明，李菁，等.灵芝片对肺癌的临床疗效观察［J］.中成药，2000(7)：28-30.

［120］秦群，谭达人，谭桂山，等.灵芝口服液配合化疗治疗恶性血液疾病的临床观察及实验研究［J］.中国中药杂志，1997(6)：58-60.

［121］谭达人，刘清武，陈蒲苏，等.老君仙(灵芝)口服液配合化疗治疗恶性

血液疾病 26 例临床观察［J］.湖南中医杂志，1994(6)：14-15.

［122］齐元富，李秀荣，阎明，等.灵芝孢子粉辅助化疗治疗消化系统肿瘤的临床观察［J］.中国中西医结合杂志，1999(9)：554-555.

［123］彭杨芷，苏悦，芦光亮，等.灵芝主要功效现代研究进展［J］.亚太传统医药，2016，12(18)：71.

［124］尹江宁，张鸿.癫痫对患者认知影响的研究现状及进展［J］.癫痫杂志，2019，5(3)：200-204.

［125］赵爽，蒋利和，王居平，等.外源性神经节苷脂联合灵芝三萜化合物对癫痫脑损伤神经保护作用［J］.现代预防医学，2017，44(4)：701-705.

［126］鲍琛.灵芝孢子粉对帕金森病大鼠氧化应激反应和神经炎症反应的影响［J］.实用药物与临床，2014，17(4)：402-404.

［127］谢安木，薛莉，刘敏.灵芝孢子粉对帕金森病黑质神经递质影响的实验研究［J］.热带医学杂志，2007(11)：1091-1093.

［128］谢安木，刘焯霖，朱蔚文，等.灵芝孢子粉对帕金森病模型鼠黑质酪氨酸羟化酶的影响［J］.中华神经科杂志，2005(6)：355-358.

［129］谢安木，薛莉，刘焯霖.灵芝孢子粉对帕金森病黑质神经细胞 caspase-3 影响的实验研究［J］.中国临床神经科学，2008(6)：601-605.

［130］杨海华，徐评议，刘焯霖，等.灵芝孢子粉对脂多糖诱导多巴胺能神经元变性的影响［J］.中国神经精神疾病杂志，2006(3)：262-264.

［131］邓祖跃，袁钰萍，吕龙飞.灵芝孢子油对抑郁小鼠行为学的影响及其神经生理机制［J］.中国药学杂志，2017，52(15)：1325-1330.

［132］周法根，徐红，叶远玲.灵芝颗粒治疗失眠症 100 例临床观察［J］.中国中医药科技，2004(5)：309-311.

［133］俞盈，吴学谦，熊科辉，等.灵芝三萜酸改善小鼠睡眠作用研究［J］.食品工业科技，2019，40(10)：297-301.

［134］王振勇，刘天舒，左之文，等.灵芝糖浆治疗心脾两虚型神经衰弱 160 例［J］.湖南中医杂志，2007(2)：54-55.

［135］解跃华，陈跃辉，刘义彬，等.灵芝多糖对实验大鼠高血脂症的预防作用［J］.食品研究与开发，2006(6)：141-142.

［136］罗少洪，陈伟强，黄韬，等.灵芝多糖对高血脂大鼠血脂水平的影响［J］.

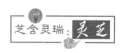

广东药学院学报，2005(5)：77-78.

[137] 刘冬，孙海燕，李世敏.灵芝三萜类物质抗高血压实验研究［J］.时珍国医国药，2007(2)：307-309.

[138] 张国平，金惠铭，龙建军，等.灵芝合并降压药治疗难治性高血压时血压、血糖、NO、微循环及血液流变性的改变［J］.中国微循环，1999(2)：75-78.

[139] 陈文华，程显好，谭会颖，等.灵芝多糖的药理作用及其机制研究进展［J］.中国药房，2018，29(24)：3446-3450.

[140] 李壮，侯宇辉.灵芝健肾胶囊对早期糖尿病肾病临床症状及血糖的影响［J］.光明中医，2014，29(8)：1644-1645.

[141] 王添章，施阳，谢庆，等.灵芝孢子粉对HBV感染者的近期疗效观察［J］.中西医结合肝病杂志，2000(S1)：40-41.

[142] 吴国勇.侗药灵芝松塔棉根汤治疗慢性支气管炎临床疗效观察［J］.中国民族医药杂志，2013，19(9)：7-8.

[143] 廖逸茹，江南，罗霞.灵芝在呼吸道疾病中的运用及研究进展［J］.四川中医，2019，37(3)：215-218.

[144] Kirk PM, Cannon PF, David JC, et al. Ainsworth and Bisby's Dictionary of the fungi［M］. CABI Publishing, 2008：771.

[145] Paterson RRM. Ganoderma a theraprutic fungal bio factory［J］. Phytochemisty, 2006, 67：1985-2001.

[146] Hapuarachchi KK, Karunarathna SC, Raspé O, et al. High diversity of Ganoderma and Amauroderma (Ganodermataceae, Polyporales) in Hainan Island, China［J］. Mycosphere, 2018, 9(5)：931-982.

[147] Chang ST, Mills PG. Mushrooms：Cultivation, Nutritional Value, Medicinal Effect, and environment impact［M］. CRC Press, 2004：357-372.

[148] Zhou SF, Gao YH. The immunomodulating effects of Ganoderma lucidum (Curt. Fr.) P. Karst. (Lingzhi, Reishi mushroom (Aphyllophoromycetideae)［J］. International Journal of Medicinal Mushrooms, 2002, 4：1-11.

[149] Chang ST, Buswell JA. Ganoderma lucidum (Curt. Fr.) P. Karst. (Aphyllophoromyce-tideae)-A mushrooming medicinal mushroom［J］.

International Journal of Medicinal Mushrooms，1999，1：139-146.

［150］Jiang L. Ganoderma lucidum (Reishi Mushroom)：Potential Application as Health Supplement and Cosmeceutical Ingredient［J］. Global Journal of Research Analysis，2015，4：124-125.

［151］Chien CC，Tsai ML，Chen CC，et al. Effects on tyrosinase activity by the extracts of Ganoderma lucidum and related mushrooms［J］. Mycopathologia，2008，166：117-120.

［152］凯西丽，扬国威，顾碧丽著.传闻和真相：美国医生谈中草药、保健品及流行疗法［M］.南京：江苏科学技术出版社.2012.

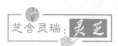

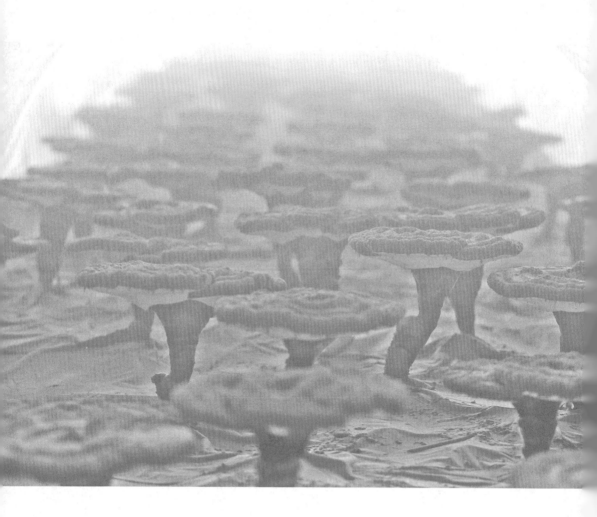